PHARMACY EDUCATION ELIGIBILITY TEST

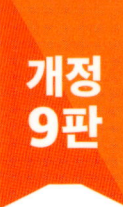

BEST
SELECTION+ 플러스

일반화학추론 300제 | 문제편

메가엠디 자연과학추론연구소 지음

PEET에 적합한
국가시행시험 기출문제집

📖 기본문제	📚 연습문제	🔍 PLUS 문제
국가시행시험 중 **PEET 유형 기본문항**	국가시행시험 중 **핵심개념 응용문항**	미출제영역 대비를 위한 **메가엠디 개발문항**

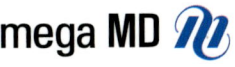

mega MD | 합격생 10명 중 8명은 메가엠디 유료 수강생

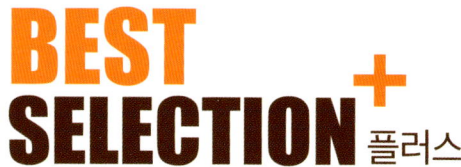

BEST SELECTION⁺ 플러스
일반화학추론 300제

발행	초판 1쇄 2011년 3월 31일
	9판 1쇄 2019년 11월 7일
펴낸곳	메가엠디(주)
연구개발	이승훈 김세민 이진경
편집기획	한영미 김경희 김나래 홍현정 윤솔지 정용재
판매영업	최성준 김영호 이송이 이다정 최득수 강민구 윤지윤
출판등록	2007년 12월 12일 제 322-2007-000308호
주소	(06643) 서울시 서초구 효령로 321, 덕원빌딩 8층
문의	도서 070-4014-5145 / 인·현강 1661-8587 / 팩스 02-537-5144
홈페이지	www.megamd.co.kr
ISBN	978-89-6634-489-5
정가	27,000원

Copyright ⓒ 2011 메가엠디(주)

* 이 책에 대한 저작권은 메가엠디(주)에 있습니다.
* 이 책은 저작권법에 따라 보호받는 저작물이므로 무단전재와 무단복제 및 배포를 금지하며 책 내용의 전부 또는 일부를 이용하려면 반드시 저작권자와 출판권자의 서면동의를 받아야 합니다.

화학식과 화학반응식

- **화학식**: 원소 기호와 숫자를 사용하여 물질을 이루는 기본 입자를 나타낸 식
  - 실험식: 물질을 이루는 원자나 이온의 종류와 수를 가장 간단한 정수비로 나타낸 식
  - 분자식(=실험식×n)

- **화학식량**: 물질의 질량을 상대적으로 나타낸 값(화학식을 구성하는 원자량의 총합)
  - 원자량: ^{12}C 원자의 질량을 12.00으로 정하고 이를 기준으로 비교한 다른 원자들의 상대적 질량값
  - 분자량: 분자를 구성하는 모든 원자들의 원자량의 합

- **몰**: 입자의 개수를 묶음으로 나타내는 단위
  - 1몰: 아보가드로 수의 입자가 들어 있는 양(STP 22.4L)
  - 아보가드로 수: 12g의 탄소(^{12}C)에 존재하는 원자의 수로 6.02×10^{23} 개
  - 몰수 = $\dfrac{질량}{분자량}$ = $\dfrac{분자\ 수}{아보가드로\ 수}$ = $\dfrac{표준상태의\ 기체부피}{22.4L}$

- **화학식 결정**
  - 성분 원소 A의 질량 백분율 = ($\dfrac{화학식에\ 포함된\ A의\ 원자량의\ 합}{화합물의\ 화학식량}$)×100
  - 원소 분석: ① 물질을 태워서 연소 생성물로부터 성분 원소의 질량 백분율 확인
    ② 원소의 질량 백분율을 각 원소의 원자량으로 나누어 원자들의 개수비 결정 → 실험식 결정
    ③ n = $\dfrac{분자량}{실험식량}$ → 분자식 결정(실험식×n)

- **화학 반응식의 양적 관계**: 계수의 비=몰수의 비=분자수의 비=부피의 비(기체)

- **수득 백분율**
  - ($\dfrac{실제\ 수득량}{이론적\ 수득량}$)×100
  - 한계 반응물: 반응에서 먼저 소모되어 생성물의 양을 제한하는 반응물
  - 이론적 수득량: 한계 반응물이 완전히 소모되어 없어질 때 생성되는 생성물의 양

원자구조와 스펙트럼

- **원자**
  - 전자
  - 원자핵
    - 양성자 • 양성자의 수=원자번호
    - 중성자 • 질량 수=양성자 수+중성자 수
  - 질량 수 $\underset{원자\ 번호}{\overset{}{X}}\underset{원자\ 수}{\overset{전하량}{}}$

- **오비탈**
  - **양자수**
    - 주양자수(n): 오비탈의 크기와 전체 에너지를 결정
    - 부양자수(l): 오비탈의 모양 결정 → s(구형), p(아령모양), d(클로버모양)
    - 자기양자수(m_l): 오비탈 공간에서의 방향 결정: (2l+1)개의 서로 다른 공간 배치 → p_x, p_y, p_z
    - 스핀양자수(m_s): 전자의 자전방향 결정 같은 오비탈에서 전자는 두 가지 스핀 상태로 존재 → $+\dfrac{1}{2}$, $-\dfrac{1}{2}$
  - **마디**
    - 각운동량 마디: l개
    - 방사방향 마디: $n-l-1$개
    - 전체 마디: ($n-1$)개

- **스펙트럼**
  - $\dfrac{1}{\lambda} = R_H(\dfrac{1}{n_1^2} - \dfrac{1}{n_2^2})$ (단, $n_1<n_2$)
  - 수소 원자 선 스펙트럼
    - 라이먼 계열
    - 발머 계열
    - 파센 계열

- **전자배치**
  - 일전자 원자(수소꼴 원자): $1s<2s=2p<3s=3p=3d<4s=4p=4d=4f$
  - 다전자 원자
    - 쌓음(Aufbau)원리 $1s<2s<2p<3s<3p<4s<3d$
    - 파울리 배타 원리
    - 훈트 규칙

주기적 성질

	원자 반지름	유효 핵전하	이온화 에너지	전기음성도	전자친화도
개념	이온 반지름 • 양이온<원자 • 음이온>원자	전자가 실제로 느끼는 핵전하. 핵 전하에서 전자의 가리움 효과를 뺀 값과 같다.	기체 원자 1몰에서 전자 1몰을 떼어내는데 필요한 에너지	공유 결합에서 공유 전자쌍을 끌어당기는 힘을 비교하여 나타낸 상대적 값	기체 원자 1몰에 전자 1몰을 가하여 음이온 1몰을 만들 때 방출하는 에너지
같은 족에서 원자 번호가 증가할수록	증가	감소	감소	감소	감소 (예외: N<P, O<S, F<Cl)
같은 주기에서 원자 번호가 증가할수록	감소	증가	증가(예외: Be-B, N-O, Mg-Al, P-S)	증가	증가 (예외: Be, N, Ne)

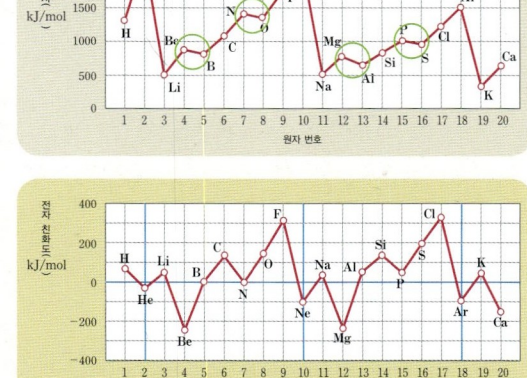

기체, 용액

- **기체**
  - **이상기체 상태 방정식**: $PV=nRT$
    - 보일의 법칙($PV=k$)
    - 샤를의 법칙($\dfrac{V}{T}=k$)
    - 아보가드로의 법칙($\dfrac{V}{n}=k$)
  - **분자 운동론**: $E_k = \dfrac{3}{2}kT$
  - **실제 기체**
    - 이상화 조건: 온도가 높을수록, 압력이 낮을수록
    - 압축인자: $Z = \dfrac{V_m}{V_m^\circ}$
    - $Z>1$ 반발력 우세
    - $Z=1$ 이상기체
    - $Z<1$ 인력우세
  - **돌턴의 분압 법칙**: $P_{total} = P_A + P_B + P_C + \cdots (P_A = \dfrac{n_A RT}{V})$
  - **그레이엄 법칙**: $\dfrac{v_A}{v_B} = \sqrt{\dfrac{M_B}{M_A}} = \sqrt{\dfrac{d_B}{d_A}}$

- **용액의 총괄성** (용질의 입자수에만 의존)
  - **증기압력 내림**: $\Delta P = P_{용매} \times X_{용질}$
    라울의 법칙: $P_{용액} = P_{용매} X_{용매}$
  - **끓는점 오름**: $\Delta T_b = i K_b m_{용질}$
  - **어는점 내림**: $\Delta T_f = i K_f m_{용질}$
  - **삼투압**: $\pi = \dfrac{iCRT}{V}$

이상용액	비이상용액
라울의 법칙이 적용되는 용액	용액의 증기압력이 라울 법칙으로 예상했던 증기 압력보다 작거나 크다.

- **상평형**
  - 증기-액체 상평형
    - Clausius-Clapeyron 식
    - $\ln(P_{증기}) = -\dfrac{\Delta H_{증발}}{R}\left(\dfrac{1}{T}\right) + \dfrac{\Delta S_{증발}}{R}$
    - $\ln\left(\dfrac{P_2}{P_1}\right) = -\dfrac{\Delta H_{증발}}{R}\left(\dfrac{1}{T_2} - \dfrac{1}{T_1}\right)$

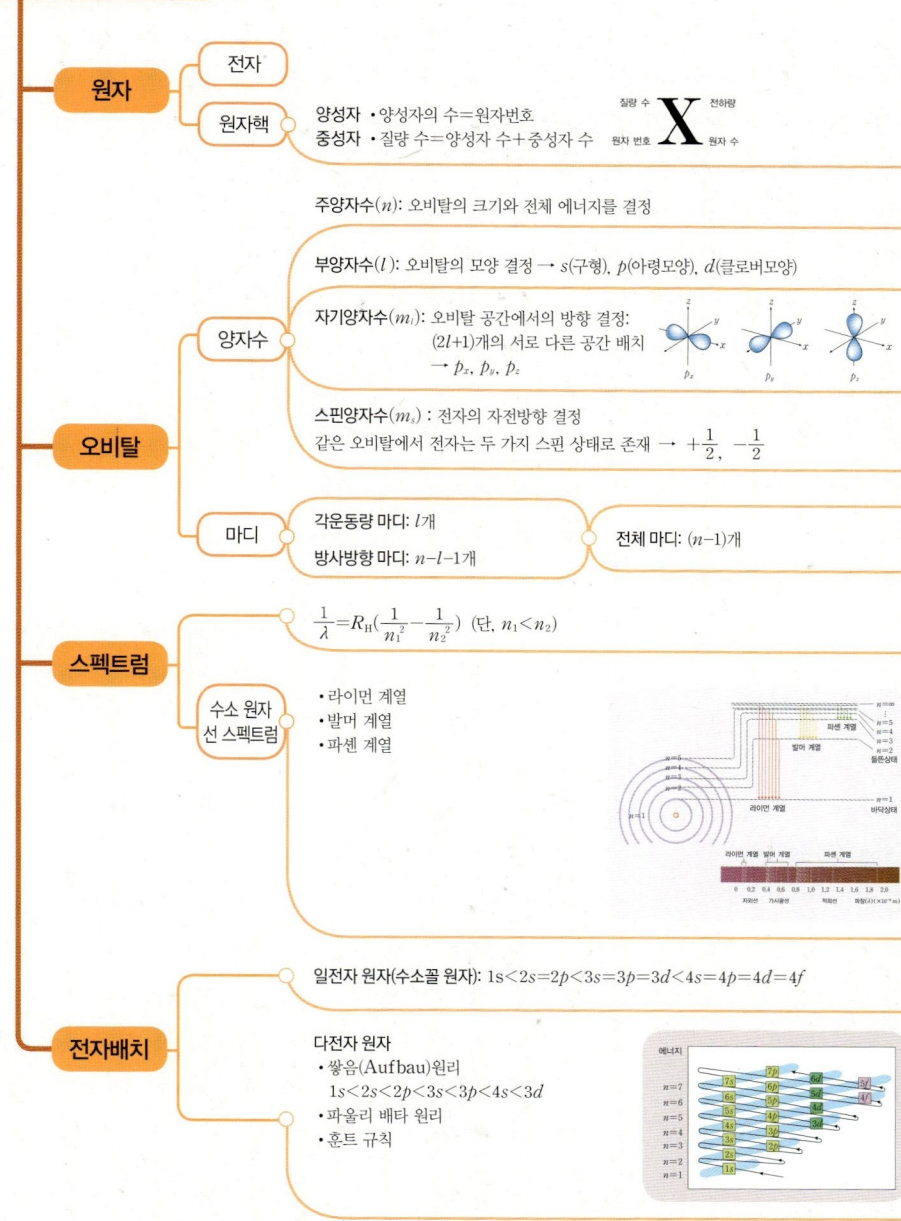

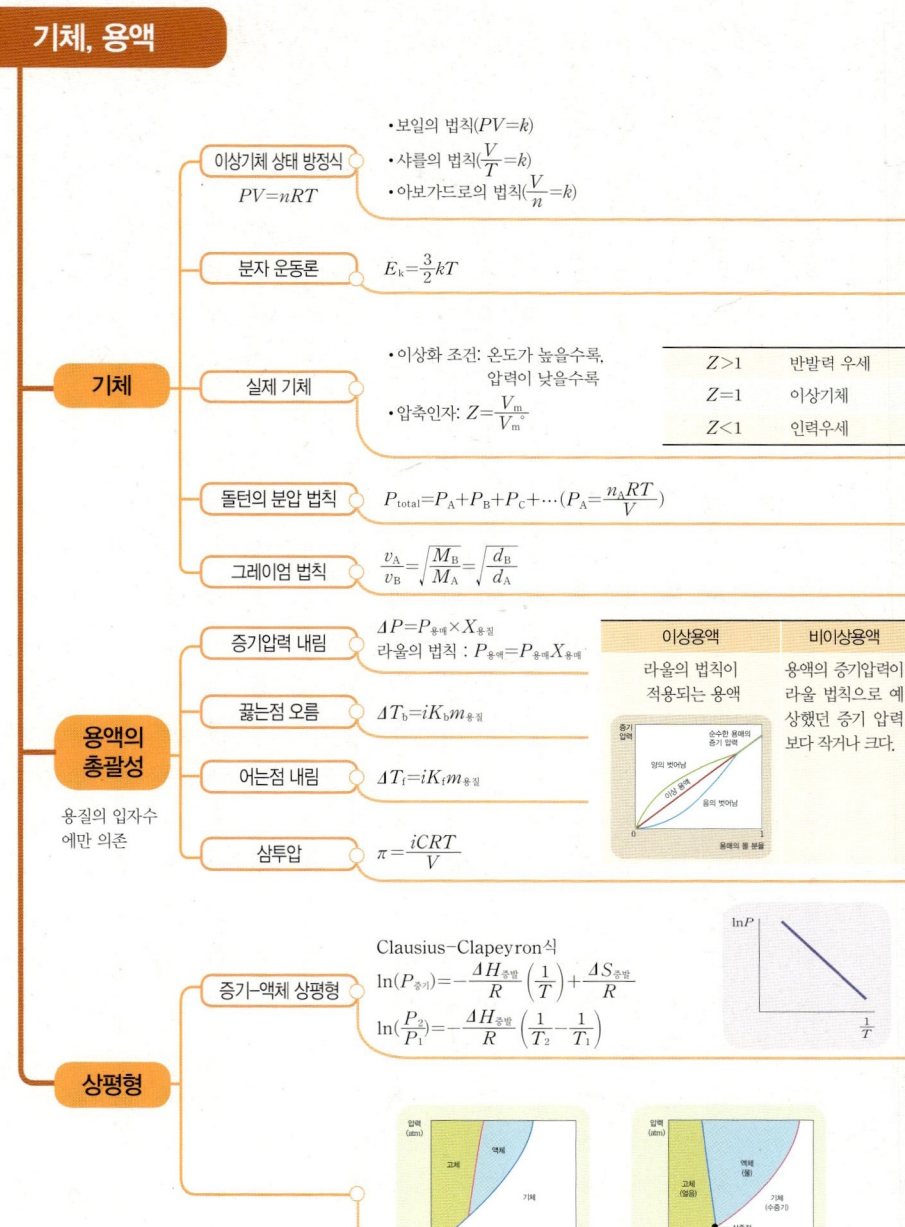

부피: 기체 > 액체 > 고체 | 부피: 기체 > 고체 > 액체

고체

고체

결정의 구조

	단순입방	체심입방	면심 입방 (입방밀집)	육방 밀집
단위 격자당 입자수	1	2	4	2
배위수	6	8	12	12
채움 비율	52%	68%	74%	74%

이온 결합

이온 결정

	NaCl	CsCl	ZnS(Zinc blende)
단위 격자당 이온화합물	4개	1개	4개
배위수	6	8	4
결정구조	각각 면심입방	각각 단순입방	각각 면심입방

격자 에너지

분리된 기체 이온들이 밀착하여 이온성 고체를 형성할 때 방출하는 에너지

$M^+(g)+X^- \rightarrow MX(s)$ 격자에너지$=k(\frac{Q_1Q_2}{r})$

활용 TIP!

일반화학추론의 기본적인 출제 키워드를 담아낸 마인드맵을 통해 문제를 보는 눈을 길러보자! 나만의 학습공간에 붙여두고 일반화학추론의 흐름을 익히는 것이 포인트!

공유결합과 분자구조

공유결합

VSEPR 세부구조

루이스 구조

공명구조

형식전하

- 형식 전하가 가장 작은 구조가 안정한 구조
- 형식 전하=(원자가전자 수)−(고립전자쌍의 수)−$\frac{1}{2}$(결합전자쌍의 수)

VBT(혼성화)

SN	전자쌍의 기하구조	결합각	혼성궤도함수
2	직선	180°	sp
3	정삼각형	120°	sp^2
4	정사면체	109.5°	sp^3
5	삼각쌍뿔	180°, 120°, 90°	sp^3d
6	정팔면체	180°, 90°	sp^3d^2

VSEPR

분자 모형					
공유 전자쌍 수(개)	2	3	4	5	6
분자 구조	직선형	평면 삼각형	정사면체형	삼각쌍뿔형	정팔면체형
결합각	180°	120°	109.5°	90°, 120°	90°

MO

등핵 이원자분자

- 결합차수=$\frac{1}{2}$(결합성 분자 오비탈의 전자수−반결합성 분자 오비탈의 전자수)

이핵 이원자분자

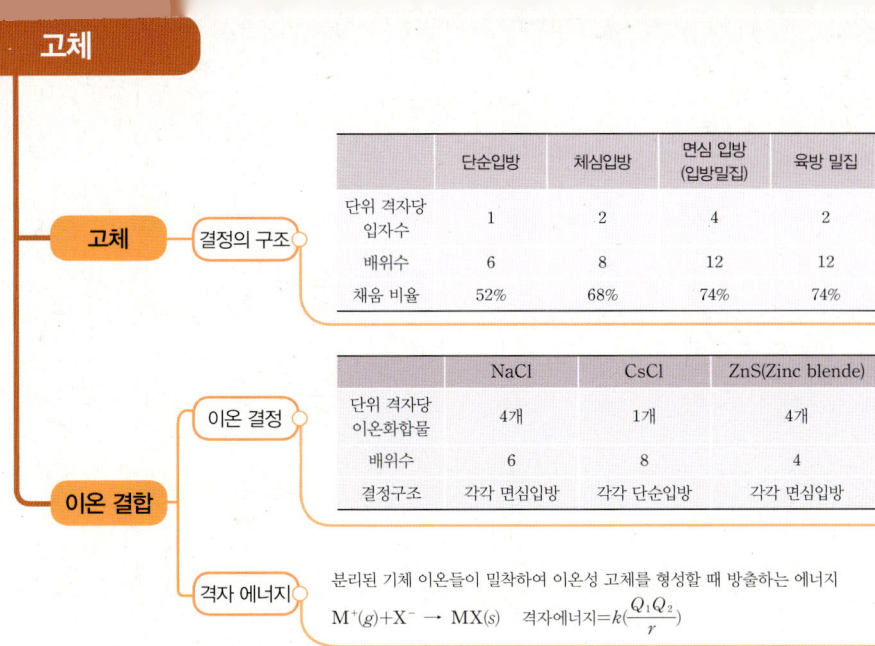

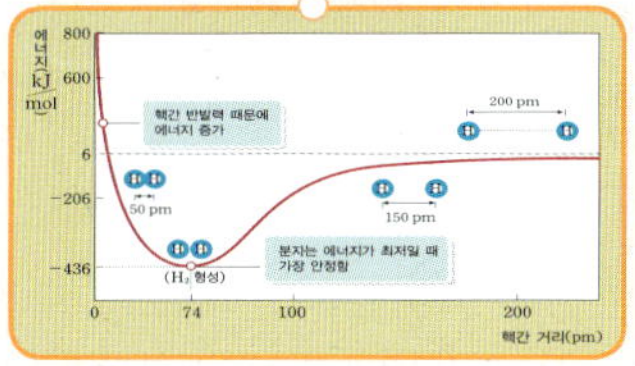

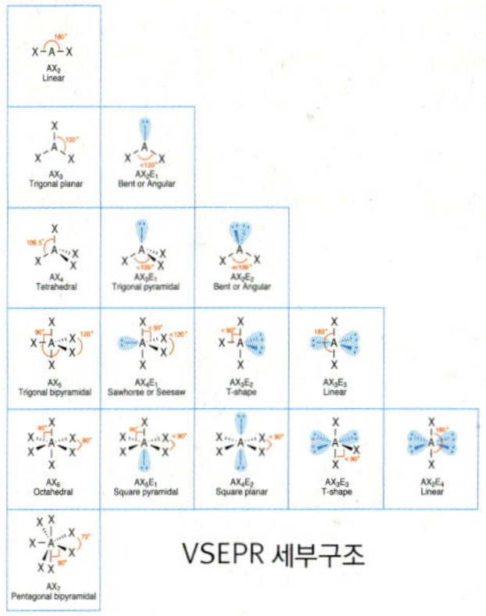

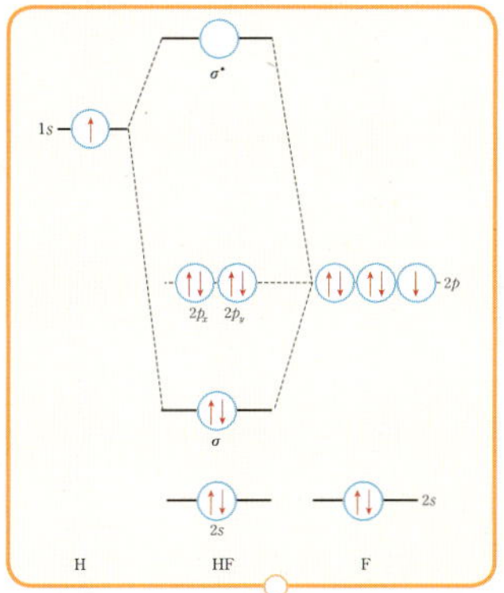

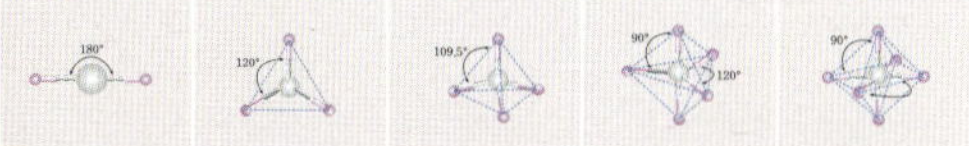

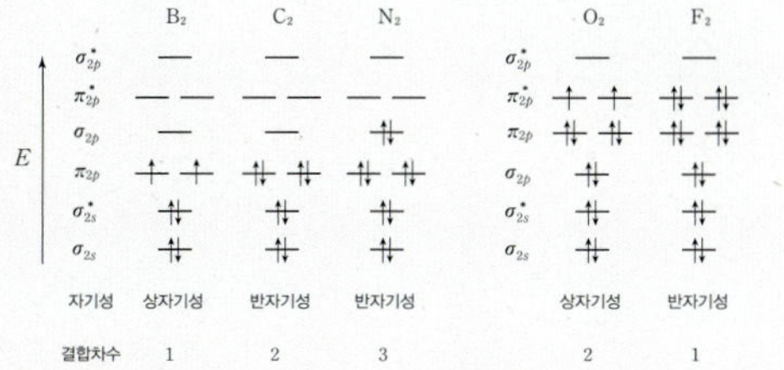

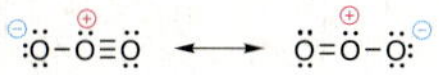

열역학

계의 변화 과정
$\Delta E = q + w$

① 등온 가역 과정
$\Delta E = 0, \Delta H = 0$
$w = -nRT \ln \frac{V_f}{V_i}$
$q = nRT \ln \frac{V_f}{V_i}$
$\Delta S = \frac{q}{T} = nR \ln \frac{V_f}{V_i}$

② 단열 과정
$\Delta E = w = nC_{v \cdot m} \Delta T$
팽창 $T \downarrow \Delta E < 0$
압축 $T \uparrow \Delta E > 0$
$q = 0, \Delta S = 0$

③ 정적 과정
$\Delta V = 0, w = 0$
$\Delta E = q_v = nC_{v \cdot m} \Delta T$

④ 정압 과정
$\Delta H = \Delta E + \Delta(PV)$
$\quad = nC_{p \cdot m} \Delta T$
$w = -P\Delta V$
$q = nC_{p \cdot m} \Delta T$

헤스의 법칙
화학 반응 전후의 물질의 종류와 상태가 같으면 반응경로에 관계없이 열량의 총합은 같다.
$\Delta H_{반응}^\circ = \sum n_P \Delta H_f^\circ - \sum n_R \Delta H_f^\circ$

엔탈피
결합에너지와 반응열
$\Delta H = \sum nD_{반응물} - \sum nD_{생성물}$

엔트로피
$S_{고체} < S_{액체} \ll S_{기체}$
$\Delta S = S_{최종} - S_{최초}$
$\Delta S_{전체} = \Delta S_{계} + \Delta S_{주위}$
$\Delta S_{주위} = -\frac{\Delta H_{계}}{T}$

깁스자유에너지
$\Delta G = \Delta H - T\Delta S = \Delta G^\circ + RT \ln Q$

반응의 자발성

$\Delta G < 0$	$\Delta S_{전체} > 0$	자발적
$\Delta G = 0$	$\Delta S_{전체} = 0$	평형
$\Delta G > 0$	$\Delta S_{전체} < 0$	비자발적

화학평형

평형상태
정반응 속도 = 역반응 속도, 동적 평형 상태
일정한 T, P에서 반응물과 생성물의 농도 일정

평형상수(K)
$aA + bB \rightleftharpoons cC + dD$ $K = \frac{[C]^c[D]^d}{[A]^a[B]^b}$
$K_p = K_c(RT)^{\Delta n}$ (Δn은 기체의 몰수 변화)

평형상수의 온도의존
$\Delta G^\circ = -RT \ln K$
$\quad = \Delta H^\circ - T\Delta S^\circ$
$\ln K = -\frac{\Delta H^\circ}{RT} + \frac{\Delta S^\circ}{R}$

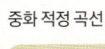

반응지수(Q)
평형상수식에 현재 상태의 농도를 대입한 값

반응의 진행 방향
$K > Q$ 정반응
$K = Q$ 평형상태
$K < Q$ 역반응

르샤틀리에 원리
평형이동: 평형은 가해진 변화를 완화시키려는 방향으로 이동.
농도: 계에 반응물이나 생성물을 첨가하면 첨가한 성분의 몰수가 감소하는 방향으로 평형 이동
부피: 기체의 부피가 증가하면 기체 분자 수가 증가하는 방향으로 평형 이동 기체 분자 수가 일정한 반응에서는 기체의 부피가 변해도 평형이동이 일어나지 않는다.
온도: 계의 온도가 높아지면 흡열 반응이 우세하게 진행된다.

용해 평형
용해속도 = 석출속도, 동적 평형 상태
용해도곱 평형상수(K_{sp})
$MX(s) \rightleftharpoons M^+(aq) + X^-(aq)$
$K_{sp} = [M^+][X^-]$
$Q > K_{sp}$ 침전 ○
$Q < K_{sp}$ 침전 ×

• **공통이온효과**: 염의 이온이 이미 용액에 들어있으면 염은 덜 녹음
• **침전에 의한 분리**: 이온을 용액 내 다른 이온으로부터 K_{sp} 차이를 이용하여 분리
• **착이온 형성**으로 인한 용해도 증가

용해도
• 기체의 용해도: $T \downarrow P \uparrow$, 용해도 ↑
• **헨리법칙**: 기체의 용해도 ∝ 기체의 부분압력
• 고체의 용해도: $T \uparrow$, 용해도 ↑

반응속도

생성속도와 소모속도의 관계
$aA + bB \rightarrow cC + dD$
$\frac{1}{c}\frac{d[C]}{dt} = \frac{1}{d}\frac{d[D]}{dt} = -\frac{1}{a}\frac{d[A]}{dt} = -\frac{1}{b}\frac{d[B]}{dt}$

$v = k[A]^n[B]^m$
반응차수($n+m$)
• 단일단계반응: 반응식의 계수 = 반응차수
• 다단계반응: 반응차수는 반응식의 계수와 무관

반응차수	반응속도식	적분속도식	k 단위	반감기	반감기의 변화
0차	$v = k$	$[A]_t = -kt + [A]_0$	Ms^{-1}	$t_{\frac{1}{2}} = \frac{[A]_0}{2k}$	$[A] \downarrow, t_{\frac{1}{2}} \downarrow$
1차	$v = k[A]$	$\ln[A]_t = -kt + \ln[A]_0$	s^{-1}	$t_{\frac{1}{2}} = \frac{\ln 2}{k}$	$t_{\frac{1}{2}}$은 일정
2차	$v = k[A]^2$	$\frac{1}{[A]_t} = kt + \frac{1}{[A]_0}$	$M^{-1}s^{-1}$	$t_{\frac{1}{2}} = \frac{1}{k[A]_0}$	$[A] \downarrow, t_{\frac{1}{2}} \uparrow$

다단계반응
• **중간체**: 반응 중에 생성되었다 사라짐. 전체 반응식에 나타나지 않음.
• **속도결정단계(rds)**: 반응속도가 가장 느린 단계(E_a가 가장 큰 단계)

아레니우스식
$k = A \cdot e^{-E_a/RT}$
$\ln k = -\frac{E_a}{RT} + \ln A$
$\Rightarrow \ln \frac{k_1}{k_2} = -\frac{E_a}{R}\left(\frac{1}{T_1} - \frac{1}{T_2}\right)$

기울기 $= -\frac{E_a}{R}$

산 – 염기 평형

	아레니우스(수용액)	브뢴스테드-로우리	루이스
산	H^+ 내놓는 물질	양성자 주개	전자쌍 받개
염기	OH^- 내놓는 물질	양성자 받개	전자쌍 주개

산의 이온화 상수
$K_a = \frac{[H^+][A^-]}{[HA]}$

염기의 이온화 상수
$K_b = \frac{[BH^+][OH^-]}{[B]}$

세기
이온화도(α) = $\frac{\text{이온화된 전해질 몰수}}{\text{용해된 전해질 몰수}}$ $0 \leq \alpha \leq 1$ $\alpha \uparrow$, 산·염기 세기 ↑

오스트발트 희석률: 농도↓ $T \uparrow$, $\alpha \uparrow$
산소산의 세기 - 산소수: $HOCl < HOClO < HOClO_2 < HOClO_3$
 - 전기음성도: $HOI < HOBr < HOCl$

약산과 약염기
$K_a = C\alpha^2$, $[H^+] = C\alpha = \sqrt{K_aC}$
$K_b = C\alpha^2$, $[OH^-] = C\alpha = \sqrt{K_bC}$

물의 자동 이온화
$2H_2O(l) \rightleftharpoons H_3O^+(aq) + OH^-(aq)$, $K_w = 1.0 \times 10^{-14}$ (25°C)
중성일 때 $[H_3O^+] = [OH^-] = 1.0 \times 10^{-7}$ M, pH = pOH = 7

완충용액(약산+짝염기, 약염기+짝산)
→ 공통이온효과에 의해 pH가 거의 변하지 않는 용액
$pH = pK_a + \log \frac{[A^-]}{[HA]}$ (Henderson-Hasselbalch식)
완충용량: $pH = pK_a([HA] = [A^-])$일 때 최대

중화반응: 산 + 염기 → 염 + 물
중화반응의 양적관계
$nMV = n'M'V'$

중화 적정 곡선

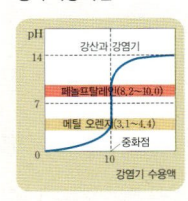
강산과 강염기

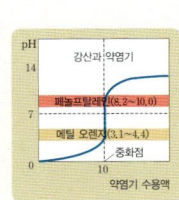
강산과 약염기

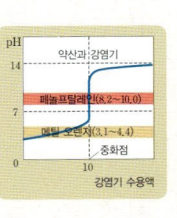
약산과 강염기

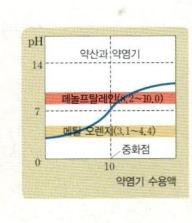
약산과 약염기

지시약의 변색범위: (지시약의 pK_a) ± 1

전이금속과 배위화합물

전이금속의 전자배치 예외

산화 – 환원 평형

| | 수소 | 산소 | 전자 | 산화수 |

Cr: [Ar]$4s^1 3d^5$
Cu: [Ar]$4s^1 3d^{10}$

배위화합물의 이성질체

- 구조이성질체
- 입체이성질체 (광학이성질체, 부분입체이성질체)

배위화합물	입체이성질체의 수	광학이성질체의 쌍
Ma_5b	1	0
Ma_4b_2	2	0
Ma_3b_3	2	0
Ma_4bc	2	0
$Ma_2b_2c_2$	6	1
$M(AA)_2b_2$	3	1
$M(AA)_3$	2	1

결정장이론

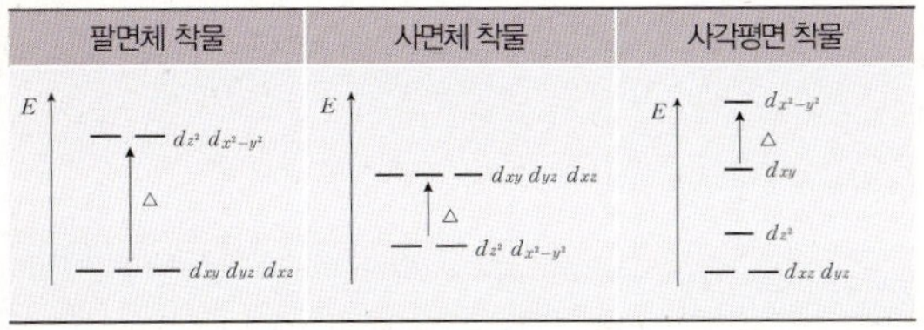

팔면체 착물
사면체 착물
사각평면 착물
E
$d_{z^2}\ d_{x^2-y^2}$
$d_{xy}\ d_{yz}\ d_{xz}$
△
$d_{x^2-y^2}$
d_{xy}
d_{z^2}
$d_{xz}\ d_{yz}$

착물의 색
흡수한 가시광선 영역의 보색이 나타남.

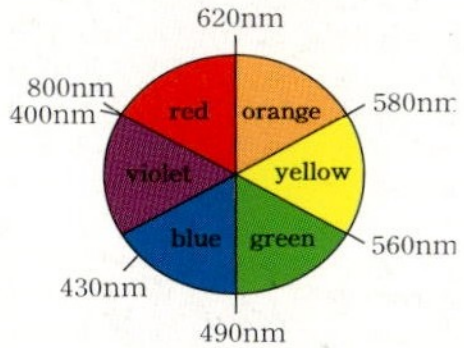

620nm
800nm
400nm
580nm
560nm
490nm
430nm
red
orange
yellow
green
blue
violet

△에 영향을 주는 요인
① 리간드: 분광학적 서열
$I^-<Br^-<S^{2-}<SCN^-<Cl^-<F^-<OH^-<H_2O<NCS^-<py<NH_3<en<phen<CN^- \simeq CO$
작은 △, 약한장 ⟶ 큰 △, 강한장
② 전이금속의 전하량↑, △↑

산화와 환원

산화	잃음	얻음	잃음	증가
환원	얻음	잃음	얻음	감소

산화제: 다른 물질을 산화시키고 자신은 환원됨.
환원제: 다른 물질을 환원시키고 자신은 산화됨.

전지

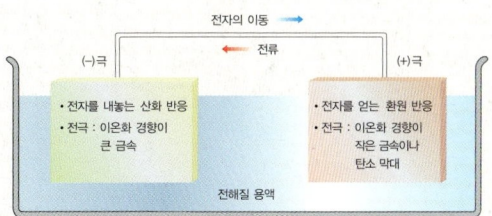

전자의 이동
전류
(-)극
(+)극
• 전자를 내놓는 산화 반응
• 전극 : 이온화 경향이 큰 금속
• 전자를 얻는 환원 반응
• 전극 : 이온화 경향이 작은 금속이나 탄소 막대
전해질 용액

표준환원전위(E°): 표준수소전극을 기준으로 환원반응의 표준전극전위
표준전지전위: $E^\circ_{전지}=E^\circ_+-E^\circ_-$

갈바니전지-자발적인 화학반응($E>0$, $\Delta G<0$)
네른스트식
$$E=E_{환원}-E_{산화}=E^\circ-\frac{RT}{nF}\ln Q$$
$\Delta G=-nFE$, $\Delta G^\circ=-nFE^\circ=-RT\ln K$

납축전지: 납과 이산화납을 묽은 황산에 담근 전지
(−)극 : $Pb(s)+SO_4^{2-}(aq) \rightarrow PbSO_4(s)+2e^-$ (산화)
(+)극 : $PbO_2(s)+SO_4^{2-}(aq)+4H^+(aq)+2e^- \rightarrow PbSO_4(s)+2H_2O(l)$ (환원)

전체 반응: $Pb(s)+PbO_2(s)+2H_2SO(aq) \rightleftarrows 2PbSO_4(s)+2H_2O(l)$

⊕
⊖
PbO_2
H_2SO_4 용액
Pb

전기분해

전원
e^-
(+)
(−)

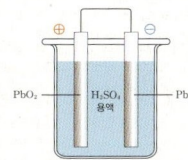

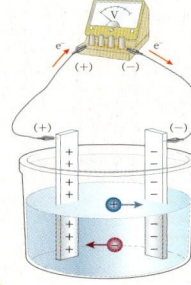

전해질 수용액의 전기분해
(−)극: 양이온의 환원전위가 물보다 작으면 물이 환원됨.
예 K^+, Ca^{2+}, Na^+, Mg^{2+} …
(+)극: 음이온의 산화전위가 물보다 작으면 물이 산화됨.
예 SO_4^{2-}, CO_3^{2-}, NO_3^- …

활용 TIP!
일반화학추론의 기본적인 출제 키워드를 담아낸 마인드맵을 통해 문제를 보는 눈을 길러 보자! 나만의 학습공간에 붙여두고 일반화학추론의 흐름을 익히는 것이 포인트!

BEST SELECTION⁺ 플러스

일반화학추론 300제

메가엠디 자연과학추론연구소 지음

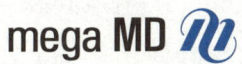

메가엠디는
당신의 꿈을 응원합니다

megaMD Roots for You, Your Victory!

MEGAMD PEET SERIES						
개념 완성	기출 완성	문제풀이 완성			실전 완성	합격 완성
OX 문제집	ALL for ONE	BEST SELECTION⁺	단피트	MD for PEET	FINAL 적중 모의고사	자기소개서 & 심층면접 돋보이는 기술
실전추론형 OX문제집	PEET 기출문제집	국가시행시험 기출문제집	단원별·단계별 문제집	PEET에 적합한 M·DEET 기출문제집	실전형 시험지 (7회)	자기소개서 & 심층면접 역전 전략

BEST SELECTION⁺

왜? BEST SELECTION⁺ 인가?

검증된 국가시행시험 문제와
메가엠디 자연과학추론연구소가 만났다!

메가엠디 자연과학추론연구소는
2009년부터 PEET/M·DEET만 연구한 전문 연구소입니다

시작부터 헤매지 말고 검증된 문항만 풀자!

국가시행시험 문제 중 PEET 출제 유형에 맞는 문항을 선별하여
개인별 학습 진도에 따라 활용 가능하도록 단원별 구성

※ 국가시행시험이란? 대학수학능력시험, 고등학교 전국연합학력평가 (교육청, 평가원),
중등교원 임용시험, 변리사시험, 7급 공무원시험, 기술고시 등 국가에서 인정한 검증된 시험

달라진 2단계 구성, 완벽한 출제 범위

PEET에 출제되는 주요 개념을 확인하고 문제에 직접 적용/응용해보는
기본문제와 연습문제는 물론, 국가시행시험에서 미출제된 영역까지 PLUS 구성

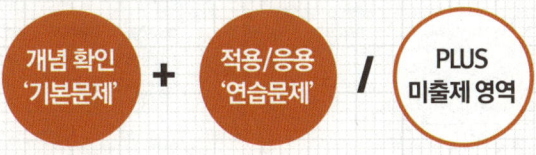

기본 완성을 위한 특별 부록 "개념마인드맵"

PEET 출제 범위에 해당하는 주요 내용을
한눈에 볼 수 있는 과목별 개념마인드맵 제공

PEET vs 국가시행시험

MEGAMD PEET

국가시행시험 기출문제, PEET 준비에 도움이 될까?

PEET 출제 경향을 분석해보면 국가시행시험의 기출문제와 비슷한 경우가 많다.
이는 일부 출제 범위가 동일하여, 문항에 활용되는 실험 자료나 그래프, 그림 등이 유사하기 때문이다.
특히 대학수학능력시험과 중등교원 임용시험의 경우 PEET와 난이도 차이를 보이기는 하나 주어진 문제 상황은 매우 흡사하다.
BEST SELECTION PLUS는 메가엠디 자연과학추론연구소에서 PEET 출제 경향과
매우 유사한 국가시행시험 문항만을 선별하여 단원별로 구성하였다.

생물추론 VS

2020학년도 PEET 생물추론 19번 | **2005학년도 고등고시시험**

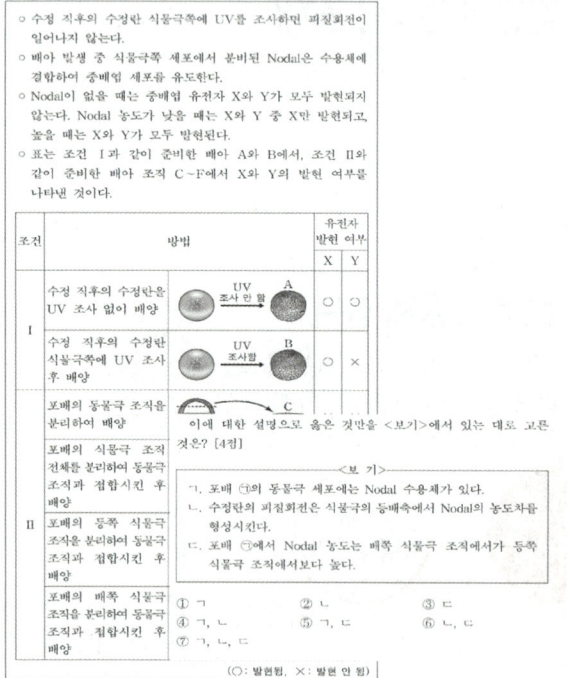

2020학년도 PEET 생물추론 19번 문제와 2005학년도 고등고시시험 문제는 모두 생식과 발생 단원의 발생 파트에서
출제된 문제로, 양서류 초기 배아에서 중배엽 유도에 대한 실험을 분석한 후 중배엽 형성 기작과 관련하여 추론하는 형식을 하고 있다.
2005학년도 고등고시시험 문제에서 제시된 실험은 2020학년도 PEET 생물추론 문제가 제시한 실험과 매우 유사하며,
이들 실험을 통해 양서류 초기 배아에서 식물극조직의 유도로 동물극조직에서 중배엽이 형성된다는 것을 추론할 수 있다.
2005학년도 고등고시시험 문제를 통해 중배엽 유도 실험에 대한 분석방법과 형성기작에 대해 잘 숙지하였다면,
PEET 본고사의 문제도 잘 해결할 수 있다.

PEET vs 국가시행시험

일반화학추론 VS

2020학년도 PEET 일반화학추론 2번

2. 다음은 25℃에서 탄소(C)와 관련된 반응의 열화학 반응식이다.

○ $2CO(g) \rightarrow 2C(s, 흑연) + O_2(g)$ $\Delta H° = a$ kJ/mol
○ $CO_2(g) \rightarrow C(s, 다이아몬드) + O_2(g)$ $\Delta H° = b$ kJ/mol
○ $2CO(g) + O_2(g) \rightarrow 2CO_2(g)$ $\Delta H° = c$ kJ/mol

25℃에서 $C(s, 다이아몬드)$의 표준 생성 엔탈피(kJ/mol)는? [3점]

① $-\frac{1}{2}a + b + \frac{1}{2}c$
② $-\frac{1}{2}a - b - \frac{1}{2}c$
③ $-a + 2b + c$
④ $a + b - \frac{1}{2}c$
⑤ $a + b - c$

2018학년도 9월 수능모의평가 화학Ⅱ 9번

151. 기본 2018학년도 9월 대학수학능력시험 모의평가

다음은 25℃, 1기압에서 3가지 열화학 반응식이다.

• $C_3H_8(g) + 5O_2(g) \rightarrow 3CO_2(g) + 4H_2O(l)$ $\Delta H = a$
• $C(s, 흑연) + O_2(g) \rightarrow CO_2(g)$ $\Delta H = b$
• $2H_2(g) + O_2(g) \rightarrow 2H_2O(l)$ $\Delta H = c$

25℃, 1기압에서 이에 대한 설명으로 옳은 것만을 <보기>에서 있는 대로 고른 것은?

<보기>
ㄱ. $C_3H_8(g)$의 연소 엔탈피(ΔH)는 a이다.
ㄴ. $C_3H_8(g)$의 생성 엔탈피(ΔH)는 $2c + 3b - a$이다.
ㄷ. 1몰의 $H_2O(l)$이 가장 안정한 성분 원소로 분해될 때, 엔탈피 변화(ΔH)는 $-c$이다.

① ㄱ
② ㄷ
③ ㄱ, ㄴ
④ ㄴ, ㄷ
⑤ ㄱ, ㄴ, ㄷ

2020학년도 PEET 일반화학추론 2번은 서로 다른 세 가지 화학 반응 엔탈피에 헤스의 법칙을 적용하여 다이아몬드의 표준 생성 엔탈피를 계산하는 문항이다. 이와 동일하게 2018학년도 9월 수능모의평가 화학Ⅱ 9번에서도 서로 다른 세 가지 화학 반응의 반응 엔탈피를 계산하는 문항이 출제되었다. 이를 통하여 헤스의 법칙과 표준 상태의 안정한 원소에 대해 잘 숙지하였다면 PEET 본고사의 문제도 충분히 해결할 수 있다.

물리추론 VS

2020학년도 PEET 물리추론 13번

13. 표는 구형 흑체 A, B, C의 표면적, 표면의 절대 온도, 복사하는 전자기파 중 세기가 가장 큰 전자기파의 파장 λ_m을 나타낸 것이다.

흑체	표면적	온도	λ_m
A	S	$2T$	λ_A
B	S	$3T$	λ_B
C	$2S$	$3T$	λ_C

이에 대한 설명으로 옳은 것만을 <보기>에서 있는 대로 고른 것은? [5점]

<보기>
ㄱ. $\lambda_B = \frac{2}{3}\lambda_A$이다.
ㄴ. 흑체 표면에서 단위 시간당 단위 면적당 복사하는 에너지는 B가 A의 $\frac{27}{8}$배이다.
ㄷ. 흑체 표면 전체에서 단위 시간당 복사하는 에너지는 C가 B의 2배이다.

① ㄱ
② ㄴ
③ ㄷ
④ ㄱ, ㄴ
⑤ ㄱ, ㄷ
⑥ ㄴ, ㄷ
⑦ ㄱ, ㄴ, ㄷ

2018학년도 대학수학능력시험 물리Ⅱ 5번

231. 연습 2018학년도 수능 물리Ⅱ

그림은 반지름이 각각 $2R$, R, R인 구형 흑체 A, B, C를, 표는 흑체 표면의 절대 온도와 흑체가 복사하는 전자기파 중 세기가 가장 큰 전자기파의 파장 $\lambda_{\max}$를 나타낸 것이다.

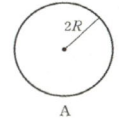 
A B C

흑체	절대 온도	$\lambda_{\max}$
A	T	λ_A
B	T	λ_B
C	$2T$	λ_C

이에 대한 설명으로 옳은 것만을 <보기>에서 있는 대로 고른 것은?

<보기>
ㄱ. $\lambda_B = \lambda_C$이다.
ㄴ. 흑체 표면에서 단위 시간당, 단위 면적당 복사하는 에너지는 A가 C보다 크다.
ㄷ. 흑체 표면 전체에서 단위 시간당 복사하는 에너지는 A가 B보다 크다.

① ㄱ
② ㄷ
③ ㄱ, ㄴ
④ ㄴ, ㄷ
⑤ ㄱ, ㄴ, ㄷ

2020학년도 PEET 물리추론 13번 문제는 흑체 복사에서 서로 다른 세 가지 구형 물체의 파장 최댓값과 복사하는 에너지를 묻는 지문을 제시하고 있다. 이와 유사하게 2018학년도 대학수학능력시험 물리Ⅱ 5번 문제에서도 동일한 내용에 대해서 세 물체의 반지름으로 나타내고 있다. 이를 통해 흑체 복사하는 상황에 대해 잘 숙지하였다면 PEET 본고사의 문제도 충분히 해결할 수 있다.

교재 구성

MEGAMD PEET

BEST SELECTION⁺
어떻게 구성되어 있을까

문제편

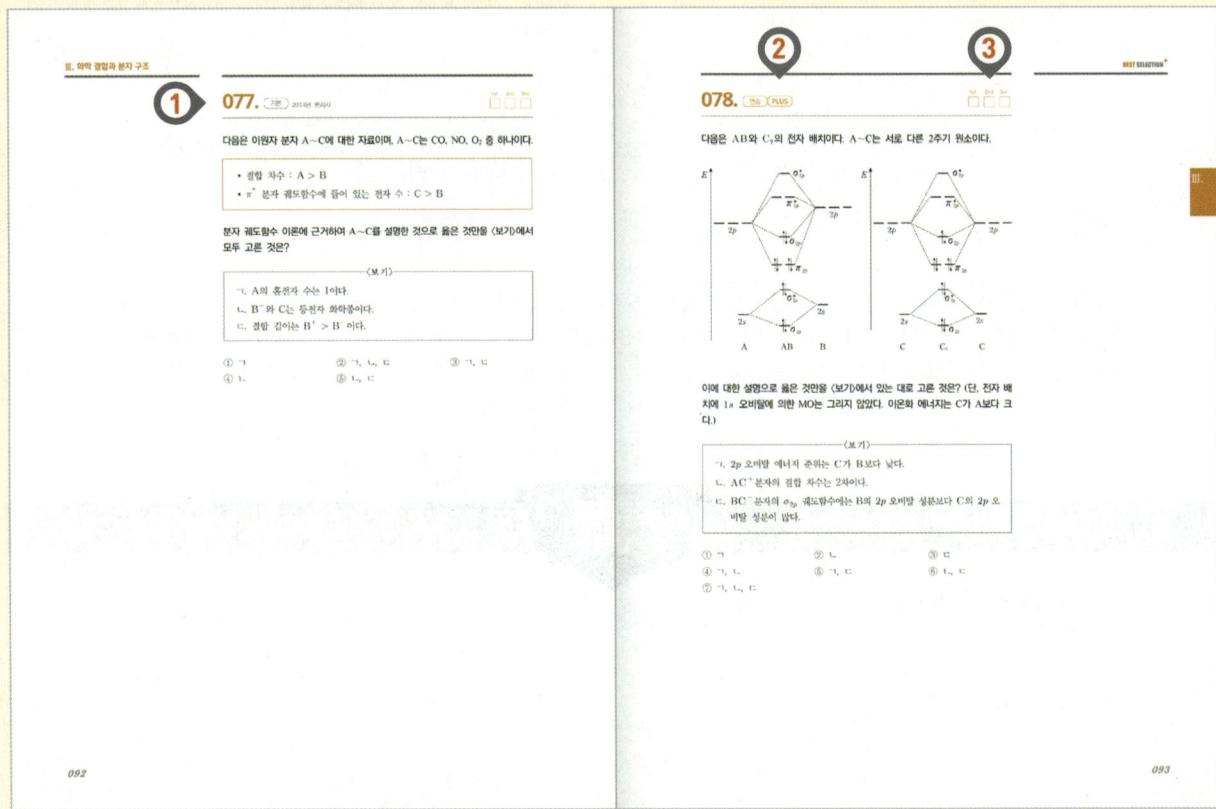

① **기본문제 & 연습문제**
학습 주안점에 따라 기본과 연습으로 구분된 문제들을 풀어보면서 PEET에 적합한 국가시행시험문제를 폭넓게 학습

- 기본 : 국가시행시험문제 중 PEET에 **출제되는 기본 개념을 확인**하는 문제
- 연습 : 국가시행시험문제 중 PEET의 **핵심 개념을 응용**하여 연습하는 문제

② **PLUS 문제** PLUS
PEET 전 범위를 학습할 수 있도록 국가시행시험에서 미출제된 영역은 메가엠디 자연과학추론연구소의 개발 문항으로 추가 구성

③ **1 X 3 학습법**
문제 유형 및 출제 경향을 완벽하게 파악할 수 있도록 메가엠디가 제안하는 PEET 고득점 학습법

교재 구성

▌해설편

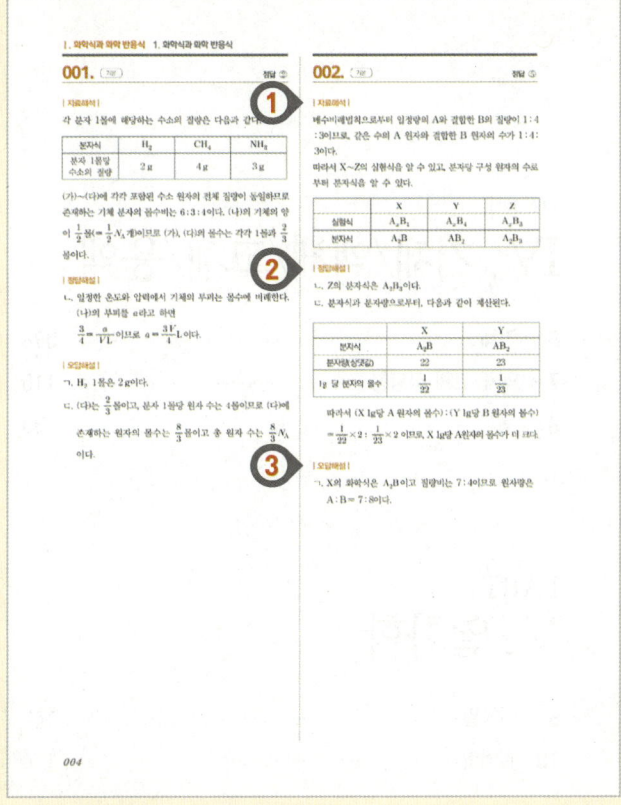

① **자료해석**
해당 문항의 핵심 내용을 설명한 자료해석으로
문항의 출제의도와 학습 주안점 파악

② **정답해설**
출제자의 의도에 근거하여 문제의 정답을 찾는
방법과 정답이 도출되는 과정을 담은 상세한 해설로
실제 시험에서 답을 찾아내는 훈련

③ **오답해설**
정답이 아닌 오답에 대한 근거를 짚어보고
오답을 걸러내는 연습을 반복

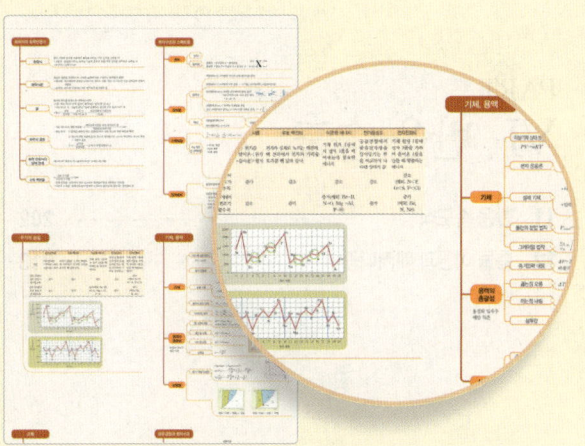

[특별부록]
개념마인드맵

출제 범위에 해당하는 주요 내용을
한눈에 볼 수 있는 과목별 개념마인드맵으로
PEET의 기본기를 탄탄하게 완성

목차

MEGAMD PEET

BEST SELECTION⁺

◆ PEET vs 국가시행시험 | 국가시행시험 기출문제, PEET 준비에 도움이 될까?
◆ 교재 구성 | BEST SELECTION⁺ 어떻게 구성되어 있을까?

PART I. 화학식과 화학 반응식

1 화학식과 화학 반응식 ········· 012

PART II. 원자 구조와 주기적 성질

2 원자 구조와 스펙트럼 ········· 034
3 원소의 주기적 성질 ············ 059

PART III. 화학 결합과 분자 구조

4 고전 결합 이론 ·················· 076
5 분자 오비탈 이론 ··············· 090

PART IV. 기체/액체/고체/용액

6 기체 ······························· 096
7 액체, 고체, 상평형 ············ 115
8 용액 ······························· 133

PART V. 열화학

9 반응열 ···························· 162
10 열역학 ·························· 176

PART VI. 반응 속도

11 반응 속도식 ··················· 202
12 충돌 이론과 메커니즘 ······ 213

PART VII. 화학 평형

13 화학 평형 ········· 226
14 용해 평형 ········· 252

PART VIII. 산과 염기

15 산과 염기 ········· 260

PART IX. 산화 환원/전기 화학

16 산화 환원 ········· 284
17 전기 화학 ········· 298

PART X. 전이 금속과 배위 화합물

18 배위 화합물의 구조 ········· 314
19 결정장 이론 ········· 318

PART XI. 화학 실험

20 화학 실험 ········· 326

빠른답 찾기 ········· 337

BEST SELECTION+
일반화학추론 300제

MEGAMD
PHARMACY EDUCATION ELIGIBILITY TEST

PART I

화학식과 화학 반응식

1　화학식과 화학 반응식

001. 기본 2018학년도 9월 대학수학능력시험 모의평가

표는 일정한 온도와 압력에서 기체 (가)~(다)에 대한 자료이다. (가)~(다)에 각각 포함된 수소 원자의 전체 질량은 같다.

기체	(가)	(나)	(다)
분자식	H_2	CH_4	NH_3
기체의 양	x g	$\frac{1}{2}N_A$ 개	V L

(가)~(다)에 대한 설명으로 옳은 것만을 〈보기〉에서 있는 대로 고른 것은? (단, H의 원자량은 1이며, N_A는 아보가드로수이다.)

〈보기〉

ㄱ. $x=4$이다.

ㄴ. (나)의 부피는 $\frac{3V}{4}$ L이다.

ㄷ. (다)에 있는 총 원자 수는 $\frac{4}{3}N_A$이다.

① ㄱ   ② ㄴ   ③ ㄷ
④ ㄱ, ㄴ   ⑤ ㄴ, ㄷ

002. 2015학년도 6월 대학수학능력시험 모의평가

표는 원소 A, B로 이루어진 화합물 X~Z에 대한 자료이다.

화합물	분자당 구성 원자 수	성분 원소의 질량비(A : B)
X	3	7 : 4
Y	3	7 : 16
Z	5	7 : 12

이에 대한 설명으로 옳은 것만을 〈보기〉에서 있는 대로 고른 것은? (단, A, B는 임의의 원소 기호이다.)

―〈보기〉―
ㄱ. 원자량은 A > B이다.
ㄴ. Z의 분자식은 A_2B_3이다.
ㄷ. X 1g에 있는 A 원자의 몰수는 Y 1g에 있는 B 원자의 몰수보다 크다.

① ㄴ　　② ㄷ　　③ ㄱ, ㄴ
④ ㄱ, ㄷ　　⑤ ㄴ, ㄷ

003. 기본 2019학년도 대학수학능력시험

표는 같은 온도와 압력에서 질량이 같은 기체 (가)~(다)에 대한 자료이다.

기체	분자식	부피(L)
(가)	XY_4	22
(나)	Z_2	11
(다)	XZ_2	8

이에 대한 설명으로 옳은 것만을 〈보기〉에서 있는 대로 고른 것은? (단, X~Z는 임의의 원소 기호이다.)

─〈보기〉─

ㄱ. 분자량은 $XZ_2 > XY_4$이다.
ㄴ. 1g에 들어 있는 원자 수는 (가)가 (나)의 2.5배이다.
ㄷ. 원자량은 X > Z이다.

① ㄱ   ② ㄴ   ③ ㄱ, ㄷ
④ ㄴ, ㄷ ⑤ ㄱ, ㄴ, ㄷ

004. 기본 2016학년도 대학수학능력시험

표는 화합물 (가)~(다)에 대한 자료의 일부이다.

화합물	실험식	분자식	분자량	반트호프 인자
(가)		AB_2C	65	2
(나)		C_2B_2	70	1
(다)	AB_2		46	

이에 대한 설명으로 옳은 것만을 〈보기〉에서 있는 대로 고른 것은? (단, A~C는 임의의 원소 기호이다.)

―〈보기〉―

ㄱ. 원자량은 B > A이다.
ㄴ. 실험식량은 (다)가 가장 크다.
ㄷ. 1몰에 들어 있는 B의 원자 수는 (다)>(가)이다.

① ㄱ   ② ㄴ   ③ ㄱ, ㄷ
④ ㄴ, ㄷ   ⑤ ㄱ, ㄴ, ㄷ

005. 2017학년도 대학수학능력시험

그림은 기체 (가)와 (나)의 1g당 분자 수를 나타낸 것이다. (가)와 (나)는 각각 AB_2, AB_3 중 하나이다.

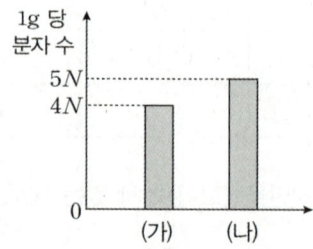

이에 대한 설명으로 옳은 것만을 <보기>에서 있는 대로 고른 것은? (단, A와 B는 임의의 원소 기호이다.)

─────<보기>─────
ㄱ. 원자량은 A > B이다.
ㄴ. 1g당 원자 수는 (나)>(가)이다.
ㄷ. 같은 온도와 압력에서 기체의 밀도는 (나)>(가)이다.

① ㄱ   ② ㄴ   ③ ㄱ, ㄷ
④ ㄴ, ㄷ   ⑤ ㄱ, ㄴ, ㄷ

006. 기본 2018학년도 대학수학능력시험

표는 용기 (가)와 (나)에 들어 있는 화합물 X_2Y와 X_2Y_2에 대한 자료이다.

용기	화합물의 질량(g)		용기 내 전체 원자 수
	X_2Y	X_2Y_2	
(가)	a	$2b$	$19N$
(나)	$2a$	b	$14N$

$\dfrac{\text{(가)에서 Y 원자 수}}{\text{(나)에서 Y 원자 수}}$는? (단, X, Y는 임의의 원소 기호이다.)

① 1 ② $\dfrac{5}{4}$ ③ $\dfrac{3}{2}$

④ $\dfrac{5}{3}$ ⑤ 2

007. 2020학년도 6월 대학수학능력시험 모의평가

표는 $AB_2(g)$에 대한 자료이다. AB_2의 분자량은 M이다.

질량	부피	1g에 들어 있는 전체 원자 수
1 g	2 L	N

$AB_2(g)$에 대한 설명으로 옳은 것만을 〈보기〉에서 있는 대로 고른 것은? (단, A와 B는 임의의 원소 기호이며, 온도와 압력은 일정하다.)

〈보기〉

ㄱ. 1g에 들어 있는 B 원자 수는 $\dfrac{2N}{3}$이다.

ㄴ. 1몰의 부피는 $2M$ L이다.

ㄷ. 1몰에 해당하는 분자 수는 $\dfrac{MN}{3}$이다.

① ㄱ ② ㄷ ③ ㄱ, ㄴ
④ ㄴ, ㄷ ⑤ ㄱ, ㄴ, ㄷ

008.

다음은 2가지 화학 반응식이다.

(가) $CaCO_3(s) + 2HCl(aq) \rightarrow CaCl_2(aq) + H_2O(l) + \boxed{㉠}(g)$

(나) $Fe_2O_3(s) + aCO(g) \rightarrow bFe(s) + c\boxed{㉠}(g)$

($a \sim c$는 반응 계수)

이에 대한 설명으로 옳은 것만을 〈보기〉에서 있는 대로 고른 것은?

〈보기〉

ㄱ. ㉠은 CO_2이다.

ㄴ. $\dfrac{a+c}{b} = 2$이다.

ㄷ. (나)에서 전체 기체의 몰수는 반응 후가 반응 전보다 크다.

① ㄱ   ② ㄴ   ③ ㄱ, ㄷ
④ ㄴ, ㄷ   ⑤ ㄱ, ㄴ, ㄷ

009. 2019학년도 9월 대학수학능력시험 모의평가

다음은 2가지 반응의 화학 반응식이다.

(가) $aNaHCO_3 \rightarrow Na_2CO_3 + CO_2 + bH_2O$ (a, b는 반응 계수)

(나) $Ca(HCO_3)_2 \rightarrow$ ㉠ $+ CO_2 + H_2O$

이에 대한 설명으로 옳은 것만을 〈보기〉에서 있는 대로 고른 것은?

─〈보기〉─

ㄱ. $a + b = 4$이다.
ㄴ. ㉠은 $CaCO_3$이다.
ㄷ. (가)와 (나)의 각 반응에서 반응물 1몰을 반응시켰을 때 생성되는 CO_2의 몰수는 같다.

① ㄱ   ② ㄴ   ③ ㄷ
④ ㄱ, ㄴ   ⑤ ㄴ, ㄷ

010. 2018학년도 대학수학능력시험

그림은 용기에 XY, Y_2를 넣고 반응시켰을 때, 반응 전과 후 용기에 존재하는 물질을 모형으로 나타낸 것이다.

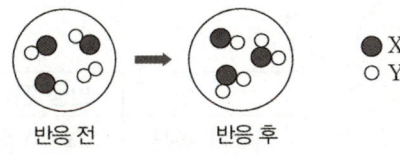

● X
○ Y

반응 전 → 반응 후

이 반응에 대한 설명으로 옳은 것만을 〈보기〉에서 있는 대로 고른 것은? (단, X, Y는 임의의 원소 기호이다.)

〈보기〉
ㄱ. 생성물의 종류는 2가지이다.
ㄴ. 반응하는 XY와 Y_2의 몰수 비는 3 : 1이다.
ㄷ. 용기에 존재하는 물질의 총 질량은 반응 전과 후가 같다.

① ㄱ   ② ㄷ   ③ ㄱ, ㄴ
④ ㄴ, ㄷ   ⑤ ㄱ, ㄴ, ㄷ

011. 2019학년도 대학수학능력시험

그림은 반응 전 실린더 속에 들어 있는 기체 XY와 Y_2를 모형으로 나타낸 것이고, 표는 반응 전과 후의 실린더 속 기체에 대한 자료이다. ㉠은 반응하고 남은 XY와 Y_2 중 하나이고, ㉡은 X를 포함하는 3원자 분자이며 기체이다.

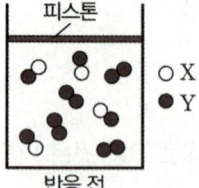

	반응 전	반응 후
기체의 종류	XY, Y_2	㉠, ㉡
전체 기체의 부피(L)	$4V$	$3V$

㉠과 ㉡으로 옳은 것은? (단, X와 Y는 임의의 원소 기호이며, 반응 전과 후 기체의 온도와 압력은 일정하다.)

	㉠	㉡		㉠	㉡
①	XY	XY_2	②	XY	X_2Y
③	Y_2	XY_2	④	Y_2	X_2Y
⑤	Y_2	X_3			

012.

표는 탄화수소 C_xH_y의 질량을 달리하여 완전 연소시켰을 때 생성되는 CO_2와 H_2O의 질량에 대한 자료이다.

C_xH_y의 질량(g)	생성물의 질량(g)	
	CO_2	H_2O
$2a$	4.4	w_1
$3a$	w_2	5.4

$x + y$는? (단, H, C, O의 원자량은 각각 1, 12, 16이다.)

① 4 ② 5 ③ 6
④ 7 ⑤ 8

013. 2018학년도 대학수학능력시험

표는 실험식이 $C_xH_yO_z$인 화합물 w mg을 완전 연소시켰을 때 생성되는 CO_2와 H_2O에 대한 자료이다.

CO_2에 포함된 산소(O)의 질량(mg)	H_2O에 포함된 산소(O)의 질량(mg)
$\frac{8}{5}w$	$\frac{16}{45}w$

$x+y+z$는? (단, H, C, O의 원자량은 각각 1, 12, 16이다.)

① 20 ② 21 ③ 22
④ 23 ⑤ 24

014. 2017학년도 9월 대학수학능력시험 모의평가

표는 일정한 온도와 압력에서 3가지 기체 분자에 대한 자료이다.

분자	분자량	단위 질량당 부피(L/g)	단위 질량당 원자 수(상댓값)
X_2	2	18	d
Y	4	b	3
X_2Z	a	c	2

이에 대한 설명으로 옳은 것만을 〈보기〉에서 있는 대로 고른 것은? (단, X~Z는 임의의 원소 기호이다.)

〈보기〉
ㄱ. a는 18이다.
ㄴ. b는 9이다.
ㄷ. d는 $4c$이다.

① ㄱ ② ㄷ ③ ㄱ, ㄴ
④ ㄴ, ㄷ ⑤ ㄱ, ㄴ, ㄷ

015. 2017학년도 대학수학능력시험

다음은 어떤 반응의 화학 반응식이다.

$$a\text{NH}_3(g) + b\text{O}_2(g) \rightarrow c\text{NO}(g) + d\text{H}_2\text{O}(g) \quad (a\sim d\text{는 반응 계수})$$

표는 반응물의 양을 달리하여 수행한 실험 I과 II에 대한 자료이다.

실험	반응물의 양		생성물의 양	
	$\text{NH}_3(g)$	$\text{O}_2(g)$	$\text{NO}(g)$	$\text{H}_2\text{O}(g)$
I	34 g	100 g		㉠ g
II	4.0몰	2.5몰	㉡ L	

이에 대한 설명으로 옳은 것만을 〈보기〉에서 있는 대로 고른 것은? (단, 반응은 완결되었다. H, N, O의 원자량은 각각 1, 14, 16이고, 기체 1몰의 부피는 $t\,^\circ\text{C}$, 1기압에서 24 L이다.)

―〈보기〉―

ㄱ. $a+b < c+d$이다.

ㄴ. ㉠은 54이다.

ㄷ. $t\,^\circ\text{C}$, 1기압에서 ㉡은 96이다.

① ㄱ ② ㄷ ③ ㄱ, ㄴ
④ ㄴ, ㄷ ⑤ ㄱ, ㄴ, ㄷ

016. 2019학년도 9월 대학수학능력시험 모의평가

다음은 C, H, O로 이루어진 화합물 X와 탄화수소 Y에 대한 원소 분석 실험이다.

〈실험 과정〉

(가) 그림과 같은 장치에 X 45 mg을 넣어 완전 연소시킨 후, A관과 B관의 증가한 질량을 구한다.

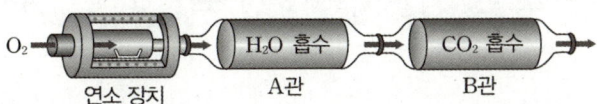

(나) 위의 장치에 X와 Y의 혼합물 40 mg을 넣어 완전 연소시킨 후, A관과 B관의 증가한 질량을 구한다.

〈실험 결과〉

과정	증가한 질량(mg)	
	A관	B관
(가)	27	66
(나)	36	88

Y의 실험식은? (단, H, C, O의 원자량은 각각 1, 12, 16이다.)

① CH_2 ② CH_3 ③ C_2H_3
④ C_3H_4 ⑤ C_3H_8

017. 2018학년도 9월 대학수학능력시험 모의평가

다음은 C, H, O로 구성된 탄소 화합물 X의 원소 분석 실험이다.

〈실험 I〉
(가) 그림과 같은 장치에 X w mg을 넣고 완전 연소시킨다.

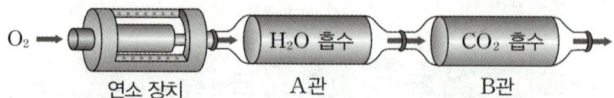

(나) 반응 후 A관과 B관의 증가한 질량을 각각 구하여 H_2O과 CO_2의 몰수를 계산한다.

〈실험 II〉
- X $(w+51)$ mg을 넣고 (가)와 (나)를 수행한다.

〈실험 결과〉

실험	H_2O의 몰수($\times 10^{-3}$)	CO_2의 몰수($\times 10^{-3}$)
I	a	8
II	7.5	10

- 실험식: $C_xH_yO_z$

$(x+y)\times z$는? (단, H, C, O의 원자량은 각각 1, 12, 16이다.)

① 10   ② 20   ③ 30
④ 40   ⑤ 60

018. 2018학년도 대학수학능력시험

다음은 A와 B가 반응하여 C와 D를 생성하는 화학 반응식이다.

$$2A(g) + bB(g) \rightarrow C(g) + 2D(g) \quad (b \text{는 반응 계수})$$

표는 실린더에 $A(g)$를 xL 넣고 $B(g)$의 부피를 달리하여 반응을 완결시켰을 때, 반응 전과 후에 대한 자료이다.

실험	반응 전		반응 후
	A의 부피(L)	B의 부피(L)	$\dfrac{\text{전체 기체 몰수}}{\text{C의 몰수}}$
Ⅰ	x	4	4
Ⅱ	x	9	4

$\dfrac{x}{b}$는? (단, 온도와 압력은 일정하다.)

① $\dfrac{3}{4}$ ② $\dfrac{4}{3}$ ③ 2

④ 3 ⑤ 12

019. 연습 2019학년도 대학수학능력시험

다음은 A(g)가 분해되어 B(g)와 C(g)를 생성하는 반응의 화학 반응식이고, $\dfrac{\text{C의 분자량}}{\text{A의 분자량}} = \dfrac{8}{27}$ 이다.

$$2\text{A}(g) \rightarrow b\text{B}(g) + \text{C}(g) \quad (b\text{는 반응 계수})$$

그림 (가)는 실린더에 A(g) w g을 넣었을 때를, (나)는 반응이 진행되어 A와 C의 몰수가 같아졌을 때를, (다)는 반응이 완결되었을 때를 나타낸 것이다. (가)와 (다)에서 실린더 속 기체의 부피는 각각 2 L, 5 L이다.

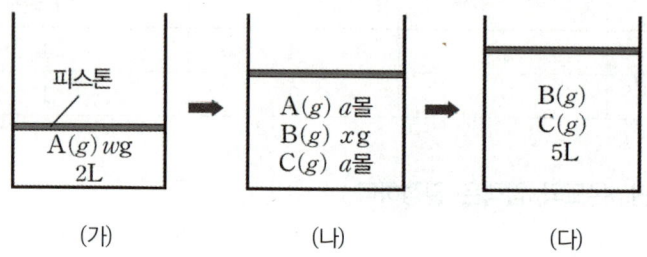

(가)   (나)   (다)

(나)에서 x는? (단, 기체의 온도와 압력은 일정하다.)

① $\dfrac{46}{81}w$ ② $\dfrac{16}{27}w$ ③ $\dfrac{2}{3}w$

④ $\dfrac{23}{27}w$ ⑤ $\dfrac{73}{81}w$

020.

다음은 기체 A와 B의 반응에 대한 자료와 실험이다.

- 화학 반응식: $aA(g) + bB(g) \rightarrow cC(g)$ ($a \sim c$는 반응 계수)
- t°C, 1기압에서 기체 1몰의 부피는 30 L이다.

〈실험 Ⅰ의 과정 및 결과〉
- 3L의 A(g)가 들어 있는 실린더에 B(g)를 넣어 가면서 반응시켰을 때, B(g)의 질량에 따른 전체 기체의 부피는 그림과 같았다.

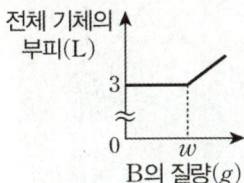

〈실험 Ⅱ의 과정 및 결과〉
- $2w$ g의 B(g)가 들어 있는 실린더에 2L의 A(g)를 넣어 반응을 완결시켰을 때, $\dfrac{C(g)의\ 몰수}{전체\ 기체의\ 몰수}$는 0.5이었다.

(B의 분자량)$\times \dfrac{a}{b}$는? (단, 온도와 압력은 t°C, 1기압으로 일정하다.)

① $\dfrac{40}{3}w$ ② $20w$ ③ $\dfrac{80}{3}w$

④ $40w$ ⑤ $80w$

BEST SELECTION+
일반화학추론 300제

MEGAMD
PHARMACY EDUCATION ELIGIBILITY TEST

PART II

원자 구조와 주기적 성질

2 원자 구조와 스펙트럼

3 원소의 주기적 성질

021. 2018학년도 9월 대학수학능력시험 모의평가

그림은 헬륨 원자핵($^{4}_{2}He^{2+}$)과 삼중수소($^{3}_{1}H$)가 생성되는 과정의 일부를 모식적으로 나타낸 것이다. ●, ◎, ○는 각각 양성자, 중성자, 전자 중 하나이다.

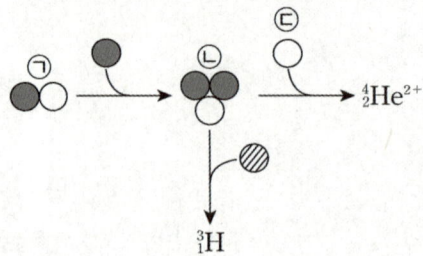

이에 대한 설명으로 옳은 것만을 〈보기〉에서 있는 대로 고른 것은?

〈보기〉
ㄱ. ㉠과 ㉡은 모두 $^{1}_{1}H$의 동위원소의 원자핵이다.
ㄴ. ㉡과 $^{3}_{1}H$는 질량수가 같다.
ㄷ. ㉢은 $^{1}_{1}H^{+}$이다.

① ㄱ   ② ㄴ   ③ ㄱ, ㄷ
④ ㄴ, ㄷ   ⑤ ㄱ, ㄴ, ㄷ

022.

다음은 원자량에 대한 학생과 선생님의 대화이다.

학 생: ^{12}C의 원자량은 12.00인데 주기율 표에는 왜 C의 원자량이 12.01인가요?

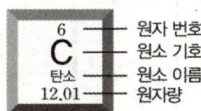

선생님: 아래 표의 ^{13}C와 같이, ^{12}C와 원자 번호는 같지만 질량수가 다른 동위 원소가 존재합니다. 따라서 주기율표에 제시된 원자량은 동위 원소가 자연계에 존재하는 비율을 고려하여 평균값으로 나타낸 것입니다.

동위 원소	^{12}C	^{13}C
양성자 수	a	b
중성자 수	c	d

이에 대한 설명으로 옳은 것만을 〈보기〉에서 있는 대로 고른 것은? (단, C의 동위 원소는 ^{12}C와 ^{13}C만 존재한다고 가정한다.)

―〈보 기〉―

ㄱ. $b > a$이다.
ㄴ. $d > c$이다.
ㄷ. 자연계에서 ^{12}C의 존재 비율은 ^{13}C보다 크다.

① ㄱ ② ㄴ ③ ㄱ, ㄷ
④ ㄴ, ㄷ ⑤ ㄱ, ㄴ, ㄷ

023. 2018년 변리사

그림은 이원자 분자 A_2의 전자 이온화 질량스펙트럼 중 어미 피크(parent peak) 부분을 나타낸 것이다. 이 때, M은 질량수가 작은 동위원소 A의 원자량이다.

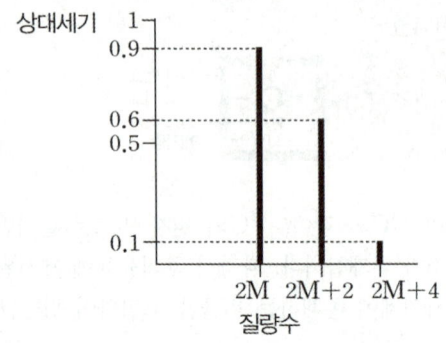

이 질량스펙트럼에 관한 설명으로 옳지 <u>않은</u> 것은?

① A의 동위원소는 2가지이다.
② A의 동위원소 중 자연계 존재량이 많은 것은 질량수가 작은 동위원소이다.
③ A의 평균 원자량은 $\left\{ M \times \dfrac{3}{4} + (M+2) \times \dfrac{1}{4} \right\}$ 이다.
④ A의 동위원소 간 질량수 차는 2이다.
⑤ (2M+2)에 해당하는 피크는 질량수가 같은 A의 동위원소에서 발생한 것이다.

024. 2018학년도 대학수학능력시험

표는 원자 X, Y와 이온 Z^-에 대한 자료이다. X~Z는 2주기 원소이고, ㉠~㉢은 각각 양성자, 중성자, 전자 중 하나이다.

	X	Y	Z^-
㉠의 수	a	7	$b+1$
㉡의 수	5	$\frac{1}{2}(a+b)$	b
㉢의 수	$a+1$	8	$b+1$

이에 대한 설명으로 옳은 것만을 〈보기〉에서 있는 대로 고른 것은? (단, X~Z는 임의의 원소 기호이다.)

─────〈보기〉─────
ㄱ. ㉠은 중성자이다.
ㄴ. X의 질량수는 11이다.
ㄷ. X~Z에서 중성자 수는 Z가 가장 크다.

① ㄱ ② ㄷ ③ ㄱ, ㄴ
④ ㄴ, ㄷ ⑤ ㄱ, ㄴ, ㄷ

025.

다음은 3주기 원자 A~D에 대한 자료이다. (가)와 (나)는 각각 양성자 수와 중성자 수 중 하나이고, ㉠~㉣은 각각 A~D 중 하나이다.

- A는 B의 동위원소이다.
- C와 D의 $\dfrac{\text{중성자 수}}{\text{전자 수}} = 1$ 이다.
- 질량수는 B > C > A > D이다.
- A~D의 양성자 수와 중성자 수

원자	㉠	㉡	㉢	㉣
(가)	18		20	
(나)	17	18		16

이에 대한 설명으로 옳은 것만을 〈보기〉에서 있는 대로 고른 것은? (단, A~D는 임의의 원소 기호이다.)

〈보기〉

ㄱ. (가)는 중성자 수이다.
ㄴ. B의 질량수는 37이다.
ㄷ. D의 원자 번호는 18이다.

① ㄱ   ② ㄷ   ③ ㄱ, ㄴ
④ ㄴ, ㄷ   ⑤ ㄱ, ㄴ, ㄷ

026.

그림은 들뜬 상태에 있는 수소 원자의 전자가 주양자수(n) 5 이하에서 전이할 때 방출하는 빛의 에너지(ΔE)를 Δn에 따라 모두 나타낸 것이다. $\Delta n = n_{전이 전} - n_{전이 후}$이다.

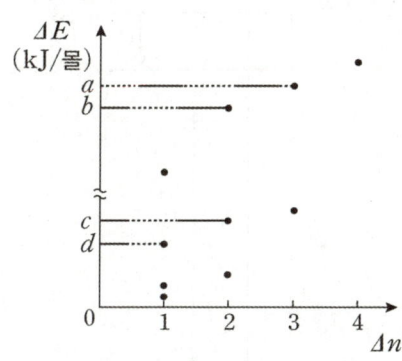

이에 대한 설명으로 옳은 것만을 〈보기〉에서 있는 대로 고른 것은? (단, 수소 원자의 에너지 준위 $E_n \propto -\dfrac{1}{n^2}$이다.)

〈보기〉
ㄱ. d kJ/몰에 해당하는 빛은 자외선이다.
ㄴ. $a - c = b - d$이다.
ㄷ. 수소 원자에서 $(a-d)$ kJ/몰에 해당하는 빛을 방출하는 전자 전이가 일어날 수 있다.

① ㄱ   ② ㄴ   ③ ㄷ
④ ㄱ, ㄴ   ⑤ ㄴ, ㄷ

027. 2019학년도 대학수학능력시험

그림은 수소 원자에서 일어나는 전자 전이를 나타낸 것이다. 전자 전이 A, B, C에서 방출되는 빛의 에너지(kJ/몰)는 각각 a, b, c이다.

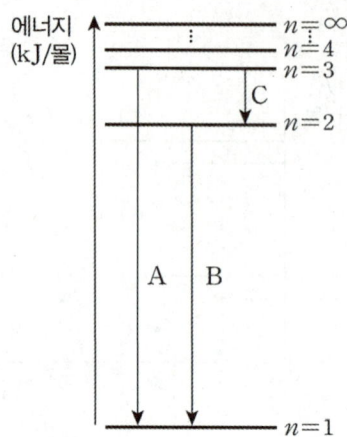

이에 대한 설명으로 옳은 것만을 〈보기〉에서 있는 대로 고른 것은? (단, 주양자수 (n)에 따른 수소 원자의 에너지 준위 $E_n \propto -\dfrac{1}{n^2}$이다.)

─〈보기〉─
ㄱ. B에서 방출되는 빛은 가시광선이다.
ㄴ. a는 수소 원자의 이온화 에너지와 같다.
ㄷ. $a = b + c$이다.

① ㄱ   ② ㄷ   ③ ㄱ, ㄴ
④ ㄴ, ㄷ   ⑤ ㄱ, ㄴ, ㄷ

028.

다음은 학생 A가 수소 원자의 선 스펙트럼에 대하여 학습한 내용을 적용한 것이다.

〈학습 내용〉

- 수소 원자의 에너지 준위 $E_n \propto -\dfrac{1}{n^2}$ (n은 주양자수)이며, 전자 전이가 일어날 때 방출하는 에너지($\Delta E_{n_{전} \to n_{후}}$)는 $|E_{n_{후}} - E_{n_{전}}|$ 이다.
- $\Delta E_{m \to 1}$는 $\Delta E_{m \to k}$와 $\Delta E_{k \to 1}$의 합과 같다. (단, m, k는 주양자수이며, $m > k > 1$이다.)
- 파장은 에너지에 반비례한다.

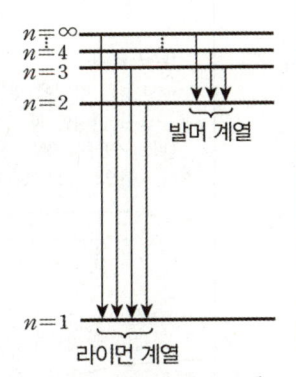

〈수소 원자의 전자 전이〉

〈적용〉

- 파장 a_4에 해당하는 에너지는 발머 계열의 파장 ㉠ 와/과 라이먼 계열의 파장 ㉡ 에 각각 해당하는 에너지의 합이다.

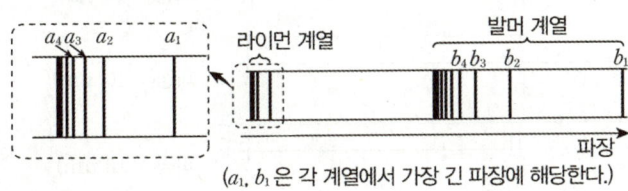

(a_1, b_1은 각 계열에서 가장 긴 파장에 해당한다.)

㉠과 ㉡으로 옳은 것은?

	㉠	㉡		㉠	㉡
①	b_3	a_1	②	b_4	a_1
③	b_3	a_2	④	b_4	a_2
⑤	b_3	a_3			

029. 2018학년도 6월 대학수학능력시험 모의평가

다음은 수소 원자의 선 스펙트럼에 대한 탐구 활동지의 일부이다.

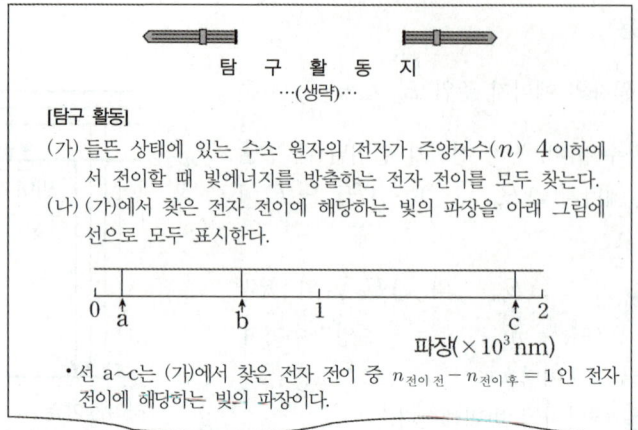

(나)의 결과로 가장 적절한 것은? (단, 수소 원자의 에너지 준위 $E_n \propto -\dfrac{1}{n^2}$ 이다.)

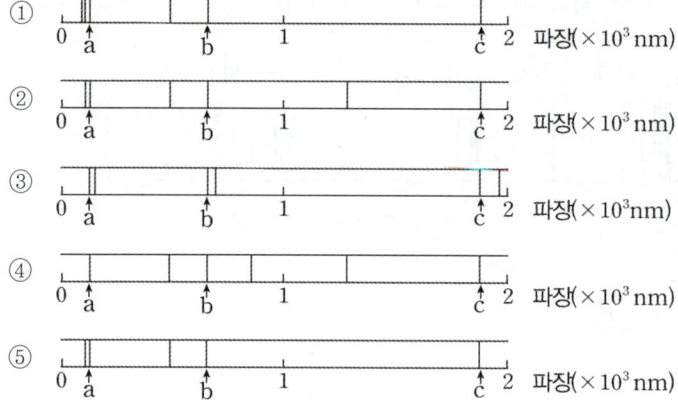

030. 2020학년도 6월 대학수학능력시험 모의평가

다음은 수소 원자의 전자 전이에 대한 자료이다.

- 수소 원자의 에너지 준위 $E_n = -\dfrac{k}{n^2}$ kJ/몰(n은 주양자수, k는 상수)이다.
- 전자가 전이($n_{전} \rightarrow n_{후}$)할 때는 전이 전과 후의 에너지 차이($\Delta E = |E_{n_{후}} - E_{n_{전}}|$)만큼 에너지를 방출하거나 흡수한다. $n_{전}$는 전이 전, $n_{후}$는 전이 후 주양자수이다.
- 전자 전이에 따른 ΔE와 빛의 파장

전자 전이	$n = \infty \rightarrow n = 2$	$n = 3 \rightarrow n = 2$	$n = 2 \rightarrow n = 1$
ΔE(kJ/몰)	a	b	$\dfrac{3}{4}k$
빛의 파장 (nm)	λ_a	λ_b	

이에 대한 설명으로 옳은 것만을 〈보기〉에서 있는 대로 고른 것은? (단, 파장은 에너지에 반비례한다.)

〈보기〉

ㄱ. $b < \dfrac{3}{4}k$이다.

ㄴ. 수소 원자의 이온화 에너지는 $\left(a + \dfrac{3}{4}k\right)$ kJ/몰이다.

ㄷ. $\lambda_a > \lambda_b$이다.

① ㄱ ② ㄷ ③ ㄱ, ㄴ
④ ㄴ, ㄷ ⑤ ㄱ, ㄴ, ㄷ

031. 2019학년도 9월 대학수학능력시험 모의평가

다음은 수소 원자의 선 스펙트럼에 대한 자료이다.

- 전자전이($n_전 \rightarrow n_후$)에서 방출하는 빛의 에너지 $\Delta E = |E_{n_후} - E_{n_전}|$이고, $n_전$는 전이 전, $n_후$는 전이 후의 주 양자수이다.
- $a \sim e$는 각각의 전자 전이에서 방출하는 빛의 에너지이다.

$n_전$ \ $n_후$	1	2	3
3	a	b	-
4	c	d	e

이에 대한 설명으로 옳은 것만을 〈보기〉에서 있는 대로 고른 것은? (단, 주양자수(n)에 따른 수소 원자의 에너지 준위 $E_n \propto -\dfrac{1}{n^2}$이다.)

―〈보기〉―
ㄱ. b와 d에 해당하는 빛은 가시광선이다.
ㄴ. $\dfrac{b}{e} > 3$이다.
ㄷ. $a + d = b + c$이다.

① ㄱ ② ㄴ ③ ㄱ, ㄷ
④ ㄴ, ㄷ ⑤ ㄱ, ㄴ, ㄷ

032. 기본 2016학년도 대학수학능력시험

표는 수소 원자의 전자 전이에서 방출되는 빛의 스펙트럼 선 Ⅰ~Ⅳ에 대한 자료의 일부이다. n은 주양자수이고, $E_Ⅳ > E_Ⅱ > E_Ⅲ$ 이다.

선	전자 전이	색깔	에너지(kJ/몰)
Ⅰ	$n=5 \rightarrow n=2$	파랑	$E_Ⅰ$
Ⅱ	(가)	초록	$E_Ⅱ$
Ⅲ	$n=a \rightarrow n=2$		$E_Ⅲ$
Ⅳ	$n=4 \rightarrow n=b$		$E_Ⅳ$

이에 대한 설명으로 옳은 것만을 〈보기〉에서 있는 대로 고른 것은?

―〈보기〉―
ㄱ. (가)는 $n=4 \rightarrow n=2$이다.
ㄴ. $|E_Ⅱ - E_Ⅲ| > |E_Ⅰ - E_Ⅲ|$ 이다.
ㄷ. b는 1이다.

① ㄱ   ② ㄴ   ③ ㄱ, ㄷ
④ ㄴ, ㄷ   ⑤ ㄱ, ㄴ, ㄷ

033. 2014학년도 6월 대학수학능력시험 모의평가

그림 (가)는 수소 원자의 주양자수(n)에 따른 에너지 준위와 전자 전이 A와 B를 나타낸 것이다. 그림 (나)는 수소 원자의 $2s$와 $2p_x$ 오비탈을 모형으로 나타낸 것이다.

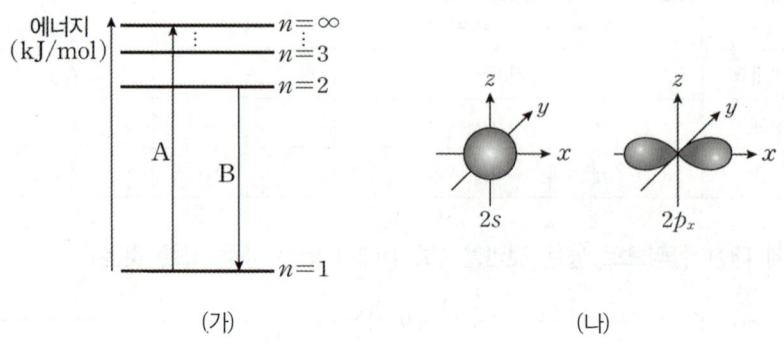

(가)   (나)

이에 대한 설명으로 옳은 것만을 〈보기〉에서 있는 대로 고른 것은?

―〈보기〉―
ㄱ. (가)의 A에 해당하는 에너지는 수소 원자의 이온화 에너지와 같다.
ㄴ. (가)의 B에서 빛이 방출된다.
ㄷ. (나)의 $2s$와 $2p_x$ 오비탈의 에너지 준위는 (가)에서 $n=2$의 에너지 준위와 같다.

① ㄱ ② ㄴ ③ ㄱ, ㄷ
④ ㄴ, ㄷ ⑤ ㄱ, ㄴ, ㄷ

034.

그림은 원자 A의 전자가 들어 있는 모든 오비탈을 모형으로 나타낸 것이다. 각 오비탈에는 전자가 2개씩 들어 있다.

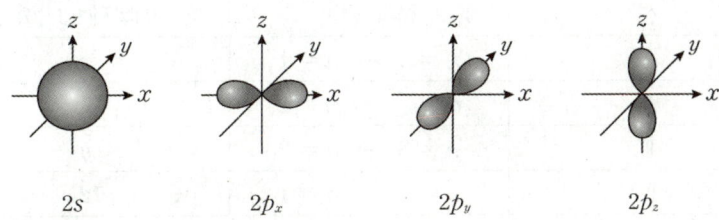

2s $2p_x$ $2p_y$ $2p_z$

A에 대한 설명으로 옳은 것만을 〈보기〉에서 있는 대로 고른 것은? (단, A는 임의의 원소 기호이다.)

─〈보기〉─

ㄱ. 비금속 원소이다.
ㄴ. 2주기 원소이다.
ㄷ. 18족 원소이다.

① ㄱ   ② ㄴ   ③ ㄷ
④ ㄱ, ㄴ   ⑤ ㄴ, ㄷ

035. 2018학년도 9월 대학수학능력시험 모의평가

표는 수소 원자의 전자 전이에서 방출되는 빛의 스펙트럼 선 I~IV에 대한 자료이다.

선	전자 전이	에너지(kJ/몰)
I	$n=4 \rightarrow n=1$	x
II	$n=㉠ \rightarrow n=2$	
III	$n=3 \rightarrow n=2$	y
IV	$n=2 \rightarrow n=1$	z

이에 대한 설명으로 옳은 것만을 〈보기〉에서 있는 대로 고른 것은? (단, 수소 원자의 에너지 준위 $E_n \propto -\dfrac{1}{n^2}$ 이고, n은 주양자수이다.)

─〈보기〉─
ㄱ. III에 해당하는 빛은 가시광선이다.
ㄴ. $x < y + z$ 이다.
ㄷ. 방출하는 빛의 파장은 II에서가 IV에서보다 짧다.

① ㄱ ② ㄴ ③ ㄷ
④ ㄱ, ㄴ ⑤ ㄱ, ㄷ

다음은 학생 X가 그린 3가지 원자의 전자 배치 (가)~(다)와 이에 대한 세 학생의 대화이다.

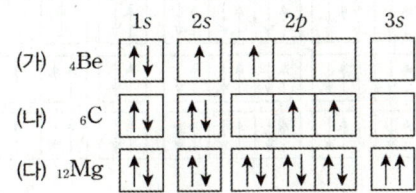

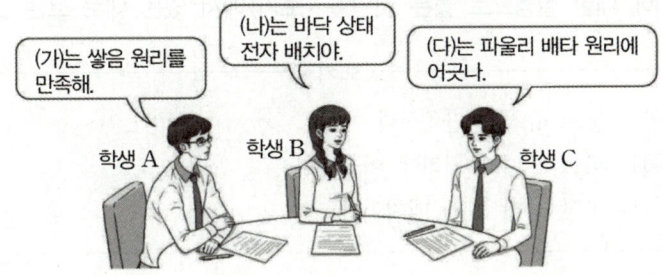

학생 A~C 중 제시한 내용이 옳은 학생만을 있는 대로 고른 것은?

① A ② C ③ A, B
④ B, C ⑤ A, B, C

037. 2019학년도 9월 대학수학능력시험 모의평가

그림은 학생 A가 그린 3가지 원자의 전자 배치 (가)~(다)를 나타낸 것이다.

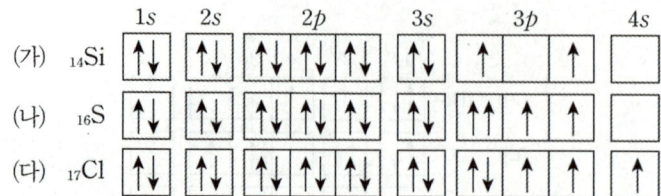

(가)~(다)에 대한 설명으로 옳은 것만을 〈보기〉에서 있는 대로 고른 것은?

〈보기〉
ㄱ. (가)는 훈트 규칙을 만족한다.
ㄴ. (나)는 파울리 배타 원리에 어긋난다.
ㄷ. (다)는 바닥 상태 전자 배치이다.

① ㄱ ② ㄷ ③ ㄱ, ㄴ
④ ㄴ, ㄷ ⑤ ㄱ, ㄴ, ㄷ

038. 2017학년도 6월 대학수학능력시험 모의평가

다음은 바닥 상태 질소 원자에서 전자가 들어 있는 오비탈 (가)~(다)에 대한 자료이다. (가)~(다)는 각각 $1s$, $2s$, $2p$ 중 하나이다.

- (가)와 (나)의 모양이 같다.
- (가)와 (다)에는 홀전자가 들어 있다.

이에 대한 설명으로 옳은 것만을 〈보기〉에서 있는 대로 고른 것은?

〈보기〉
ㄱ. (다)에서 전자가 발견될 확률은 핵으로부터의 거리와 방향에 따라 변한다.
ㄴ. 오비탈의 크기는 (가)>(나)이다.
ㄷ. 에너지 준위는 (다)>(나)>(가)이다.

① ㄱ ② ㄷ ③ ㄱ, ㄴ
④ ㄴ, ㄷ ⑤ ㄱ, ㄴ, ㄷ

039. 2020학년도 6월 대학수학능력시험 모의평가

그림 (가)~(다)는 3가지 원자의 전자 배치를 나타낸 것이다.

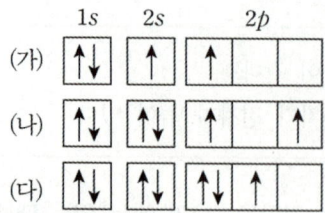

(가)~(다)에 대한 설명으로 옳은 것은?

① 바닥 상태 전자 배치는 2가지이다.
② 전자가 들어 있는 오비탈 수는 모두 같다.
③ (가)는 쌓음 원리를 만족한다.
④ (나)에서 p 오비탈에 있는 두 전자의 에너지는 같다.
⑤ (다)는 훈트 규칙을 만족한다.

040. 기본 2016년 변리사

원자의 오비탈은 주양자수(n), 각운동량 양자수(l), 자기 양자수(m_l)로 표시할 수 있다. 바닥상태 원자 A에 $n+l=3$인 전자 수가 7일 때, A에 관한 설명으로 옳은 것은?

① 2주기 원소이다.
② 홀전자 수는 2이다.
③ $n+l=2$인 전자 수는 3이다.
④ $m_l=0$인 전자 수는 7이다.
⑤ 전자가 채워져 있는 오비탈 중 가장 큰 n은 4이다.

041. 2018학년도 9월 대학수학능력시험 모의평가

표는 바닥 상태의 원자 A~C의 오비탈 (가)~(다)에 들어있는 전자 수를 나타낸 것이다. (가)~(다)는 각각 $2p$, $3s$, $3p$ 중 하나이다.

원자	(가)	(나)	(다)
A	2	6	5
B	0	3	0
C	2	6	3

A~C에 대한 설명으로 옳은 것만을 〈보기〉에서 있는 대로 고른 것은? (단, A~C는 임의의 원소 기호이다.)

〈보기〉
ㄱ. 홀전자 수는 A가 가장 작다.
ㄴ. C에서 오비탈의 에너지 준위는 (가)가 (다)보다 높다.
ㄷ. 원자가 전자 수는 C가 B보다 크다.

① ㄱ   ② ㄴ   ③ ㄱ, ㄷ
④ ㄴ, ㄷ   ⑤ ㄱ, ㄴ, ㄷ

042. 기본 2018학년도 대학수학능력시험

다음은 바닥 상태 원자 X~Z와 관련된 자료이다.

- 전자가 들어 있는 전자 껍질 수는 X와 Y가 같다.
- p 오비탈에 들어 있는 전자 수는 X가 Y의 5배이다.
- X^-과 Z^+의 전자 수는 같다.

이에 대한 설명으로 옳은 것만을 〈보기〉에서 있는 대로 고른 것은? (단, X~Z는 임의의 원소 기호이다.)

〈보기〉
ㄱ. Y는 13족 원소이다.
ㄴ. Z에서 전자가 들어 있는 오비탈 수는 4이다.
ㄷ. X~Z에서 홀전자 수는 모두 같다.

① ㄱ   ② ㄴ   ③ ㄱ, ㄷ
④ ㄴ, ㄷ   ⑤ ㄱ, ㄴ, ㄷ

043. 2019학년도 9월 대학수학능력시험 모의평가

그림은 용기 속에 ^{4}He과, ^{1}H, ^{12}C, ^{13}C만으로 이루어진 CH_4이 들어 있는 것을 나타낸 것이다.

He 0.1몰
CH_4 0.4몰

용기 속에 들어 있는 ^{12}C와 ^{13}C의 원자 수 비가 1 : 1일 때, 용기 속 $\dfrac{\text{전체 중성자 수}}{\text{전체 양성자 수}}$는?

① $\dfrac{5}{6}$ ② $\dfrac{4}{5}$ ③ $\dfrac{3}{4}$

④ $\dfrac{2}{3}$ ⑤ $\dfrac{2}{5}$

044. 2018학년도 대학수학능력시험

다음은 수소 원자에서 일어나는 4가지 전자 전이에 대한 자료이다.

- 표의 $a \sim d$는 4가지 전자 전이($n_{전이\ 전} \to n_{전이\ 후}$)에서 흡수 또는 방출되는 빛의 에너지이다. n은 주양자수이고, $n \leq 4$이다.

$n_{전이\ 후}$ \\ $n_{전이\ 전}$	x	$x+2$
y	a	b
$y-2$	c	d

- 빛이 방출되는 전자 전이는 3가지이다.
- $a \sim d$에 해당하는 파장은 각각 $\lambda_a \sim \lambda_d$이다.

이에 대한 설명으로 옳은 것만을 〈보기〉에서 있는 대로 고른 것은? (단, 수소 원자의 에너지 준위 $E_n \propto -\dfrac{1}{n^2}$이다.)

〈보기〉

ㄱ. λ_d에 해당하는 빛은 자외선이다.

ㄴ. $\lambda_b > \lambda_c$이다.

ㄷ. $n_{전이\ 전} = (x+2) \to n_{전이\ 후} = (y-1)$ 전자 전이에서 방출되는 빛의 에너지는 $d-c$이다.

① ㄱ ② ㄷ ③ ㄱ, ㄴ
④ ㄴ, ㄷ ⑤ ㄱ, ㄴ, ㄷ

II. 원자 구조와 주기적 성질

045. 연습 2019학년도 6월 대학수학능력시험 모의평가

표는 2, 3주기 바닥 상태 원자 X~Z에 대한 자료이다.

원자	X	Y	Z
$\dfrac{s\,오비탈의\ 전자\ 수}{전체\ 전자\ 수}$ (상댓값)	2	4	5
홀전자 수	3	a	a

이에 대한 설명으로 옳은 것만을 〈보기〉에서 있는 대로 고른 것은? (단, X~Z는 임의의 원소 기호이다.)

―〈보기〉―
ㄱ. $a = 1$이다.
ㄴ. X와 Y는 같은 주기 원소이다.
ㄷ. 전자가 들어 있는 오비탈 수는 Z > Y이다.

① ㄱ ② ㄴ ③ ㄱ, ㄷ
④ ㄴ, ㄷ ⑤ ㄱ, ㄴ, ㄷ

046. 기본 2018학년도 대학수학능력시험

다음은 원자 반지름의 주기적 변화와 관련하여 학생 A가 세운 가설과 이를 검증하기 위해 수행한 탐구 활동이다.

〈가설〉
- ㉠

〈탐구 과정〉
- 1족 원소 Li, Na, K, Rb의 원자 반지름을 조사한다.
- 17족 원소 F, Cl, Br, I의 원자 반지름을 조사한다.
- 조사한 8가지 원소의 원자 반지름을 비교한다.

〈탐구 결과〉

주기	2	3	4	5
원소	$_3$Li	$_{11}$Na	$_{19}$K	$_{37}$Rb
원자 반지름(pm)	130	160	200	215
원소	$_9$F	$_{17}$Cl	$_{35}$Br	$_{53}$I
원자 반지름(pm)	60	100	117	136

〈결론〉
- 가설은 옳다.

학생 A의 결론이 타당할 때, ㉠으로 가장 적절한 것은?

① 전자 수가 클수록 원자 반지름은 커진다.
② 원자가 전자 수가 클수록 원자 반지름은 커진다.
③ 같은 족에서 원자 번호가 클수록 원자 반지름은 커진다.
④ 같은 주기에서 원자 번호가 클수록 원자 반지름은 커진다.
⑤ 전자가 들어 있는 전자 껍질 수가 클수록 원자 반지름은 커진다.

047. 2019학년도 9월 대학수학능력시험 모의평가

다음은 학생 A가 수행한 탐구 활동이다.

〈가설〉
- 3주기에서 원자 번호가 큰 원자일수록 항상 제1 이온화 에너지(E_1)가 크다.

〈활동〉
- 3주기에서 원자 번호에 따른 원자의 E_1를 조사하고, 원자번호가 다른 2개 원자의 E_1를 비교한다.

〈결과〉
- 3주기 원자의 E_1

원자	(가)	(나)	(다)	(라)	(마)	(바)	(사)	(아)
원자 번호	11	12	13	14	15	16	17	18
E_1(kJ/몰)	496	738	578	787	1012	1000	1251	1521

- 원자 번호가 다른 2개의 원자에 대한 비교 결과 구분

구분	원자 번호가 큰 원자가 E_1가 크다.	원자 번호가 큰 원자가 E_1가 작다.
비교한 2개의 원자	(가)와 (나), …	(나)와 (다), ㉠

〈결론〉
- 가설에 어긋나는 비교 결과가 있으므로 가설은 옳지 않다.

다음 중 ㉠으로 가장 적절한 것은?

① (다)와 (라)
② (라)와 (마)
③ (마)와 (바)
④ (바)와 (사)
⑤ (사)와 (아)

048. 기본 2017년 변리사

원자의 유효 핵전하에 관한 설명으로 옳은 것만을 〈보기〉에서 있는 대로 고른 것은?

―〈보기〉―
ㄱ. $1s$ 전자의 유효 핵전하는 헬륨이 수소의 2배이다.
ㄴ. $2p$ 전자의 유효 핵전하는 산소가 질소보다 크다.
ㄷ. 플루오르에서 $1s$ 전자의 유효 핵전하는 $2p$ 전자의 유효 핵전하보다 크다.

① ㄱ　　　　　② ㄴ　　　　　③ ㄱ, ㄷ
④ ㄴ, ㄷ　　　　⑤ ㄱ, ㄴ, ㄷ

049. 2019학년도 대학수학능력시험

그림은 원자 V~Z의 제2 이온화 에너지를 나타낸 것이다. V~Z는 각각 원자 번호 9~13의 원소 중 하나이다.

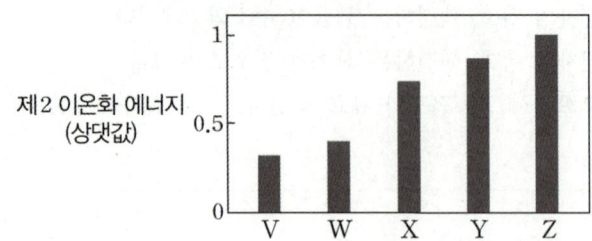

이에 대한 설명으로 옳은 것만을 〈보기〉에서 있는 대로 고른 것은? (단, V~Z는 임의의 원소 기호이다.)

〈보기〉
ㄱ. Z는 1족 원소이다.
ㄴ. X와 Y는 같은 주기 원소이다.
ㄷ. 원자가 전자가 느끼는 유효 핵전하는 W > V이다.

① ㄱ   ② ㄷ   ③ ㄱ, ㄴ
④ ㄴ, ㄷ   ⑤ ㄱ, ㄴ, ㄷ

050. 2020학년도 6월 대학수학능력시험 모의평가

다음은 2, 3주기 바닥 상태 원자 A~C에 대한 자료이다.

원자	A	B	C
총 전자 수	$x+3$	$x+6$	$x+10$
원자가 전자 수	$x+1$	$x-4$	x

- A~C는 18족 원소가 아니다.
- A~C 중 원자가 전자 수와 홀전자 수가 같은 것이 1가지 존재한다.

이에 대한 설명으로 옳은 것만을 〈보기〉에서 있는 대로 고른 것은? (단, A~C는 임의의 원소 기호이다.)

〈보기〉
ㄱ. 원자 반지름은 B > A이다.
ㄴ. 전기 음성도는 C > A이다.
ㄷ. 원자가 전자가 느끼는 유효 핵전하는 C > B이다.

① ㄱ ② ㄴ ③ ㄷ
④ ㄱ, ㄷ ⑤ ㄴ, ㄷ

051. 2018학년도 9월 대학수학능력시험 모의평가

표는 원자 번호가 연속인 2주기 원자 W~Z의 홀전자 수와 제1 이온화 에너지를 나타낸 것이다. W~Z는 임의의 원소 기호이며, 원자 번호 순서가 아니다.

원자	W	X	Y	Z
바닥 상태 원자의 홀전자 수	0	1	2	a
제1 이온화 에너지 (상댓값)	b	1	2.1	1.5

W~Z에 대한 설명으로 옳은 것만을 〈보기〉에서 있는 대로 고른 것은?

―〈보기〉―

ㄱ. $a = 1$이다.
ㄴ. $b < 1.5$이다.
ㄷ. 제2 이온화 에너지는 Y가 W보다 크다.

① ㄱ ② ㄴ ③ ㄱ, ㄷ
④ ㄴ, ㄷ ⑤ ㄱ, ㄴ, ㄷ

052. 2017학년도 대학수학능력시험

표는 원자 A~C의 이온화 에너지에 대한 자료이다. A~C는 각각 O, F, Na 중 하나이다.

원자	A	B	C
$\dfrac{\text{제 2 이온화 에너지}}{\text{제 1 이온화 에너지}}$	2.0	2.6	9.2

A~C에 대한 설명으로 옳은 것만을 〈보기〉에서 있는 대로 고른 것은?

〈보기〉
ㄱ. C는 Na이다.
ㄴ. 원자가 전자가 느끼는 유효 핵전하는 A > B이다.
ㄷ. Ne의 전자 배치를 갖는 이온의 반지름은 A 이온이 가장 크다.

① ㄴ　　② ㄷ　　③ ㄱ, ㄴ
④ ㄱ, ㄷ　　⑤ ㄱ, ㄴ, ㄷ

053. 「기본」 2018학년도 대학수학능력시험

다음은 2, 3주기 바닥 상태 원자 A~C에 대한 자료이다.

- A의 원자가 전자 수와 전자가 들어 있는 전자 껍질 수는 n으로 같다.
- A와 B는 같은 족 원소이고, 이온화 에너지는 A > B이다.
- B와 C는 같은 주기 원소이고, 전기음성도는 B > C이다.

이에 대한 설명으로 옳은 것만을 〈보기〉에서 있는 대로 고른 것은? (단, A~C는 임의의 원소 기호이다.)

〈보기〉
ㄱ. A~C에서 원자 반지름은 A가 가장 작다.
ㄴ. 원자가 전자가 느끼는 유효 핵전하는 C > B이다.
ㄷ. n주기 모든 원소 중 원자의 이온화 에너지가 A보다 작은 것은 2가지이다.

① ㄱ 　　② ㄴ 　　③ ㄷ
④ ㄱ, ㄷ 　⑤ ㄴ, ㄷ

054. 2019학년도 대학수학능력시험

그림은 원자 A~E의 원자 반지름과 이온 반지름을 나타낸 것이고, (가)와 (나)는 각각 원자 반지름과 이온 반지름 중 하나이다. A~E의 원자 번호는 각각 15, 16, 17, 19, 20 중 하나이고, A~E의 이온은 모두 Ar의 전자 배치를 가진다.

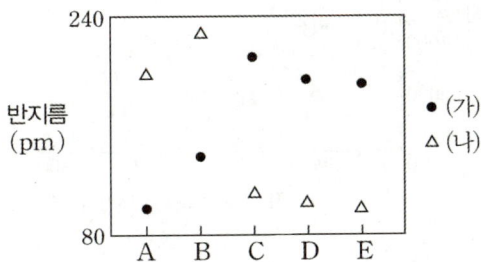

이에 대한 설명으로 옳은 것만을 〈보기〉에서 있는 대로 고른 것은? (단, A~E는 임의의 원소 기호이다.)

―〈보기〉―
ㄱ. (가)는 원자 반지름이다.
ㄴ. A의 이온은 A^{2+}이다.
ㄷ. A~E 중 전기음성도는 E가 가장 크다.

① ㄱ ② ㄴ ③ ㄱ, ㄷ
④ ㄴ, ㄷ ⑤ ㄱ, ㄴ, ㄷ

055.

그림은 원자 A~E의 제1 이온화 에너지와 제2 이온화 에너지를 나타낸 것이다. A~E의 원자 번호는 각각 3, 4, 11, 12, 13 중 하나이다.

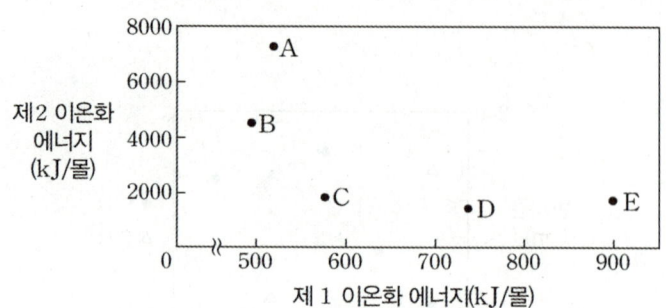

이에 대한 설명으로 옳은 것만을 〈보기〉에서 있는 대로 고른 것은? (단, A~E는 임의의 원소 기호이다.)

───〈보기〉───
ㄱ. 원자 번호는 B > A이다.
ㄴ. D와 E는 같은 주기 원소이다.
ㄷ. $\dfrac{\text{제3 이온화 에너지}}{\text{제2 이온화 에너지}}$ 는 C > D이다.

① ㄱ ② ㄴ ③ ㄱ, ㄷ
④ ㄴ, ㄷ ⑤ ㄱ, ㄴ, ㄷ

056. 2019학년도 9월 대학수학능력시험 모의평가

그림은 원자 A~C에 대하여 $\dfrac{\text{원자 반지름}}{\text{이온 반지름}}$과 $\dfrac{\text{이온 반지름}}{|\text{이온의 전하}|}$을 나타낸 것이다. A~C는 각각 O, Na, Al 중 하나이며, A~C 이온의 전자 배치는 모두 Ne과 같다.

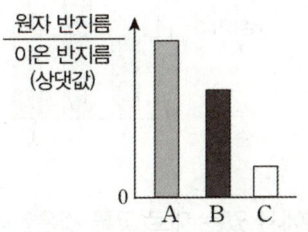
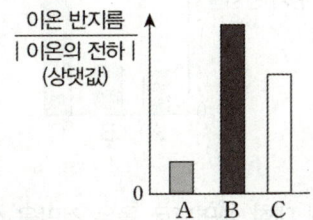

이에 대한 설명으로 옳은 것만을 〈보기〉에서 있는 대로 고른 것은?

―〈보기〉―
ㄱ. 원자가 전자가 느끼는 유효 핵전하는 B > A이다.
ㄴ. 이온 반지름은 C 이온이 A 이온보다 크다.
ㄷ. 원자가 전자 수는 C > B이다.

① ㄱ   ② ㄴ   ③ ㄷ
④ ㄱ, ㄷ   ⑤ ㄴ, ㄷ

057. 2018학년도 9월 대학수학능력시험 모의평가

그림은 원자 A~C에 대한 자료이고, Z^*는 원자가 전자가 느끼는 유효 핵전하이다. A~C의 이온은 모두 Ar의 전자 배치를 가지며, 원자 번호는 각각 17, 19, 20 중 하나이다.

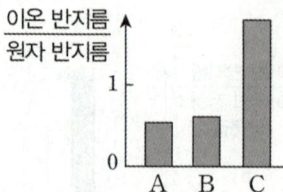 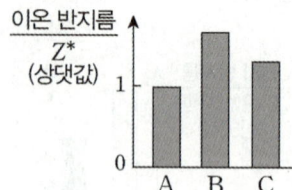

A~C에 대한 설명으로 옳은 것만을 〈보기〉에서 있는 대로 고른 것은? (단, A~C는 임의의 원소 기호이다.)

〈보기〉
ㄱ. 원자 반지름은 A가 가장 크다.
ㄴ. 원자가 전자가 느끼는 유효 핵전하는 A가 B보다 크다.
ㄷ. B와 C는 1 : 2로 결합하여 안정한 화합물을 형성한다.

① ㄱ ② ㄴ ③ ㄷ
④ ㄱ, ㄴ ⑤ ㄴ, ㄷ

058. 2019학년도 6월 대학수학능력시험 모의평가

다음은 바닥 상태 원자 A~D에 대한 자료이다.

- 원자 번호는 각각 8, 9, 11, 12 중 하나이다.
- 전기음성도는 B > C이다.
- 각 원자의 이온은 모두 Ne의 전자 배치를 갖는다.
- A~D의 $\dfrac{\text{이온 반지름}}{|q|}$ (q는 이온의 전하)

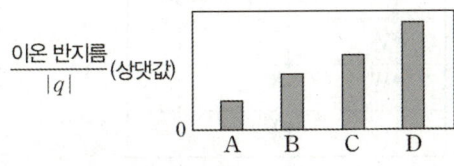

이에 대한 설명으로 옳은 것만을 〈보기〉에서 있는 대로 고른 것은? (단, A~D는 임의의 원소 기호이다.)

〈보기〉
ㄱ. B는 $\dfrac{\text{이온 반지름}}{\text{원자 반지름}} > 1$ 이다.
ㄴ. 전기음성도는 D > B이다.
ㄷ. 원자가 전자가 느끼는 유효 핵전하는 A > C이다.

① ㄱ   ② ㄷ   ③ ㄱ, ㄴ
④ ㄴ, ㄷ   ⑤ ㄱ, ㄴ, ㄷ

059. 2019학년도 6월 대학수학능력시험 모의평가

다음은 탄소(C)와 2, 3주기 원자 V~Z에 대한 자료이다.

- 모든 원자는 바닥 상태이다.
- 전자가 들어 있는 p 오비탈 수는 3 이하이다.
- 홀전자 수와 제1 이온화 에너지

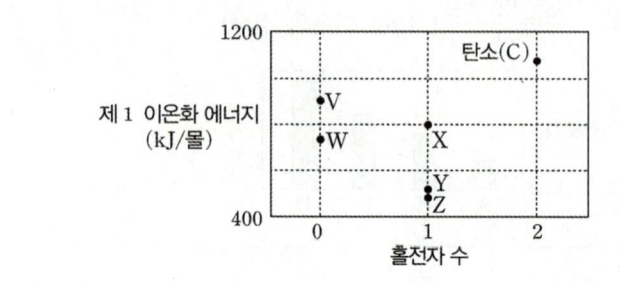

이에 대한 설명으로 옳은 것만을 〈보기〉에서 있는 대로 고른 것은? (단, V~Z는 임의의 원소 기호이다.)

─〈보기〉─

ㄱ. X는 13족 원소이다.
ㄴ. 원자 반지름은 W > X > V이다.
ㄷ. 제2 이온화 에너지는 Y > Z > X이다.

① ㄱ   ② ㄴ   ③ ㄱ, ㄷ
④ ㄴ, ㄷ   ⑤ ㄱ, ㄴ, ㄷ

060. 2017학년도 6월 대학수학능력시험 모의평가

그림 (가)는 2주기 원소의 원자 번호에 따른 핵전하(Z)와 원자가 전자가 느끼는 유효 핵전하(Z^*)를 나타낸 것이고, (나)는 2주기 원소 A ~ E의 바닥 상태 원자의 전자 배치에서 홀전자 수에 따른 Z와 Z^*의 차($Z-Z^*$)를 나타낸 것이다.

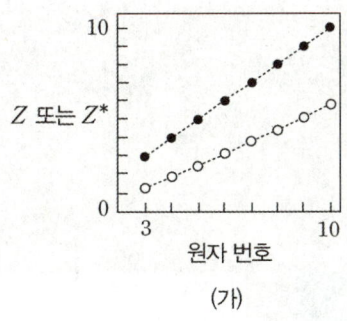
(가)

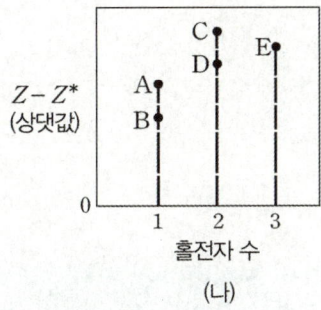
(나)

이에 대한 설명으로 옳은 것만을 〈보기〉에서 있는 대로 고른 것은? (단, A ~ E는 임의의 원소 기호이다.)

―〈보기〉―
ㄱ. A는 플루오린(F)이다.
ㄴ. 제1 이온화 에너지는 E > C이다.
ㄷ. 바닥 상태 원자에서 전자가 들어 있는 오비탈의 수는 D가 B의 2배이다.

① ㄱ　　　② ㄴ　　　③ ㄷ
④ ㄱ, ㄴ　　⑤ ㄴ, ㄷ

BEST SELECTION+
일반화학추론 300제

MEGAMD
PHARMACY EDUCATION ELIGIBILITY TEST

PART III

화학 결합과 분자 구조

4 고전 결합 이론

5 분자 오비탈 이론

061.

그림은 화합물 AB와 CDB를 화학 결합 모형으로 나타낸 것이다.

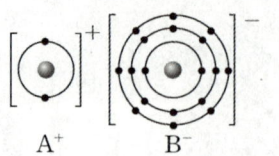
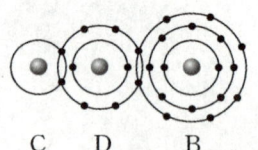

이에 대한 설명으로 옳은 것만을 〈보기〉에서 있는 대로 고른 것은? (단, A~D는 임의의 원소 기호이다.)

〈보기〉
ㄱ. A와 C는 1주기 원소이다.
ㄴ. AB는 액체 상태에서 전기 전도성이 있다.
ㄷ. 비공유 전자쌍 수는 $CB > D_2$이다.

① ㄱ ② ㄴ ③ ㄱ, ㄷ
④ ㄴ, ㄷ ⑤ ㄱ, ㄴ, ㄷ

062.

그림은 어떤 반응의 화학 반응식을 화학 결합 모형으로 나타낸 것이다.

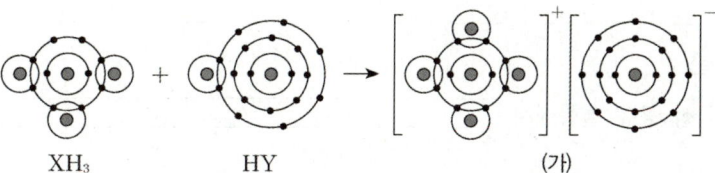

이에 대한 설명으로 옳은 것만을 〈보기〉에서 있는 대로 고른 것은? (단, X, Y는 임의의 원소 기호이다.)

―〈보기〉―
ㄱ. HY는 이온 결합 화합물이다.
ㄴ. (가)에서 X는 옥텟 규칙을 만족한다.
ㄷ. X_2에는 3중 결합이 있다.

① ㄱ ② ㄴ ③ ㄱ, ㄷ
④ ㄴ, ㄷ ⑤ ㄱ, ㄴ, ㄷ

063.

다음은 단일 결합으로 구성된 분자에서 극성 공유 결합의 특성에 대해 학생 A가 가설을 세우고 수행한 활동이다.

〈가설〉
- 극성 공유 결합에서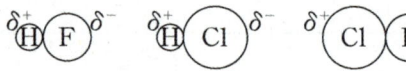

〈활동〉
- H, F, Cl 의 전기음성도를 찾아 크기를 비교한다.
- HF, HCl, ClF 의 부분적인 (+)전하(δ^+)와 부분적인 (−)전하(δ^-)가 표시된 그림을 찾는다.

〈결과〉
- 전기음성도 크기: F > Cl > H
- HF, HCl, ClF 에서 δ^+와 δ^-가 표시된 그림

학생 A의 가설이 옳다는 결론을 얻었을 때, ㉠으로 가장 적절한 것은?

① 크기가 더 작은 원자가 부분적인 (+)전하를 띤다.
② 전기음성도가 더 큰 원자가 부분적인 (−)전하를 띤다.
③ Cl는 어떤 원자와 결합하여도 부분적인 (−)전하를 띤다.
④ 원자 간 원자량 차이가 커지면 전기음성도 차이는 커진다.
⑤ 원자 간 전기음성도 차이가 커지면 부분적인 전하의 크기는 작아진다.

064. 기본 2017년 변리사

다음 화학종에 관한 설명으로 옳은 것은?

$$ClF_3 \quad SF_4 \quad PBr_5 \quad I_3^+$$

① ClF_3는 삼각 평면 구조이다.
② SF_4는 정사면체 구조이다.
③ PBr_5은 사각뿔 구조이다.
④ I_3^+은 굽은 구조이다.
⑤ 중심 원자는 모두 같은 혼성 오비탈을 사용한다.

065.

그림은 분자 (가)와 (나)의 구조식을 나타낸 것이다.

$$\begin{matrix} & O & & H & \\ & \| & & | & \\ H-C-O- & C & \overset{\alpha}{\nwarrow} H \\ & & & | & \\ & & & H & \end{matrix} \qquad \begin{matrix} O & \\ \| & \overset{\beta}{\searrow} \\ F-C-F & \end{matrix}$$

(가)   (나)

이에 대한 설명으로 옳은 것만을 〈보기〉에서 있는 대로 고른 것은?

〈보기〉
ㄱ. (나)는 극성 분자이다.
ㄴ. 결합각은 $\alpha > \beta$이다.
ㄷ. 비공유 전자쌍 수는 (나)가 (가)의 2배이다.

① ㄱ   ② ㄴ   ③ ㄱ, ㄷ
④ ㄴ, ㄷ   ⑤ ㄱ, ㄴ, ㄷ

066. 기본 2019학년도 대학수학능력시험

다음은 탄산수소 나트륨($NaHCO_3$) 분해 반응의 화학 반응식이다.

$$2NaHCO_3 \rightarrow Na_2CO_3 + H_2O + \boxed{\ \bigcirc\ }$$

㉠에 대한 설명으로 옳은 것만을 〈보기〉에서 있는 대로 고른 것은?

─〈보기〉─
ㄱ. 극성 공유 결합이 있다.
ㄴ. 공유 전자쌍 수와 비공유 전자쌍 수는 같다.
ㄷ. 분자의 쌍극자 모멘트는 물(H_2O)보다 작다.

① ㄱ ② ㄷ ③ ㄱ, ㄴ
④ ㄴ, ㄷ ⑤ ㄱ, ㄴ, ㄷ

067. 2019학년도 대학수학능력시험

그림은 분자 (가)~(다)의 루이스 전자점식을 나타낸 것이다.

$$H:\ddot{\underset{..}{F}}: \qquad H:\underset{\underset{H}{|}}{\overset{..}{N}}:H \qquad H:\underset{\underset{H}{|}}{\overset{\overset{H}{|}}{C}}:H$$

(가)　　　　(나)　　　　(다)

이에 대한 설명으로 옳은 것만을 〈보기〉에서 있는 대로 고른 것은?

―〈보기〉―
ㄱ. (가)는 극성 분자이다.
ㄴ. (나)의 분자 구조는 평면 삼각형이다.
ㄷ. 결합각은 (나) > (다)이다.

① ㄱ 　　② ㄴ 　　③ ㄷ
④ ㄱ, ㄴ　　⑤ ㄴ, ㄷ

068. 2020학년도 6월 대학수학능력시험 모의평가

그림은 분자 (가)와 (나)의 루이스 전자점식을 나타낸 것이다.

$$\text{H:}\overset{\overset{H}{..}}{\underset{\underset{H}{..}}{C}}\text{:H} \qquad \text{H:}\overset{H}{\underset{..}{C}}\text{::}\overset{H}{\underset{..}{C}}\text{:H}$$

(가)   (나)

이에 대한 설명으로 옳은 것만을 〈보기〉에서 있는 대로 고른 것은?

─────〈보기〉─────
ㄱ. (가)의 분자 모양은 정사면체형이다.
ㄴ. (나)에는 무극성 공유 결합이 있다.
ㄷ. 결합각 ∠HCH는 (나) > (가)이다.

① ㄱ   ② ㄷ   ③ ㄱ, ㄴ
④ ㄴ, ㄷ   ⑤ ㄱ, ㄴ, ㄷ

069. 기본 2016년 변리사

다음은 SCN⁻(싸이오사이안산 이온)의 서로 다른 3가지 루이스 점 구조식 (가)~(다)에 관한 설명이다.

- (가)에는 단일 결합이 없다.
- (나)에서 C의 형식 전하는 0이다.
- (다)에서 S의 형식 전하는 −1이다.

이에 관한 설명으로 옳은 것만을 〈보기〉에서 있는 대로 고른 것은? (단, (가)~(다)에서 모든 원자는 옥텟 규칙을 만족한다.)

〈보기〉
ㄱ. (가)에서 S의 형식 전하는 −1이다.
ㄴ. 가장 안정한 구조는 (나)이다.
ㄷ. (가), (나), (다) 모두에서 C의 혼성 궤도함수는 sp 혼성 궤도함수이다.

① ㄴ ② ㄷ ③ ㄱ, ㄴ
④ ㄱ, ㄷ ⑤ ㄴ, ㄷ

070.

그림은 4가지 분자 (가)~(라)를 루이스 전자점식으로 나타낸 것이다. W~Z는 임의의 2주기 원소 기호이다.

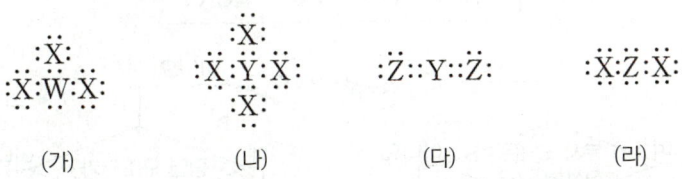

이에 대한 설명으로 옳은 것만을 〈보기〉에서〈보기〉에서 있는 대로 고른 것은?

〈보기〉
ㄱ. (가)~(라) 중 무극성 분자는 2가지이다.
ㄴ. (가)에서 4개의 원자는 동일 평면에 있다.
ㄷ. (라)는 굽은형 구조이다.

① ㄴ ② ㄷ ③ ㄱ, ㄴ
④ ㄱ, ㄷ ⑤ ㄱ, ㄴ, ㄷ

071. 2019학년도 6월 대학수학능력시험 모의평가

그림은 4가지 물질을 주어진 기준에 따라 분류한 것이다.

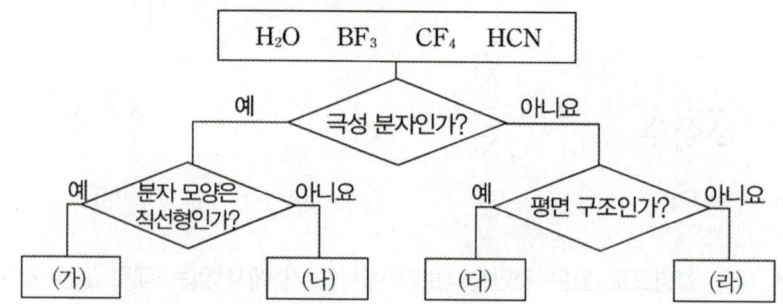

이에 대한 설명으로 옳은 것만을 〈보기〉에서 있는 대로 고른 것은?

〈보기〉
ㄱ. (가)는 HCN이다.
ㄴ. (다)에는 극성 공유 결합이 있다.
ㄷ. 결합각은 (라) > (나)이다.

① ㄱ   ② ㄷ   ③ ㄱ, ㄴ
④ ㄴ, ㄷ   ⑤ ㄱ, ㄴ, ㄷ

그림은 4가지 분자를 3가지 분류 기준 (가)~(다)로 분류한 것이다. ㉠~㉢은 각각 C_2H_2, $COCl_2$, FCN, N_2 중 하나이고, A~C는 각각 (가)~(다) 중 하나이다.

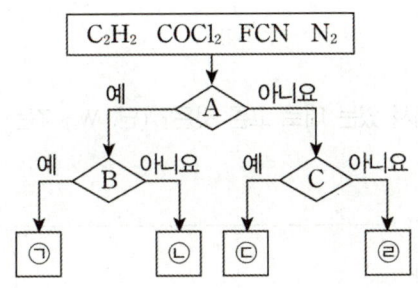

분류 기준
(가) 3중 결합이 있는가?
(나) 극성 공유 결합이 있는가?
(다) 분자의 쌍극자 모멘트는 0인가?

A~C로 옳은 것은?

	A	B	C
①	(가)	(다)	(나)
②	(나)	(가)	(다)
③	(나)	(다)	(가)
④	(다)	(가)	(나)
⑤	(다)	(나)	(가)

073. 2020학년도 6월 대학수학능력시험 모의평가

다음은 2주기 원소 W~Z로 이루어진 분자 (가)~(다)의 분자식을 나타낸 것이다. 전기 음성도는 X > Y > W이고, 분자 내 모든 원자는 옥텟 규칙을 만족한다.

$$WX_2 \qquad YZ_3 \qquad XZ_2$$
$$\text{(가)} \qquad \text{(나)} \qquad \text{(다)}$$

이에 대한 설명으로 옳은 것만을 〈보기〉에서 있는 대로 고른 것은? (단, W~Z는 임의의 원소 기호이다.)

─〈보기〉─
ㄱ. (가)에는 공유 전자쌍이 2개 있다.
ㄴ. (가)~(다) 중 극성 분자는 2가지이다.
ㄷ. Y_2에는 다중 결합이 있다.

① ㄱ ② ㄴ ③ ㄷ
④ ㄱ, ㄷ ⑤ ㄴ, ㄷ

074. 2018학년도 6월 대학수학능력시험 모의평가

다음은 2주기 원소로 이루어진 분자 (가)~(다)에 대한 자료이다.

- 분자의 구성
  - 3개 이상의 원자로 구성된다.
  - 중심 원자가 1개이고 나머지 원자는 모두 중심 원자와 결합한다.
  - 분자 내 모든 원자는 옥텟 규칙을 만족한다.
- 분자의 구성 원소 수와 결합각 및 전자쌍 수 비

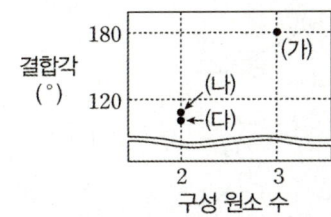

분자	비공유 전자쌍 수 / 공유 전자쌍 수
(가)	1
(나)	3
(다)	4

이에 대한 설명으로 옳은 것만을 〈보기〉에서 있는 대로 고른 것은?

―〈보기〉―

ㄱ. (가)의 공유 전자쌍 수는 4이다.
ㄴ. (나)의 쌍극자 모멘트는 0이다.
ㄷ. (다)의 분자 모양은 삼각뿔형이다.

① ㄱ ② ㄷ ③ ㄱ, ㄴ
④ ㄴ, ㄷ ⑤ ㄱ, ㄴ, ㄷ

075. 2018년 변리사

그림은 AB 분자의 분자 오비탈 에너지 준위의 일부를 나타낸 것이며, A와 B의 원자가 전자(valence electron) 수의 합은 11이다.

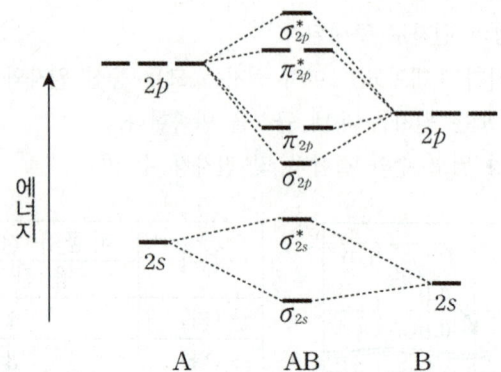

이에 관한 설명으로 옳은 것만을 〈보기〉에서 있는 대로 고른 것은?

─〈보기〉─

ㄱ. 전기음성도는 A가 B보다 작다.
ㄴ. AB 분자는 상자기성이다.
ㄷ. 결합 길이는 AB가 AB^+보다 길다.

① ㄱ　　　② ㄷ　　　③ ㄱ, ㄴ
④ ㄴ, ㄷ　　⑤ ㄱ, ㄴ, ㄷ

076. 기본 2010년 변리사

이원자 분자 AB는 2주기 원소 A와 B로 구성되며, A와 B의 원자가 전자 수의 합은 11이다. 다음은 AB의 분자 궤도 함수를 에너지 준위가 증가하는 순서로 나타낸 것이다.

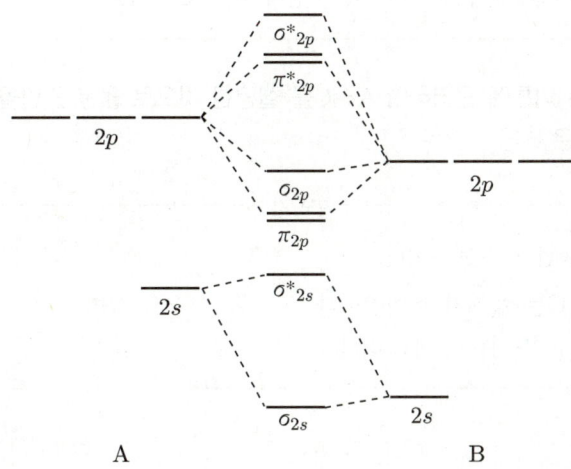

이에 대한 설명으로 옳은 것만을 〈보기〉에서 있는 대로 고른 것은? (단, A와 B는 임의의 원소이고, AB는 바닥 상태 중성 분자이다.)

―〈보기〉―
ㄱ. 결합 길이는 AB가 AB^+보다 짧다.
ㄴ. AB의 결합 차수는 2.5이다.
ㄷ. AB^+과 일산화탄소는 등전자 화학종이다.

① ㄱ
② ㄷ
③ ㄱ, ㄴ
④ ㄴ, ㄷ
⑤ ㄱ, ㄴ, ㄷ

077. 기본 2014년 변리사

다음은 이원자 분자 A~C에 대한 자료이며, A~C는 CO, NO, O_2 중 하나이다.

- 결합 차수 : A > B
- π^* 분자 궤도함수에 들어 있는 전자 수 : C > B

분자 궤도함수 이론에 근거하여 A~C를 설명한 것으로 옳은 것만을 〈보기〉에서 모두 고른 것은?

〈보기〉
ㄱ. A의 홀전자 수는 1이다.
ㄴ. B^-와 C는 등전자 화학종이다.
ㄷ. 결합 길이는 B^+ > B^-이다.

① ㄱ　　② ㄱ, ㄴ, ㄷ　　③ ㄱ, ㄷ
④ ㄴ　　⑤ ㄴ, ㄷ

078. 연습 PLUS

다음은 AB와 C_2의 전자 배치이다. A~C는 서로 다른 2주기 원소이다.

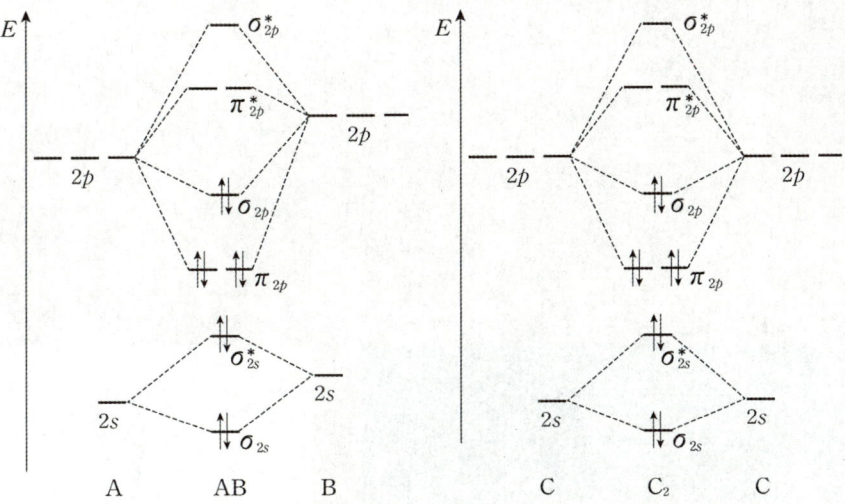

이에 대한 설명으로 옳은 것만을 〈보기〉에서 있는 대로 고른 것은? (단, 전자 배치에 $1s$ 오비탈에 의한 MO는 그리지 않았다. 이온화 에너지는 C가 A보다 크다.)

─〈보기〉─

ㄱ. $2p$ 오비탈 에너지 준위는 C가 B보다 낮다.
ㄴ. AC^+ 분자의 결합 차수는 2차이다.
ㄷ. BC^- 분자의 σ_{2p} 궤도함수에는 B의 $2p$ 오비탈 성분보다 C의 $2p$ 오비탈 성분이 많다.

① ㄱ   ② ㄴ   ③ ㄷ
④ ㄱ, ㄴ   ⑤ ㄱ, ㄷ   ⑥ ㄴ, ㄷ
⑦ ㄱ, ㄴ, ㄷ

BEST SELECTION+

일반화학추론 300제

MEGAMD
PHARMACY EDUCATION ELIGIBILITY TEST

PART **IV**

기체 / 액체 / 고체 / 용액

6   기체

7   액체, 고체, 상평형

8   용액

079. 2018학년도 6월 대학수학능력시험 모의평가

그림은 360 K에서 한쪽 끝이 막힌 J자관에 18 cm³의 Ne(g)이 들어 있는 모습을 나타낸 것이다. J자관 내부의 단면적은 1 cm³로, 대기압은 76 cmHg로 일정하다.

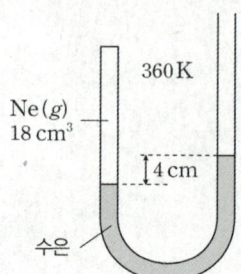

온도를 T K로 낮추어 양쪽 수은 기둥의 높이가 같아졌을 때, T는? (단, 온도에 따른 수은의 밀도 변화와 증기 압력은 무시한다.)

① 304　　　② 308　　　③ 312
④ 316　　　⑤ 320

그림 (가)는 질량이 같은 기체 A와 B의 압력과 절대 온도를 나타낸 것이고, (나)는 기체의 부피와 몰수를 나타낸 것이다. (나)의 ㉠과 ㉡은 각각 (가)에 표시된 상태의 A와 B 중 하나이다.

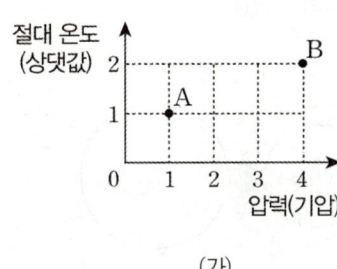
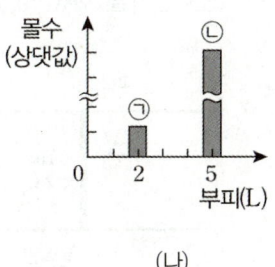

(가)　　　　(나)

$\dfrac{\text{B의 분자량}}{\text{A의 분자량}}$ 은?

① $\dfrac{1}{10}$　　② $\dfrac{1}{5}$　　③ $\dfrac{5}{4}$

④ 5　　⑤ 10

081. 2011학년도 4월 전국연합학력평가

다음은 일정한 온도에서 기체의 성질을 알아보기 위한 실험이다.

(가) 그림과 같이 헬륨(He) 2L가 들어 있는 실린더와 질소(N_2) 3L가 들어 있는 용기를 진공 상태의 용기와 연결하였다.

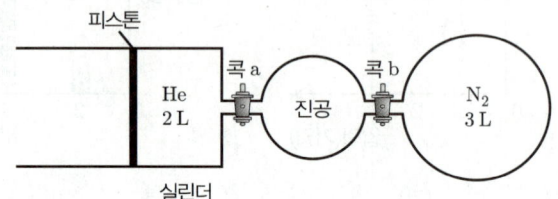

(나) 콕 a를 열고 충분한 시간이 흐른 후, 실린더의 부피를 측정하였더니 1L가 되었다.
(다) 콕 a를 연 상태에서 콕 b를 열고 충분한 시간이 흐른 후, 실린더의 부피를 측정하였더니 4L가 되었다.

이에 대한 설명으로 옳은 것만을 〈보기〉에서 있는 대로 고른 것은? (단, 대기압은 1 기압이며, 피스톤의 마찰과 연결관의 부피는 무시한다.)

〈보기〉
ㄱ. 진공 용기의 부피는 1L이다.
ㄴ. (가)에서 N_2의 압력은 2 기압이다.
ㄷ. (다)에서 He의 부분 압력은 0.25 기압이다.

① ㄱ   ② ㄷ   ③ ㄱ, ㄴ
④ ㄴ, ㄷ   ⑤ ㄱ, ㄴ, ㄷ

082.

그림 (가)는 $T\text{K}$에서 서로 반응하지 않는 기체 A~C를 용기와 실린더에 넣은 초기 상태를, 그림 (나)는 콕을 열고 온도를 $2T\text{K}$로 높여 유지하며 충분한 시간이 지난 후의 상태를 나타낸 것이다.

$P_A \sim P_C$는 각각 A~C의 부분 압력(기압)이다.

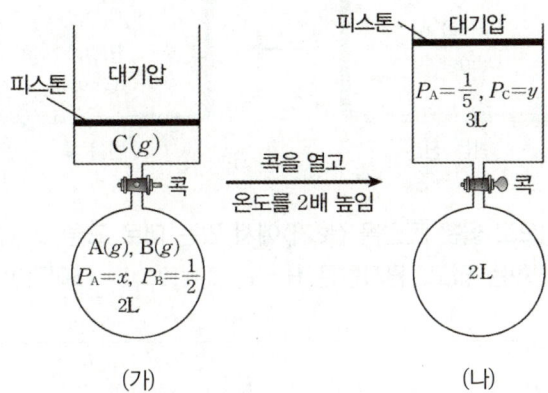

(가)   (나)

$\dfrac{x}{y}$는? (단, 대기압은 1기압으로 일정하고, 연결관의 부피와 피스톤의 질량과 마찰은 무시한다.)

① $\dfrac{5}{6}$ ② $\dfrac{5}{8}$ ③ $\dfrac{1}{2}$

④ $\dfrac{1}{4}$ ⑤ $\dfrac{1}{5}$

083. 2013학년도 7월 전국연합학력평가

그림은 프로페인(C_3H_8) xg과 산소(O_2) 4.4g이 들어 있는 강철 용기에서 프로페인은 모두 소모되고 산소는 0.4g이 남은 반응이 일어날 때 반응 전·후의 상태를 나타낸 것이다.

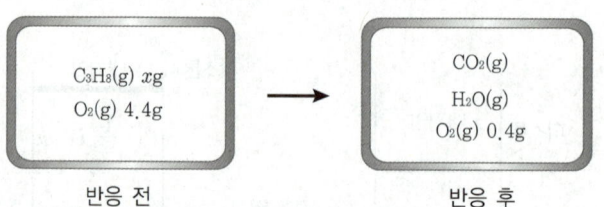

반응 전 → 반응 후

이에 대한 설명으로 옳은 것만을 〈보기〉에서 있는 대로 고른 것은? (단, 반응 전·후의 온도 변화는 없고, 원자량은 H=1, C=12, O=16이다.)

―〈보기〉―

ㄱ. x는 2.2이다.
ㄴ. 프로페인과 산소는 1 : 5의 몰수 비로 반응한다.
ㄷ. 용기 내 압력은 반응 전이 반응 후보다 크다.

① ㄱ ② ㄴ ③ ㄷ
④ ㄱ, ㄴ ⑤ ㄴ, ㄷ

다음은 A(g)와 B(g)가 반응하여 C(g)를 생성하는 반응의 화학 반응식이다.

$$A(g) + 2B(g) \rightarrow 2C(g)$$

그림은 콕으로 연결된 실린더와 두 강철 용기에 A(g)~C(g)가 각각 들어 있는 것을 나타낸 것이다. 콕 a를 열어 반응이 완결된 후, 콕 b를 열고 충분한 시간이 흘렀을 때 혼합 기체의 부피는 4 L, C(g)의 몰분율은 x이었다.

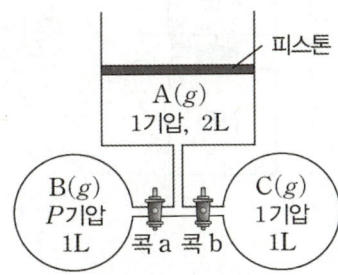

x는? (단, 온도는 일정하고, 대기압은 1기압이며, 연결관의 부피와 피스톤의 질량과 마찰은 무시한다.)

① $\dfrac{1}{4}$ ② $\dfrac{1}{3}$ ③ $\dfrac{1}{2}$

④ $\dfrac{2}{3}$ ⑤ $\dfrac{3}{4}$

085. 2018학년도 6월 대학수학능력시험 모의평가

다음은 기체의 분자량과 분출 속도의 관계를 알아보기 위한 실험이다.

⟨자료⟩
- A, B의 분자량은 각각 M_A, M_B이다.

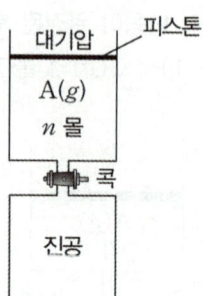

⟨실험 과정⟩

(가) 그림과 같이 실린더에 A(g) n몰을 넣고, 온도 T에서 콕을 열어 $\dfrac{n}{100}$ 몰이 진공 용기로 분출되는 시간을 측정한다.

(나) A(g) 대신 B(g)로 과정 (가)를 반복한다.

⟨실험 결과⟩
- 측정한 A, B의 분출 시간은 각각 t초, $4t$초 이었다.

$\dfrac{M_B}{M_A}$는? (단, 대기압과 온도는 일정하고, 피스톤의 질량과 마찰은 무시한다.)

① $\dfrac{1}{16}$ ② $\dfrac{1}{4}$ ③ 2

④ 4   ⑤ 16

086.

다음은 기체의 확산에 대한 실험이다.

〈화학 반응식〉
- $A(g) + B(g) \rightarrow C(s)$

〈실험 과정〉

(가) 20 ℃에서 유리관에 $A(g)$와 $B(g)$를 각각 P기압으로 동시에 넣기 시작하여 $C(s)$가 처음으로 관찰되는 시간과 위치(X)를 측정한다. l_A와 l_B는 각각 두 콕으로부터 X까지의 거리이다.

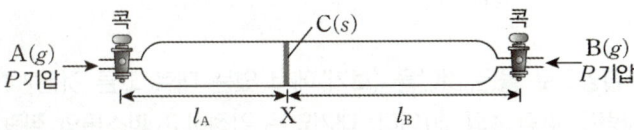

(나) 20 ℃ 대신 80 ℃에서 과정 (가)를 반복한다.

〈실험 결과〉

온도(℃)	20	80
시간(초)	t_1	t_2
$l_A : l_B$	$1 : a$	$1 : b$

이에 대한 설명으로 옳은 것만을 〈보기〉에서 있는 대로 고른 것은? (단, 양쪽의 콕과 연결관은 각각 동일하다.)

〈보기〉
ㄱ. 분자량은 A가 B의 a^2배이다.
ㄴ. $t_1 > t_2$이다.
ㄷ. $b > 2a$이다.

① ㄱ ② ㄷ ③ ㄱ, ㄴ
④ ㄴ, ㄷ ⑤ ㄱ, ㄴ, ㄷ

087. 2016년 변리사

그림 (가)는 온도가 300 K인 실린더에 He(g)과 Ne(g)이 들어있는 것을, (나)는 (가)의 피스톤에 추를 올려놓고 200 K로 낮춘 것을 나타낸 것이다.

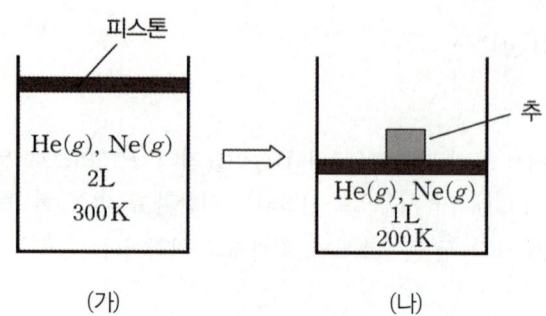

(가)   (나)

이에 관한 설명으로 옳은 것만을 〈보기〉에서 있는 대로 고른 것은? (단, He과 Ne의 원자량은 각각 4와 20이다. 대기압은 일정하고 피스톤의 질량과 마찰은 무시하며, 모든 기체는 이상 기체로 거동한다.)

〈보기〉
ㄱ. He의 부분 압력은 (가) < (나)이다.
ㄴ. (가)에서 평균 운동 에너지는 He과 Ne이 같다.
ㄷ. 제곱 평균근 속력(root mean square speed)은 (가)의 Ne이 (나)의 He보다 빠르다.

① ㄱ ② ㄷ ③ ㄱ, ㄴ
④ ㄴ, ㄷ ⑤ ㄱ, ㄴ, ㄷ

088. 2012학년도 7월 전국연합학력평가

그림은 일정한 온도에서 압력에 따른 같은 몰수의 이상 기체의 부피(V)와 실제 기체 X의 부피(V_X)의 비를 나타낸 것이다.

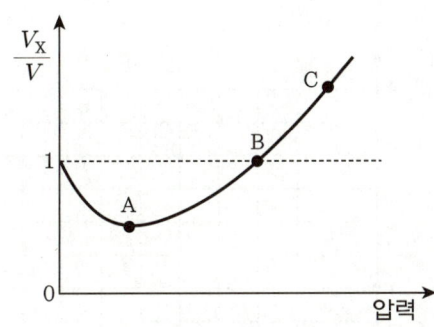

이에 대한 설명으로 옳은 것만을 〈보기〉에서 있는 대로 고른 것은?

─〈보기〉─
ㄱ. A에서 기체 X의 부피는 이상 기체보다 크다.
ㄴ. B에서 기체 X는 이상 기체 상태 방정식을 만족한다.
ㄷ. 기체 X의 분자 간 반발력은 A보다 C에서 크다.

① ㄱ   ② ㄴ   ③ ㄱ, ㄷ
④ ㄴ, ㄷ   ⑤ ㄱ, ㄴ, ㄷ

089. 2018학년도 대학수학능력시험

그림은 일정한 압력에서 질량이 같은 여러 가지 기체의 온도와 부피를 점 ㉠~㉤으로 나타낸 것이다. ㉠~㉤에 해당하는 기체는 모두 순물질이고, ㉠과 ㉤에 해당하는 기체의 분자량은 각각 $2M$, M이며, $0\,°C$는 $273\,K$이다.

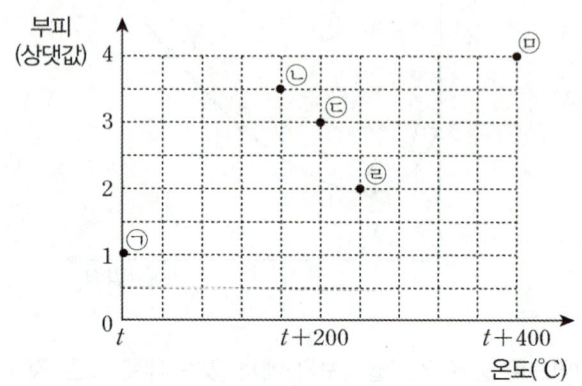

이에 대한 설명으로 옳은 것만을 〈보기〉에서 있는 대로 고른 것은?

〈보기〉
ㄱ. $t = 127$이다.
ㄴ. 몰수가 가장 큰 기체는 ㉤에 해당하는 기체이다.
ㄷ. 분자량이 M보다 큰 기체는 3가지이다.

① ㄱ ② ㄴ ③ ㄱ, ㄷ
④ ㄴ, ㄷ ⑤ ㄱ, ㄴ, ㄷ

090. 2018학년도 6월 대학수학능력시험 모의평가

다음은 헬륨(He)와 아르곤(Ar) 기체의 혼합 실험이다.

⟨실험 과정⟩

(가) 그림과 같이 온도 T에서 용기에 He와 Ar을 넣는다. P_{He}, P_{Ar}은 각각 He과 Ar의 부분 압력이다.

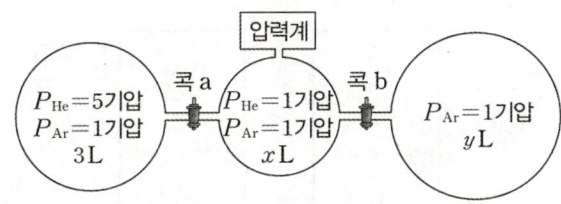

(나) t_1일 때 콕 a를 열어 충분한 시간 동안 놓아둔다.
(다) t_2일 때 콕 b를 열어 충분한 시간 동안 놓아둔다.

⟨실험 결과⟩

• 시간에 따라 측정한 압력

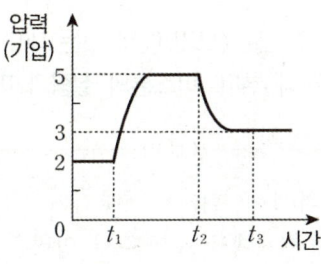

t_3일 때 혼합 기체에서 P_{He}(기압)은? (단, 온도는 T로 일정하고, 연결관과 압력계의 부피는 무시한다.)

① 0.5   ② 1   ③ 1.5
④ 2   ⑤ 2.5

091. 2016학년도 대학수학능력시험

다음은 서로 반응하지 않는 기체 A와 B의 혼합 실험이다.

⟨실험 과정 및 결과⟩

(가) 실린더에 A와 B를 넣고 충분한 시간이 흐른 후, 그림과 같은 상태에 도달하였다.

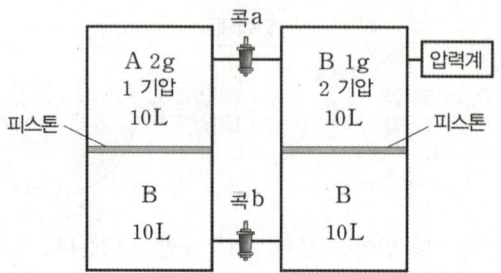

(나) 콕 a를 열고 충분한 시간이 흐른 후, 압력을 측정하였더니 P_1이었다.
(다) 콕 b를 열고 충분한 시간이 흐른 후, 압력을 측정하였더니 P_2이었다.

이에 대한 설명으로 옳은 것만을 ⟨보기⟩에서 있는 대로 고른 것은? (단, 온도는 일정하고, 연결관과 압력계의 부피, 피스톤의 질량과 마찰은 무시한다.)

⟨보기⟩

ㄱ. 분자량은 A가 B의 4배이다.
ㄴ. (나) 과정 후 혼합 기체에서 A의 부분 압력은 0.5기압이다.
ㄷ. $P_2 > P_1$이다.

① ㄱ   ② ㄷ   ③ ㄱ, ㄴ
④ ㄴ, ㄷ   ⑤ ㄱ, ㄴ, ㄷ

092.

다음은 A(g)와 B(g)가 반응하여 C(g)를 생성하는 반응에 대한 실험이다.

〈화학 반응식〉
- A(g) + 3B(g) → 2C(g)

〈실험 과정〉
(가) 온도 T, 외부 압력 1기압에서 콕으로 분리된 실린더와 두 강철 용기에 A(g)와 B(g)를 그림과 같이 넣는다.

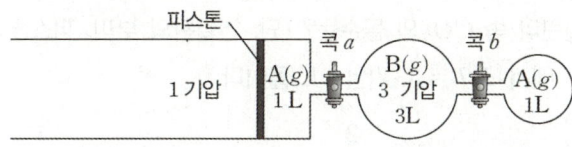

(나) 콕 a를 열어 반응을 완결시킨다.
(다) 콕 b를 열어 반응을 완결시킨다.

〈실험 결과〉
- (나) 과정 후 실린더 속 혼합 기체의 부피는 V_1L이다.
- (다) 과정 후 C(g)만 존재하고, 실린더 속 C(g)의 부피는 V_2L이다.

$\dfrac{V_1}{V_2}$은? (단, 온도와 외부 압력은 일정하며, 연결관의 부피와 피스톤의 마찰은 무시한다.)

① $\dfrac{9}{2}$　　② 4　　③ $\dfrac{7}{2}$

④ 3　　⑤ $\dfrac{5}{2}$

093. 2017학년도 대학수학능력시험

그림은 400 K에서 두 강철 용기에 CH_4과 O_2가, 실린더에 He이 들어 있는 것을 나타낸 것이다. 콕 a를 열어 CH_4을 완전 연소시켜 반응이 완결된 후, 콕 b를 열고 충분한 시간 동안 놓아두었다.

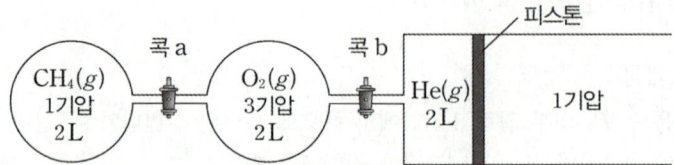

400 K에서 실린더 속 CO_2의 몰수는? (단, 연결관의 부피, 피스톤의 마찰은 무시하고, 400 K에서 $RT = 33$기압·L/몰이다.)

① $\dfrac{1}{33}$ ② $\dfrac{2}{55}$ ③ $\dfrac{1}{11}$

④ $\dfrac{2}{11}$ ⑤ $\dfrac{6}{5}$

094. 2019학년도 대학수학능력시험

다음은 기체 A와 B가 반응하여 기체 C와 D를 생성하는 반응에 대한 실험이다.

- 화학 반응식
$$aA(g) + B(g) \rightarrow 3C(g) + 4D(g) \quad (a: 반응\ 계수)$$

⟨실험 과정⟩

(가) 300 K에서 그림과 같이 콕으로 분리된 강철 용기와 실린더에 A(g)와 He(g)을 각각 넣는다.

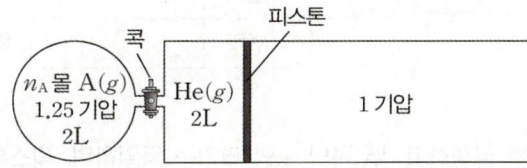

(나) 강철 용기에 n_B몰의 B(g)를 넣어 A(g)와 반응시킨 후 콕을 연다.

⟨실험 결과⟩

- (나) 과정 후 남아 있는 기체 : B, C, D, He
- (나) 과정 후 $\dfrac{\text{He}(g)의\ 부분\ 압력}{\text{B}(g)의\ 부분\ 압력} = 1$
- (나) 과정 후 혼합 기체의 온도와 부피 : 400 K, 10 L

$\dfrac{n_A}{n_B}$는? (단, 외부 압력은 일정하고 연결관의 부피와 피스톤의 마찰은 무시한다.)

① $\dfrac{1}{2}$ ② 1 ③ $\dfrac{3}{2}$

④ 2 ⑤ $\dfrac{5}{2}$

095. 2019학년도 6월 대학수학능력시험 모의평가

그림은 피스톤으로 분리된 용기에 A(g)와 B(g)가 들어 있는 초기 상태를 나타낸 것이다. 표는 초기 상태와 용기의 양쪽 콕을 동시에 열어 일정한 시간 동안 두 기체를 분출시키고, 동시에 두 콕을 닫은 후 도달한 평형 상태에 대한 자료이다. 분출 과정에서 용기 속 A(g)와 B(g)의 압력은 압력 유지 장치에 의하여 1기압으로 일정하게 유지된다.

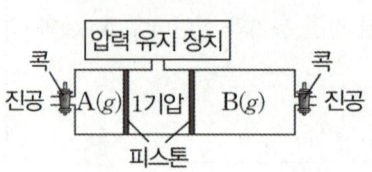

상태	질량(g)		부피(L)	
	A(g)	B(g)	A(g)	B(g)
초기	w	1.0	V_1	$2V_1$
평형	x	0.8	$9V_2$	$16V_2$

x는? (단, 온도는 일정하고, 두 콕의 구멍 크기는 동일하며, 피스톤의 마찰은 무시한다.)

① 5 ② $\dfrac{28}{5}$ ③ 7

④ $\dfrac{36}{5}$ ⑤ 9

096.

다음은 기체 A와 B가 반응하여 기체 C와 D를 생성하는 반응에 대한 실험이다.

- 화학 반응식
  $2A(g) + xB(g) \rightarrow 4C(g) + 6D(g)$ (x는 반응 계수)

⟨실험 과정⟩

(가) 300 K에서 그림과 같이 콕으로 연결된 강철 용기에 기체 A와 B를 넣는다.

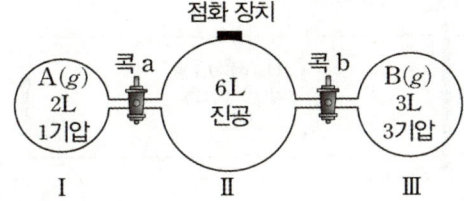

(나) 콕 a를 열어 충분한 시간이 흐른 후 콕 a를 닫는다.
(다) 콕 b를 열어 충분한 시간이 흐른 후 콕 b를 닫는다.
(라) 용기 Ⅱ의 점화 장치를 이용하여 A와 B를 반응시킨다.

⟨실험 결과⟩

- (라) 과정 후 용기 Ⅱ에 들어 있는 기체: B, C, D
- (라) 과정 후 용기 Ⅱ에 들어 있는 혼합 기체의 온도와 압력:
  400 K, $\frac{5}{3}$기압

x는? (단, (다) 과정에서 A와 B는 반응하지 않는다.)

① 1　　② 3　　③ 5
④ 7　　⑤ 9

097.

다음은 에텐(C_2H_4)의 연소 반응과 관련된 실험이다.

⟨실험 과정⟩

(가) 온도 T에서 피스톤으로 분리된 실린더를 준비한 후, 피스톤의 왼쪽 부분에는 $He(g)$을, 오른쪽 부분에는 $C_2H_4(g)$과 $O_2(g)$를 그림과 같이 넣는다.

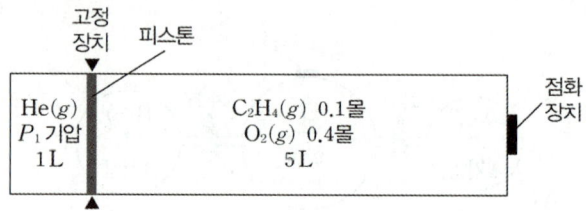

(나) 점화 장치를 이용하여 $C_2H_4(g)$을 완전 연소시키고 충분한 시간이 흐른 후 온도 T에서 혼합 기체의 압력을 측정한다.

(다) 고정 장치를 제거하고 충분한 시간이 흐른 후 온도 T에서 $He(g)$의 부피를 측정한다.

⟨실험 결과⟩
- (나) 과정 후 $CO_2(g)$의 부분 압력은 P_2기압이다.
- (다) 과정 후 $He(g)$의 부피는 2 L이다.

$\dfrac{P_1}{P_2}$은? (단, 온도 T에서 반응물과 생성물은 모두 기체이다. 실린더 전체의 부피 변화는 없고, 피스톤의 부피와 마찰은 무시한다.)

① $\dfrac{5}{4}$ ② 2 ③ 5

④ $\dfrac{25}{4}$ ⑤ $\dfrac{25}{2}$

098.

그림은 3가지 물질 X ~ Z의 기준 끓는점을 나타낸 것이다. X ~ Z는 각각 CH_4, CH_3OH, CH_3F 중 하나이다.

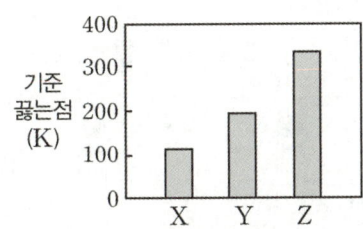

X ~ Z에 대한 설명으로 옳은 것만을 〈보기〉에서 있는 대로 고른 것은?

―〈보기〉―
ㄱ. Z는 CH_3OH이다.
ㄴ. 쌍극자-쌍극자 힘은 $X(l)$가 $Y(l)$보다 크다.
ㄷ. 액체 상태에서 수소 결합을 하는 물질은 2가지이다.

① ㄱ ② ㄴ ③ ㄷ
④ ㄱ, ㄴ ⑤ ㄱ, ㄷ

099.

그림은 25°C에서 콕이 닫힌 진공 상태의 두 용기 A, B에 액체 X와 Y를 각각 넣고 평형에 도달한 상태를 나타낸 것이다.

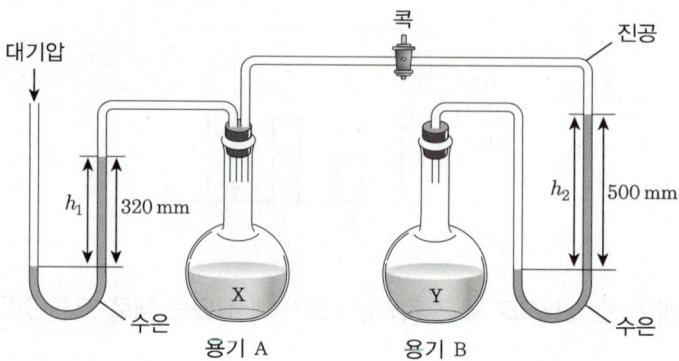

이에 대한 설명으로 옳은 것만을 〈보기〉에서 있는 대로 고른 것은? (단, 대기압은 760 mmHg이다.)

―〈보기〉―
ㄱ. 분자 간 인력은 Y가 X보다 크다.
ㄴ. 콕을 열어 충분한 시간이 지나도 h_1은 변하지 않는다.
ㄷ. 콕을 열어 충분한 시간이 지나면 h_2는 180 mm가 된다.

① ㄱ　　　　② ㄴ　　　　③ ㄷ
④ ㄴ, ㄷ　　　⑤ ㄱ, ㄴ, ㄷ

100.

다음은 3가지 물질의 자료에 대한 학생들의 대화이다.

물질	O_2	NO	CH_3OH
분자량	32	30	32
기준 끓는점(℃)	−183	−152	65

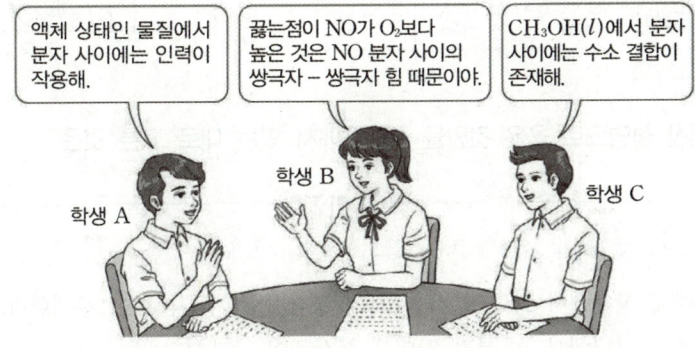

제시한 의견이 옳은 학생만을 있는 대로 고른 것은?

① A ② B ③ A, C
④ B, C ⑤ A, B, C

101.

표는 3가지 물질에 대한 자료이고, 그림은 3가지 물질의 온도에 따른 증기 압력을 나타낸 것이다. A와 B는 각각 NH_3, N_2 중 하나이다.

물질	NH_3	N_2	NO
분자량	17	28	30
분자 극성	극성	무극성	극성

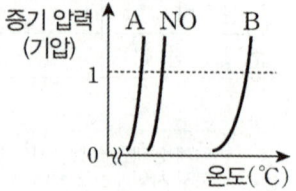

이에 대한 설명으로 옳은 것만을 〈보기〉에서 있는 대로 고른 것은?

〈보기〉
ㄱ. A는 N_2이다.
ㄴ. 액체 상태에서 NO 분자 사이에 쌍극자–쌍극자 힘이 존재한다.
ㄷ. 액체 상태에서 B 분자 사이에 분산력이 존재한다.

① ㄱ ② ㄷ ③ ㄱ, ㄴ
④ ㄴ, ㄷ ⑤ ㄱ, ㄴ, ㄷ

102.

다음은 교사가 학생들에게 수행 평가로 제시한 탐구 과제이다.

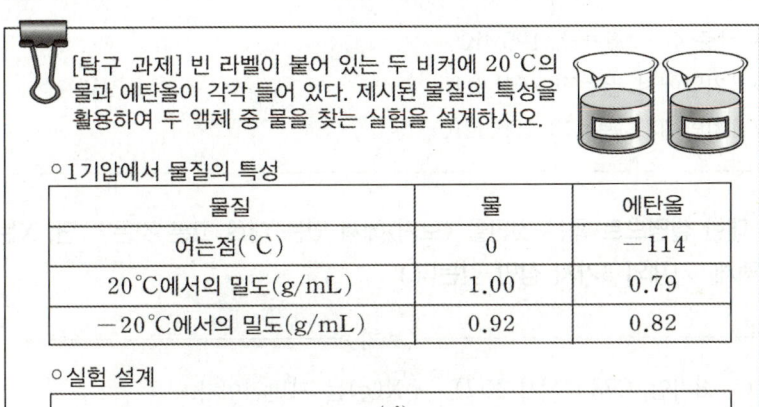

[탐구 과제] 빈 라벨이 붙어 있는 두 비커에 20 °C의 물과 에탄올이 각각 들어 있다. 제시된 물질의 특성을 활용하여 두 액체 중 물을 찾는 실험을 설계하시오.

○ 1기압에서 물질의 특성

물질	물	에탄올
어는점(°C)	0	−114
20 °C에서의 밀도(g/mL)	1.00	0.79
−20 °C에서의 밀도(g/mL)	0.92	0.82

○ 실험 설계

(가)

실험 설계 (가)로 적절한 것만을 〈보기〉에서 있는 대로 고른 것은? (단, 압력은 1기압이다.)

〈보기〉

ㄱ. 두 액체를 −20 °C로 유지되는 냉동실에 각각 넣어 충분한 시간이 지난 후 고체로 존재하는 물질을 확인한다.

ㄴ. 두 액체를 같은 부피만큼 취하여 각각 질량을 측정한 후 질량이 더 큰 물질을 확인한다.

ㄷ. 두 액체 속에 −20 °C인 얼음 덩어리를 각각 넣은 후 곧바로 얼음이 떠오르는 물질을 확인한다.

① ㄱ ② ㄴ ③ ㄱ, ㄷ
④ ㄴ, ㄷ ⑤ ㄱ, ㄴ, ㄷ

103. 기본 2018학년도 9월 대학수학능력시험 모의평가

다음은 물질 X에 대한 자료이다.

- 삼중점: 0.06기압, 195.4K
- 1기압에서 끓는점: 239.81K
- 1기압에서 녹는점: 195.42K

X에 대한 설명으로 옳은 것만을 〈보기〉에서 있는 대로 고른 것은? (단, X는 고체, 액체, 기체의 3가지 상만 갖는다.)

〈보기〉

ㄱ. 0.3기압, 273 K에서 X(l) → X(g)는 자발적이다.
ㄴ. 0.5기압, 173 K에서 가장 안정한 상은 고체이다.
ㄷ. 1기압, 195.42 K에서 융해 과정의 자유 에너지 변화(ΔG)는 0보다 작다.

① ㄱ   ② ㄷ   ③ ㄱ, ㄴ
④ ㄴ, ㄷ   ⑤ ㄱ, ㄴ, ㄷ

104. 2020학년도 6월 대학수학능력시험 모의평가

그림 (가)는 P 기압, T_1 K일 때 실린더에서 $H_2O(s)$과 $H_2O(g)$이 평형을 이루고 있는 상태를, (나)는 H_2O의 상평형 그림의 일부를 나타낸 것이다.

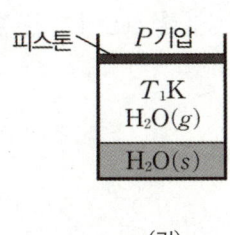
(가)

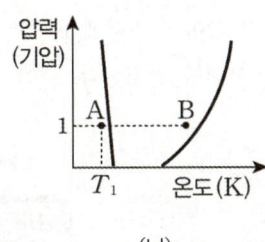
(나)

이에 대한 설명으로 옳은 것만을 〈보기〉에서 있는 대로 고른 것은? (단, 피스톤의 질량과 마찰은 무시한다.)

〈보기〉

ㄱ. $P > 1$이다.
ㄴ. (가)에서 온도를 T_1 K로 유지하며 외부 압력을 1기압으로 변화시킨 후 평형에 도달하면 H_2O은 고체 상태로 존재한다.
ㄷ. H_2O이 A 상태에서 B 상태로 변화할 때 H_2O의 엔트로피는 증가한다.

① ㄱ   ② ㄴ   ③ ㄷ
④ ㄱ, ㄴ   ⑤ ㄴ, ㄷ

105. 2019학년도 대학수학능력시험

다음은 물의 상변화에 대한 실험이다.

〈실험 과정〉

(가) 그림과 같이 실린더에 $H_2O(l)$을 넣어 충분한 시간이 흐른 후 25 ℃에서 상태를 관찰한다.

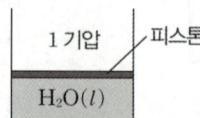

(나) (가)에서 피스톤을 들어 올려 고정 장치로 고정시킨 후 25 ℃에서 평형에 도달한 상태를 관찰한다.

(다) (나)에서 온도를 낮추어 t ℃에서 새로운 평형에 도달한 상태를 관찰한다.

〈실험 결과〉

- (가)~(다)에서 관찰된 H_2O의 상태

과정	(가)	(나)	(다)
H_2O의 상태	액체	액체, 기체	고체, 액체, 기체

이에 대한 설명으로 옳은 것만을 〈보기〉에서 있는 대로 고른 것은? (단, 외부 압력은 일정하고 피스톤의 질량과 마찰은 무시한다.)

〈보기〉

ㄱ. (가)에서 $H_2O(l) \rightarrow H_2O(g)$ 반응은 자발적이다.

ㄴ. (나)에서 $H_2O(g)$의 압력은 1기압보다 작다.

ㄷ. (다) 과정 후 실린더의 고정 장치를 풀고 충분한 시간이 흐르면 H_2O은 t ℃에서 1가지 상태로 존재한다.

① ㄱ ② ㄴ ③ ㄱ, ㄷ
④ ㄴ, ㄷ ⑤ ㄱ, ㄴ, ㄷ

106. 기본 2020학년도 6월 대학수학능력시험 모의평가

표는 같은 질량의 고체 아세트산과 액체 에탄올을 단위 시간당 동일한 열량으로 각각 가열할 때, 가열 시간에 따른 두 물질의 온도를 나타낸 것이다. (가)와 (나)는 각각 아세트산과 에탄올 중 하나이다.

가열 시간(분)		0	1	2		10	11	12		20	21
온도(℃)	(가)	2	17	17		17	28	39		118	118
	(나)	2	11	20		78	78	78		78	78

이에 대한 설명으로 옳은 것만을 〈보기〉에서 있는 대로 고른 것은? (단, 대기압은 1기압으로 일정하다.)

─────〈보기〉─────

ㄱ. 가열 시간이 12분일 때 (가)의 가장 안정한 상은 액체이다.
ㄴ. (나)는 아세트산이다.
ㄷ. 가열 시간이 20분일 때 증기 압력은 아세트산이 에탄올 보다 크다.

① ㄱ   ② ㄴ   ③ ㄱ, ㄷ
④ ㄴ, ㄷ   ⑤ ㄱ, ㄴ, ㄷ

107. 2018학년도 9월 대학수학능력시험 모의평가

다음은 어떤 학생이 학습한 내용과 수행한 탐구 활동이다.

〈학습 내용〉
- 고체 결정에는 단순 입방 격자, 면심 입방 격자, 체심 입방 격자 구조 등이 있다.

〈탐구 과정〉
(가) 같은 크기의 구 6개를 정삼각형 모양으로 붙여 그림 Ⅰ과 같이 쌓는다.
(나) Ⅰ의 윗면과 아랫면의 중심에 각각 구 1개를 그림 Ⅱ와 같이 쌓는다.
(다) 그림 Ⅲ과 같은 정육면체를 확인한다.

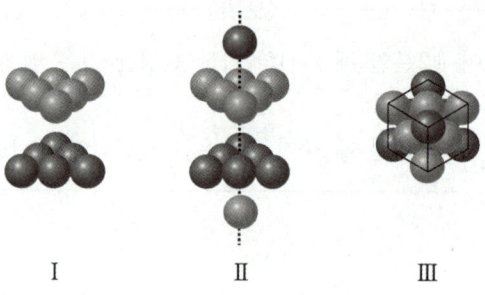

Ⅰ   Ⅱ   Ⅲ

(라) 같은 크기의 구 4개를 정사각형 모양으로 붙여 그림 Ⅳ와 같이 쌓은 후, 그림 Ⅴ와 같은 정육면체를 확인한다.

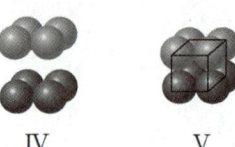

Ⅳ   Ⅴ

〈탐구 결과〉
- (다)에서 확인한 모형은 ㉠ 격자 구조를 갖는다.
- (라)에서 확인한 모형은 ㉡ 격자 구조를 갖는다.

㉠과 ㉡으로 가장 적절한 것은?

	㉠	㉡		㉠	㉡
①	체심 입방	면심 입방	②	체심 입방	단순 입방
③	단순 입방	면심 입방	④	면심 입방	단순 입방
⑤	면심 입방	체심 입방			

108. 2019학년도 대학수학능력시험

그림은 금속 X와 Y 결정의 단위 세포 모형과 단위 세포의 면을 나타낸 것이고, 표는 X와 Y 결정에 대한 자료의 일부이다. X와 Y의 결정 구조는 각각 단순 입방 구조와 체심 입방 구조 중 하나이다.

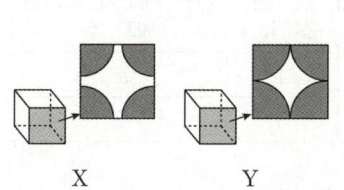

금속	X	Y
단위 세포에 포함된 원자 수	a	
한 원자에 가장 인접한 원자 수	8	b

이에 대한 설명으로 옳은 것만을 〈보기〉에서 있는 대로 고른 것은? (단, 단위 세포 모형에 원자는 나타내지 않았다.)

〈보기〉
ㄱ. X의 결정 구조는 체심 입방 구조이다.
ㄴ. $a = 2$이다.
ㄷ. $b = 12$이다.

① ㄱ   ② ㄴ   ③ ㄷ
④ ㄱ, ㄴ   ⑤ ㄴ, ㄷ

109. 2018학년도 대학수학능력시험

그림 (가)와 (나)는 2가지 금속 A와 B 결정의 단위 세포 모형을 순서 없이 나타낸 것이고, 표는 A와 B 결정에 대한 자료이다. A와 B 결정의 구조는 각각 면심 입방 구조, 체심 입방 구조 중 하나이다.

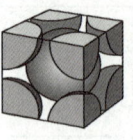 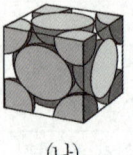

(가) (나)

금속	원자량 (상댓값)	단위 세포에 포함된 원자 수
A	4	x
B	5	2

이에 대한 설명으로 옳은 것만을 〈보기〉에서 있는 대로 고른 것은?

〈보기〉
ㄱ. $x = 4$이다.
ㄴ. B 결정에서 한 원자에 가장 인접한 원자 수는 12이다.
ㄷ. 단위 세포의 질량비는 A : B = 5 : 8이다.

① ㄱ ② ㄴ ③ ㄱ, ㄷ
④ ㄴ, ㄷ ⑤ ㄱ, ㄴ, ㄷ

110.

그림은 2가지 금속 (가)와 (나) 결정의 단위 세포 모형과 각 단위 세포의 ABCD 면과 A′B′C′D′면을 따라 각각 자른 단면을 나타낸 것이다. (가)와 (나)의 결정 구조는 각각 단순 입방 구조, 체심 입방 구조, 면심 입방 구조 중 하나이다.

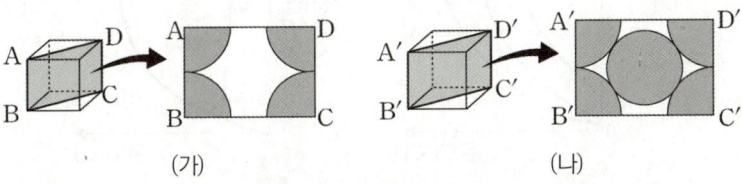

(가) 결정에서 한 원자에 가장 인접한 원자 수를 a, (나) 결정에서 단위 세포에 포함된 원자 수를 b라 할 때, $\dfrac{a}{b}$는? (단, 단위 세포 모형에 원자는 나타내지 않았다.)

① $\dfrac{3}{2}$ ② 2   ③ 3
④ 4   ⑤ 6

111. 2018학년도 대학수학능력시험

그림 (가)는 3가지 물질 A~C의 온도에 따른 액체의 증기 압력을 나타낸 것이고, (나)는 B의 상평형 그림이다.

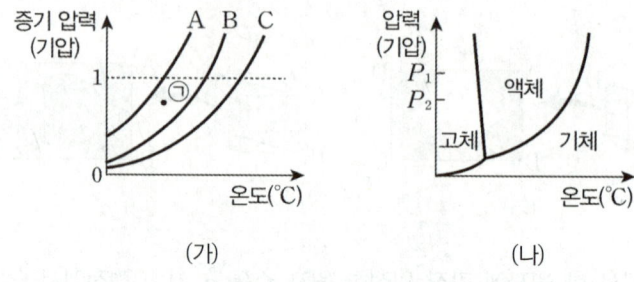

(가)　　　　　　(나)

이에 대한 설명으로 옳은 것만을 〈보기〉에서 있는 대로 고른 것은?

―〈보기〉―

ㄱ. ㉠의 온도와 압력에서 $A(l) \rightarrow A(g)$ 반응은 자발적이다.

ㄴ. B의 어는점은 P_1 기압에서가 P_2 기압에서보다 높다.

ㄷ. A의 기준 끓는점에서의 증기 압력은 C의 기준 끓는점에서의 증기 압력보다 크다.

① ㄱ　　② ㄴ　　③ ㄱ, ㄷ
④ ㄴ, ㄷ　　⑤ ㄱ, ㄴ, ㄷ

112. 2019학년도 6월 대학수학능력시험 모의평가

표는 25 ℃에서 진공 상태인 강철 용기에 $H_2O(l)$을 넣었을 때, $H_2O(l)$의 상대적 부피를 시간에 따라 나타낸 것이다. 그림은 에탄올($C_2H_5OH(l)$)과 $H_2O(l)$의 온도에 따른 증기 압력을 나타낸 것이다.

시간	0	t_1	t_2	t_3
$H_2O(l)$의 부피 (상댓값)	1.0	0.9	0.8	0.8

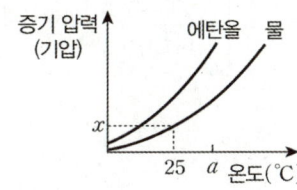

이에 대한 설명으로 옳은 것만을 〈보기〉에서 있는 대로 고른 것은?
(단, $t_1 < t_2 < t_3$이다.)

〈보기〉

ㄱ. t_2일 때 강철 용기에서 $H_2O(l) \rightarrow H_2O(g)$ 반응은 일어나지 않는다.

ㄴ. t_3에서 강철 용기의 온도를 a ℃로 올리면 $\dfrac{H_2O(l)\text{의 몰수}}{H_2O(g)\text{의 몰수}}$는 감소한다.

ㄷ. 25 ℃에서 진공 상태인 강철 용기에 $C_2H_5OH(l)$을 넣어 상평형에 도달했을 때, 용기 내 기체의 압력은 x기압보다 크다.

① ㄱ ② ㄴ ③ ㄷ
④ ㄱ, ㄴ ⑤ ㄴ, ㄷ

113.

그림은 화합물 (가)와 (나)의 결정 구조를 모형으로 나타낸 것이다. (가)와 (나)의 단위 세포는 한 변의 길이가 각각 a_1, a_2인 정육면체이다.

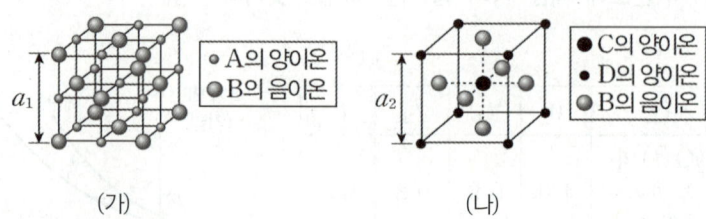

(가)   (나)

이에 대한 설명으로 옳은 것만을 〈보기〉에서 있는 대로 고른 것은? (단, A ~ D는 임의의 원소 기호이다.)

─〈보기〉─

ㄱ. (가)의 화학식은 AB이다.
ㄴ. (가)의 결정에서 1개의 음이온에 가장 인접한 양이온 수는 6이다.
ㄷ. 단위 세포당 양이온 수는 (나)에서가 (가)에서의 2배이다.

① ㄱ　　　② ㄷ　　　③ ㄱ, ㄴ
④ ㄴ, ㄷ　　⑤ ㄱ, ㄴ, ㄷ

114. 2020학년도 6월 대학수학능력시험 모의평가

그림은 금속 A와 B 결정의 단위 세포 모형을 각각 나타낸 것이다. A와 B 결정의 단위 세포에서 한 변의 길이는 각각 $6a$와 $5a$이고, 원자량은 B가 A의 8배이다. A와 B의 결정 구조는 각각 단순 입방 구조와 면심 입방 구조 중 하나이다.

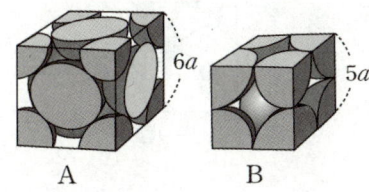

이에 대한 설명으로 옳은 것만을 〈보기〉에서 있는 대로 고른 것은? (단, A와 B는 임의의 원소 기호이다.)

―〈보기〉―
ㄱ. 한 원자에 가장 인접한 원자 수는 B가 A보다 크다.
ㄴ. 단위 세포에 포함된 원자 수는 A가 B보다 크다.
ㄷ. $\dfrac{B의\ 밀도}{A의\ 밀도} < 3$이다.

① ㄱ   ② ㄴ   ③ ㄷ
④ ㄱ, ㄷ   ⑤ ㄴ, ㄷ

115. 2019년 변리사

그림은 M과 X의 이온으로 이루어진 이온 화합물의 결정 구조이다. 그림에서 ○는 M의 양이온을, ●는 X의 음이온을 나타낸다.

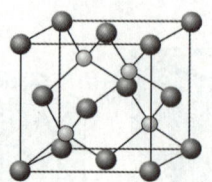

이에 관한 설명으로 옳은 것만을 〈보기〉에서 있는 대로 고른 것은? (단, M, X는 임의의 원소 기호이다.)

―〈보기〉―

ㄱ. 화학식은 M_2X_7이다.

ㄴ. 양이온의 배위수는 4이다.

ㄷ. 음이온은 면심 입방체의 격자점을 차지하고 있다.

① ㄱ ② ㄴ ③ ㄱ, ㄷ
④ ㄴ, ㄷ ⑤ ㄱ, ㄴ, ㄷ

116.

그림은 황산(H_2SO_4)이 들어 있는 시약병을 나타낸 것이다.

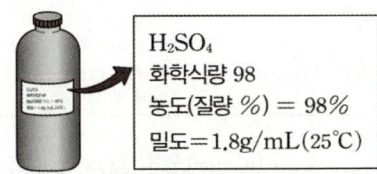

H_2SO_4
화학식량 98
농도(질량 %) = 98%
밀도 = 1.8g/mL (25°C)

시약병에서 98% H_2SO_4 5 mL를 취한 후 증류수로 희석하여 x M $H_2SO_4(aq)$ 1 L를 만들었다. x는? (단, 온도는 25 °C로 일정하다.)

① 0.18 ② 0.15 ③ 0.10
④ 0.09 ⑤ 0.05

117. 2019학년도 대학수학능력시험

다음은 HCl(aq)에 대한 자료이다.

- HCl의 분자량 : a
- 25 ℃에서 35% HCl(aq)의 밀도 : d g/mL

25 ℃에서 35% HCl(aq) x mL를 일정량의 물로 희석하여 0.35 M HCl(aq) 1 L를 만들었다.

x는?

① $\dfrac{d}{a}$ ② $\dfrac{2d}{a}$ ③ $\dfrac{a}{2d}$

④ $\dfrac{a}{d}$ ⑤ $\dfrac{2a}{d}$

118.

표는 같은 질량의 용질 X와 Y가 각각 녹아 있는 수용액 (가)와 (나)에 대한 자료이다.

수용액	용질	수용액의 양	퍼센트 농도(%)	몰농도(M)	용질의 분자량
(가)	X	100 g	10		
(나)	Y	1 L	㉠	0.2	㉡

㉠과 ㉡은? (단, 온도는 일정하고, (나)의 밀도는 1.0 g/mL이다.)

	㉠	㉡		㉠	㉡
①	1	50	②	1	100
③	2	50	④	2	100
⑤	3	50			

119. 기본 2018학년도 6월 대학수학능력시험 모의평가

다음은 탄산수소 칼륨($KHCO_3$) 수용액을 제조하여 밀도를 측정하는 실험이다.

〈실험 과정〉
(가) $KHCO_3$ 1g을 100 mL 부피 플라스크에 넣고 물에 녹인 후 표선까지 물을 채운다.
(나) 피펫을 이용하여 (가)의 수용액 x mL를 500 mL 부피 플라스크에 넣고 표선까지 물을 채워 1×10^{-3} M 수용액을 만든다.
(다) (나)에서 만든 수용액의 밀도를 측정한다.

〈실험 결과〉
(다)에서 측정한 수용액의 밀도: d g/mL

이에 대한 설명으로 옳은 것만을 〈보기〉에서 있는 대로 고른 것은? (단, $KHCO_3$의 화학식량은 100이고, 온도는 일정하다.)

〈보기〉
ㄱ. (가)의 수용액의 몰농도는 0.1 M이다.
ㄴ. $x = 10$이다.
ㄷ. (나)에서 만든 수용액의 퍼센트 농도는 $\dfrac{1}{100d}$%이다.

① ㄱ   ② ㄴ   ③ ㄷ
④ ㄱ, ㄴ   ⑤ ㄱ, ㄷ

120.

표는 온도 T에서 X(aq)에 대한 자료이다.

수용액	용액의 부피 (mL)	용질 질량(g)	용질 화학식량	농도 (M)	밀도(g/mL)
X(aq)	500	15	60	a	1.01

온도 T에서 X(aq) 200 mL에 물 b g을 추가하였더니 묽어진 수용액의 농도가 2%이었다.

$a \times b$는?

① 24 ② 49 ③ 100
④ 150 ⑤ 196

121. 2016학년도 대학수학능력시험

그림은 일정량의 물에 고체 A를 녹인 수용액의 증기 압력을 A의 질량에 따라 나타낸 것이다.

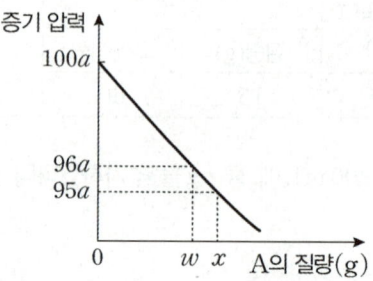

x는? (단, A는 비휘발성, 비전해질이고, 수용액은 라울 법칙을 따르며 온도는 일정하다.)

① $\dfrac{24}{19}w$ ② $\dfrac{23}{18}w$ ③ $\dfrac{25}{19}w$

④ $\dfrac{4}{3}w$ ⑤ $\dfrac{25}{18}w$

122.

25℃, 대기압에서 그림 (가)는 반투막으로 분리된 U자관에 설탕 수용액과 물을 넣었을 때 높이 차(h)가 발생한 평형 상태를, 그림 (나)는 h가 0이 되도록 설탕 수용액에 가한 압력(π)과 대기압의 합(P)을 용매의 몰분율($\chi_{용매}$)에 따라 나타낸 것이다.

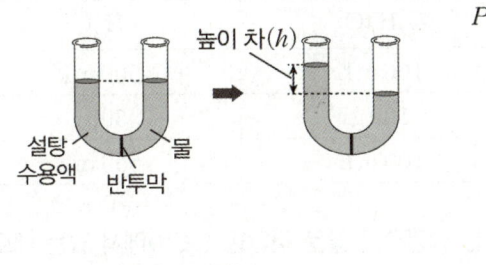 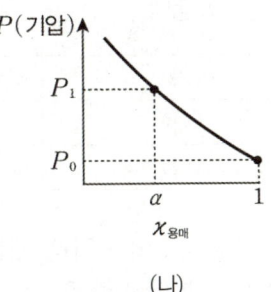

(가)　　　　　(나)

이에 대한 설명으로 옳은 것만을 〈보기〉에서 있는 대로 고른 것은? (단, 대기압은 일정하고, 물과 용액의 증발과 밀도 변화는 무시한다.)

─〈보기〉─

ㄱ. (가)의 평형 상태에서 온도를 50℃로 높이면 h는 커진다.
ㄴ. (나)에서 대기압은 P_0 기압이다.
ㄷ. (나)에서 $\chi_{용매} = a$일 때 π는 $(P_1 - P_0)$ 기압이다.

① ㄱ　　　② ㄷ　　　③ ㄱ, ㄴ
④ ㄴ, ㄷ　　⑤ ㄱ, ㄴ, ㄷ

123. 2016년 변리사

표는 25℃에서 에틸렌글리콜($C_2H_6O_2$)과 물(H_2O)을 혼합하여 만든 부동액 (가)~(다)에 관한 자료이다. 25℃에서 $C_2H_6O_2$와 H_2O의 밀도는 각각 $1.1\,g/mL$와 $1.0\,g/mL$이다.

부동액	조성	
	$C_2H_6O_2$	H_2O
(가)	100 mL	500 mL
(나)	100 g	500 g
(다)	100 mL	550 mL

25℃의 용액 (가)~(다)에 관한 설명으로 옳은 것만을 〈보기〉에서 있는 대로 고른 것은? (단, 에틸렌글리콜은 비전해질, 비휘발성이고, (가)~(다)는 이상 용액으로 거동한다.)

─〈보기〉─
ㄱ. 몰랄 농도(m)는 (가)가 (나)의 1.1배이다.
ㄴ. 용액의 증기압은 (가)가 (다)보다 작다.
ㄷ. 어는점은 (나)와 (다)가 같다.

① ㄱ ② ㄷ ③ ㄱ, ㄴ
④ ㄴ, ㄷ ⑤ ㄱ, ㄴ, ㄷ

124. 기본 2017학년도 9월 대학수학능력시험 모의평가

그림은 물에 대한 X(s)의 용해도 곡선이다.

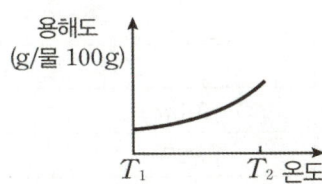

X 포화 수용액의 증기 압력(P) / 물의 증기 압력(P_0) 을 온도에 따라 나타낸 것으로 가장 적절한 것은?

(단, X는 비휘발성, 비전해질이고, X 포화 수용액은 라울 법칙을 따른다.)

① 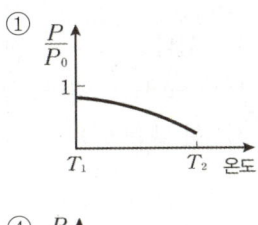 ② 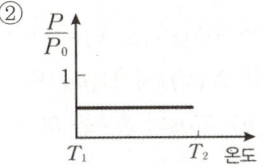 ③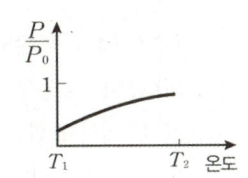

④ 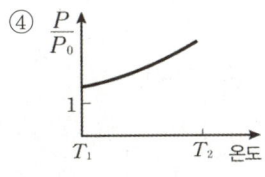 ⑤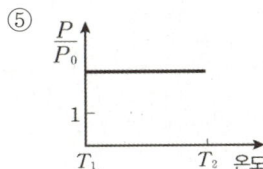

125. 기본 2019학년도 대학수학능력시험

표는 50 ℃와 90 ℃에서 같은 질량의 물에 과량의 A(s)와 B(s)를 각각 넣은 후 녹지 않고 남은 고체를 제거하여 만든 4가지 포화 수용액에 대한 자료이다.

온도(℃)	포화 수용액의 질량(g)	
	A(aq)	B(aq)
50	27	27
90	45	33

이에 대한 설명으로 옳은 것만을 〈보기〉에서 있는 대로 고른 것은? (단, 물의 증발은 무시한다.)

― 〈보기〉 ―

ㄱ. 50 ℃에서 용해도(g/물 100 g)는 A(s)와 B(s)가 같다.
ㄴ. 90 ℃에서 각각 포화된 A(aq)과 B(aq)의 퍼센트 농도(%)는 같다.
ㄷ. 90 ℃에서 포화된 B(aq) 55 g의 온도를 50 ℃로 서서히 낮추면 B(s) 20 g이 석출된다.

① ㄱ ② ㄴ ③ ㄱ, ㄷ
④ ㄴ, ㄷ ⑤ ㄱ, ㄴ, ㄷ

126.

그림은 t℃, 1기압에서 물과 X(g)를 실린더에 넣어 도달한 평형 상태를 나타낸 것이다. t℃ 에서 X(g)의 압력이 1기압일 때 물에 대한 용해도는 w g/L이다. t℃ 에서 물의 증기 압력은 0.1기압이다.

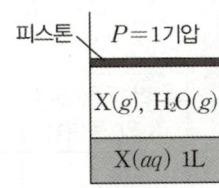

1기압 $\leq P \leq$ 2기압일 때, X(g)의 용해도로 옳은 것은? (단, 온도는 t℃ 로 일정하고, 피스톤의 질량과 마찰은 무시한다. 물에 대한 X(g)의 용해도는 헨리 법칙을 따른다.)

① 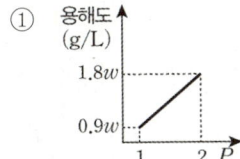 ② 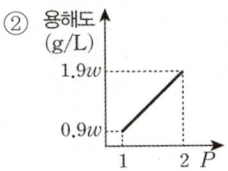 ③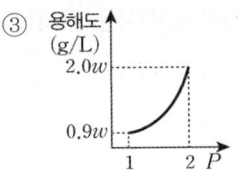

④ 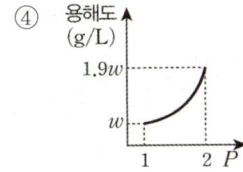 ⑤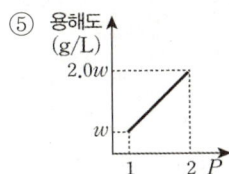

127.

그림은 $H_2O(l)$이 들어 있는 실린더에 $A(g)$와 $B(g)$를 넣은 초기 상태를 나타낸 것이다. 표는 외부 압력 1기압에서 $A(g)$와 $B(g)$가 물에 용해되어 도달한 평형 Ⅰ과 Ⅱ에 대한 자료이다. 온도 T에서 $A(g)$와 $B(g)$의 압력이 각각 1기압일 때 물에 대한 용해도(g/L)는 각각 a와 b이다.

평형	혼합 기체에서 A의 몰분율	수용액의 부피(L)	용해된 기체의 총 질량(mg)
Ⅰ	0.2	2	1.2
Ⅱ	0.4	3	3.0

$\dfrac{a}{b}$는? (단, 온도는 T로 일정하고, $A(g)$와 $B(g)$는 헨리 법칙을 따르며, 서로 반응하지 않는다. 각 기체의 용해에 의한 물의 부피 변화, 물의 증발, 피스톤의 질량과 마찰은 무시한다.)

① 8　　② 9　　③ 10
④ 11　　⑤ 12

128. 2019학년도 9월 대학수학능력시험 모의평가

다음은 어떤 학생이 학습한 내용과 수행한 탐구 활동 및 결과이다.

〈학습 내용〉
- 일정한 질량의 물에 비휘발성, 비전해질 용질이 용해된 수용액의 어는점 내림은 용질의 종류와 관계없이 용질의 몰수에 비례한다.

〈탐구 활동 및 결과〉
- 1기압에서 물 1kg이 각각 들어 있는 6개의 비커에 A(s) 3g, 6g, 9g과 B(s) 9g, 18g, 27g을 각각 넣어 녹인 후, 수용액의 어는점을 측정하였더니 다음과 같았다. $t > 0$이다.

용질의 종류	A			B		
용질의 분자량	60			x		
용질의 질량(g)	3	6	9	9	18	27
수용액의 어는점(℃)	$-t$	$-2t$	$-3t$	$-t$	$-2t$	$-3t$

x는? (단, 물의 기준 어는점은 0℃이고, A와 B는 비휘발성, 비전해질이며, 수용액은 라울 법칙을 따른다.)

① 60 ② 90 ③ 120
④ 180 ⑤ 240

129. 2019학년도 대학수학능력시험

다음은 학생 A가 수용액의 총괄성과 관련된 가설을 세우고 수행한 탐구 활동이다.

〈가설〉
- 일정한 압력에서 서로 다른 두 수용액의 ㉠ 이 같으면 용질의 몰분율도 같다.

〈자료〉

수용액	$X(aq)$	$Y(aq)$
용질의 몰분율	0.01	0.02
1기압에서 끓는점(℃)	T_1	T_2

〈탐구 과정 및 결과〉

(가) 1기압에서 용질의 몰분율이 0.01인 $X(aq)$을 가열하며 시간에 따른 수용액의 온도를 측정하였더니 그림과 같이 t_1에서 끓기 시작하여 t_2에서 T_2 ℃가 되었다.

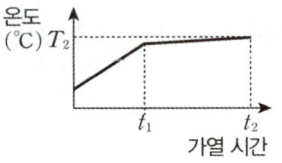

(나) t_2에서 수용액의 질량을 측정하여 용질의 몰분율을 구하였더니 0.02이었다.

학생 A의 가설이 옳다는 결론을 얻었을 때, 이에 대한 설명으로 옳은 것만을 〈보기〉에서 있는 대로 고른 것은? (단, 용질 X와 Y는 비휘발성, 비전해질이고 수용액은 라울 법칙을 따른다.)

〈보기〉
ㄱ. '끓는점'은 ㉠으로 적절하다.
ㄴ. $T_2 > T_1$이다.
ㄷ. 용질의 몰분율이 각각 0.02인 $X(aq)$과 $Y(aq)$은 몰랄 농도가 같다.

① ㄱ　　② ㄷ　　③ ㄱ, ㄴ
④ ㄴ, ㄷ　　⑤ ㄱ, ㄴ, ㄷ

130. 2018학년도 대학수학능력시험

그림은 서로 다른 농도의 A 수용액 (가), (다)와 이를 각각 묽혀 만든 수용액 (나), (라)를 나타낸 것이다.

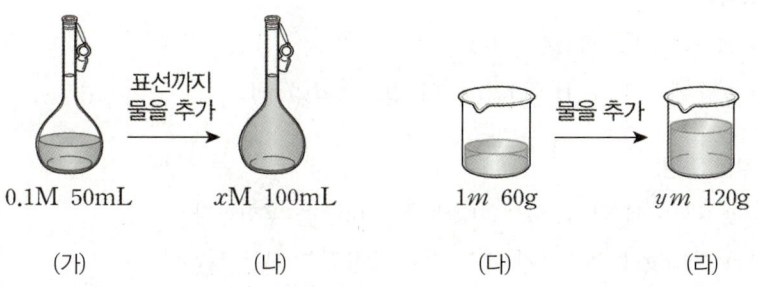

이에 대한 설명으로 옳은 것만을 〈보기〉에서 있는 대로 고른 것은? (단, (나)의 밀도는 $1\,\text{g/mL}$이고, A의 화학식량은 200이다.)

───────────〈보기〉───────────
ㄱ. A의 질량은 (다)가 (가)의 10배이다.
ㄴ. $y > 10x$이다.
ㄷ. (나)와 (라)를 모두 섞은 수용액의 퍼센트 농도는 5%이다.
──────────────────────────

① ㄱ　　② ㄴ　　③ ㄱ, ㄷ
④ ㄴ, ㄷ　　⑤ ㄱ, ㄴ, ㄷ

131. 2019학년도 6월 대학수학능력시험 모의평가

다음은 다양한 농도의 질산(HNO_3) 수용액을 만드는 실험이다.

⟨자료⟩
- HNO_3의 화학식량 : 63
- $t\,℃$에서 $1M$ $HNO_3(aq)$의 밀도 : $d\,g/mL$

⟨실험 과정⟩
(가) 63% $HNO_3(aq)$ 20 g과 물 106 g을 혼합한다.
(나) 물 x g에 과정 (가)에서 만든 수용액을 모두 넣는다.
(다) 물 y g에 과정 (나)에서 만든 수용액을 모두 넣는다.

⟨실험 결과⟩

과정	(가)	(나)	(다)
$HNO_3(aq)$ 농도	a%	$1M$	$0.1m$

이에 대한 설명으로 옳은 것만을 ⟨보기⟩에서 있는 대로 고른 것은? (단, 용액의 온도는 $t\,℃$로 일정하다.)

⟨보기⟩
ㄱ. $a = 10$이다.
ㄴ. $x = 200d - 126$이다.
ㄷ. $x + y > 1900$이다.

① ㄱ ② ㄷ ③ ㄱ, ㄴ
④ ㄴ, ㄷ ⑤ ㄱ, ㄴ, ㄷ

132. 2017학년도 6월 대학수학능력시험 모의평가

그림 (가)는 화합물 X와 Y가 각각 30℃와 50℃에서 평형에 도달한 상태를 나타낸 것이고, (나)는 X와 Y의 증기 압력 곡선을 순서 없이 나타낸 것이다. 대기압은 760 mmHg이다.

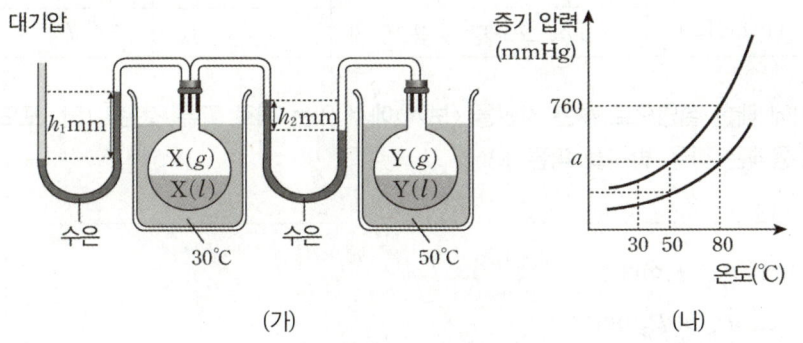

이에 대한 설명으로 옳은 것만을 〈보기〉에서 있는 대로 고른 것은? (단, 모든 과정에서 용기에 X(l)가 Y(l)가 남아 있다.)

〈보기〉
ㄱ. 분자 간 인력은 X(l)가 Y(l)보다 크다.
ㄴ. (나)에서 $a = 760 - h_1 + h_2$이다.
ㄷ. X(l)의 온도를 80℃로 높이면 X(l)와 Y(l) 사이에 있는 수은 기둥의 높이 차가 증가한다.

① ㄱ ② ㄷ ③ ㄱ, ㄴ
④ ㄴ, ㄷ ⑤ ㄱ, ㄴ, ㄷ

133. 2018학년도 대학수학능력시험

표는 물과 포도당 수용액의 온도와 증기 압력에 대한 자료이다.

온도(℃)		t_1	t_2
증기 압력 (mmHg)	물	P_1	P_2
	am 포도당 수용액	P_2	P_3

이에 대한 설명으로 옳은 것만을 〈보기〉에서 있는 대로 고른 것은? (단, 포도당 수용액은 라울 법칙을 따른다.)

〈보기〉
ㄱ. $t_1 > t_2$이다.
ㄴ. $P_1 > P_3$이다.
ㄷ. $\dfrac{P_2}{P_1} > \dfrac{P_3}{P_2}$이다.

① ㄱ ② ㄷ ③ ㄱ, ㄴ
④ ㄴ, ㄷ ⑤ ㄱ, ㄴ, ㄷ

134. 2017학년도 9월 대학수학능력시험 모의평가

표는 용액 (가)~(라)에 대한 자료를, 그림은 1기압에서 (가)~(다)를 각각 가열할 때 시간에 따른 용액의 온도를 나타낸 것이다. 용매로 사용한 A와 B의 기준 끓는점은 각각 78℃, 80℃이다.

용액	용매	용질
(가)	A 100 g	X 2a g
(나)	A 100 g	Y a g
(다)	B 300 g	Y 2a g
(라)	B 200 g	X 3a g

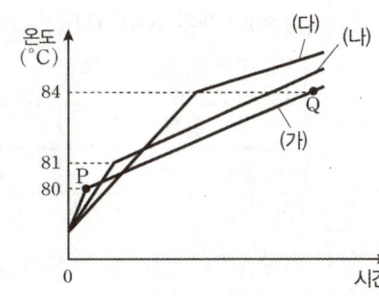

이에 대한 설명으로 옳은 것만을 〈보기〉에서 있는 대로 고른 것은? (단, X와 Y는 비휘발성, 비전해질이다.)

─〈보기〉─

ㄱ. 분자량은 X가 Y의 3배이다.
ㄴ. P와 Q에서 용매의 질량비는 3:1이다.
ㄷ. (라)의 기준 끓는점은 83℃이다.

① ㄱ ② ㄷ ③ ㄱ, ㄴ
④ ㄴ, ㄷ ⑤ ㄱ, ㄴ, ㄷ

135. 2017학년도 대학수학능력시험

다음은 서로 다른 농도의 NaOH 수용액을 혼합한 후 증류수로 희석하여 0.5 M NaOH(aq)을 만드는 실험이다.

(가) 다음과 같은 NaOH(aq) A~C를 각각 2개씩 준비한다.

수용액	A	B	C
농도	2.5%	2.5 m	2.5 M
질량 또는 부피	400 g	110 g	50 mL

(나) 표와 같이 각각 두 수용액을 혼합한 후 증류수를 가하여 3개의 0.5 M NaOH(aq)을 만든다.

혼합한 수용액	A, B	A, C	B, C
0.5 M NaOH(aq)의 부피(mL)	V_1	V_2	V_3

이에 대한 설명으로 옳은 것만을 〈보기〉에서 있는 대로 고른 것은? (단, NaOH의 화학식량은 40이고, 온도는 일정하다.)

〈보기〉

ㄱ. NaOH의 몰수는 A가 C의 2배이다.
ㄴ. $V_1 = 1000$이다.
ㄷ. $V_2 = V_3$이다.

① ㄱ ② ㄷ ③ ㄱ, ㄴ
④ ㄴ, ㄷ ⑤ ㄱ, ㄴ, ㄷ

136. 2020학년도 6월 대학수학능력시험 모의평가

다음은 묽은 수용액의 삼투압에 대한 실험이다.

〈실험 과정〉

(가) 온도 T_1에서 반투막으로 분리된 장치에 물을 그림과 같이 넣는다.

(나) I과 II에 용질 A와 B를 각각 w g씩 모두 용해시킨 후, A(aq)과 B(aq)에 각각 P_A와 P_B의 외부 압력을 가하여 수면의 높이가 같아지도록 맞춘다.

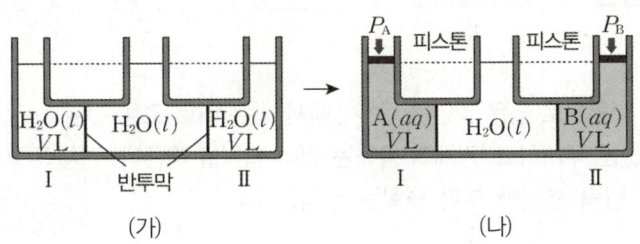

(다) 온도를 T_2로 변화시켜 과정 (가)와 (나)를 반복한다.

〈실험 결과〉

- T_1에서 측정된 압력차($\Delta P = P_A - P_B$)는 ΔP_1이다.
- T_2에서 측정된 ΔP는 ΔP_2이다.
- $\Delta P_2 > \Delta P_1 > 0$이다.

이에 대한 설명으로 옳은 것만을 〈보기〉에서 있는 대로 고른 것은? (단, 대기압은 1기압으로 일정하고, A와 B는 비전해질, 비휘발성이다. 물의 증발, 용질의 용해 및 온도 변화에 따른 수용액의 부피 변화, 피스톤의 질량과 마찰은 무시한다.)

〈보기〉

ㄱ. 분자량은 A가 B보다 크다.

ㄴ. $T_2 > T_1$이다.

ㄷ. T_1에서 용해된 A와 B가 각각 $2w$ g일 때 ΔP는 $2\Delta P_1$이다.

① ㄱ ② ㄴ ③ ㄱ, ㄷ
④ ㄴ, ㄷ ⑤ ㄱ, ㄴ, ㄷ

137. 2020학년도 6월 대학수학능력시험 모의평가

그림은 20℃에서 물이 들어 있는 실린더에 $N_2(g)$를 넣어 도달한 평형 상태 Ⅰ과, Ⅰ에서 온도를 40℃로 높여 도달한 새로운 평형 상태 Ⅱ를 나타낸 것이다. 표는 이와 관련된 자료이다.

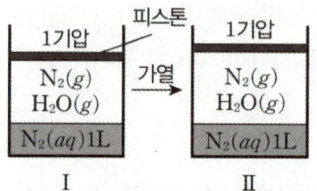

평형 상태	Ⅰ	Ⅱ
$N_2(g)$의 부분 압력(기압)	P_1	P_2
$N_2(aq)$의 몰농도(M)	a_1	a_2

이에 대한 설명으로 옳은 것만을 〈보기〉에서 있는 대로 고른 것은? (단, 피스톤의 질량과 마찰은 무시하고, 기체의 용해는 헨리 법칙을 따른다. 기체의 용해에 따른 물의 증기 압력 변화와 부피 변화는 무시한다.)

〈보기〉

ㄱ. $P_2 > P_1$이다.
ㄴ. $a_1 > a_2$이다.
ㄷ. Ⅱ에서 외부 압력이 2기압일 때 $N_2(aq)$의 몰농도는 $2a_2$ M이다.

① ㄱ ② ㄴ ③ ㄷ
④ ㄱ, ㄴ ⑤ ㄴ, ㄷ

138. 2019학년도 6월 대학수학능력시험 모의평가

그림 (가)는 $t\,^\circ\text{C}$, 1기압에서 $H_2O(l)$이 들어 있는 실린더에 $He(g)$을 넣어 평형에 도달한 상태를, (나)는 (가)에 $A(s)$를 녹인 후 평형에 도달한 상태를 나타낸 것이다. (가)와 (나)에서 혼합 기체의 부피비는 (가) : (나) $= 81 : 80$이고, $t\,^\circ\text{C}$에서 $H_2O(l)$의 증기 압력은 0.2기압이다.

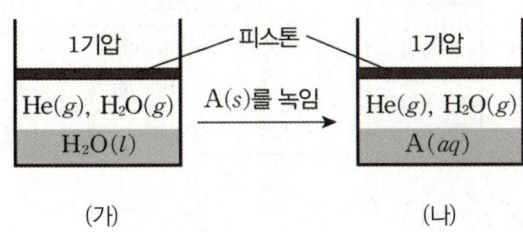

(가)   (나)

(나)의 수용액에서 A의 몰분율은? (단, 온도와 외부 압력은 일정하고, $He(g)$의 용해, 피스톤의 질량과 마찰은 무시한다. 용질 A는 비전해질, 비휘발성이며, 용액은 라울 법칙을 따른다.)

① $\dfrac{1}{10}$ ② $\dfrac{1}{20}$ ③ $\dfrac{1}{30}$

④ $\dfrac{1}{40}$ ⑤ $\dfrac{1}{80}$

139. 2019학년도 9월 대학수학능력시험 모의평가

그림은 $t\,°C$에서 물이 들어 있는 두 실린더에 $A(g)$와 $B(g)$를 각각 a몰씩 넣은 후 기체가 물에 용해되어 도달한 평형 상태 (가)와 (나)를 나타낸 것이고, 표는 (가)와 (나)에 대한 자료이다.

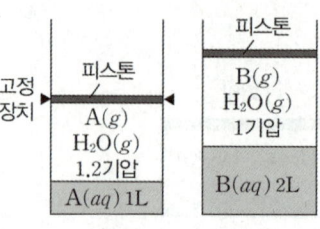

평형 상태	(가)	(나)
수용액에 용해된 용질의 질량(g)	w	$2w$
물의 증기 압력(기압)	0.2	0.2

(가)   (나)

이에 대한 설명으로 옳은 것만을 〈보기〉에서 있는 대로 고른 것은? (단, 온도와 대기압은 각각 $t\,°C$, 1기압으로 일정하고, 물에 대한 기체의 용해는 헨리 법칙을 따른다. 기체의 용해에 의한 물의 부피와 증기 압력의 변화, 피스톤의 질량과 마찰은 무시한다.)

〈보기〉
ㄱ. (가)에서 $A(g)$의 부분 압력은 1기압이다.
ㄴ. 각 기체의 부분 압력이 1기압일 때 물에 대한 용해도(g/L)는 $A(g)$와 $B(g)$가 같다.
ㄷ. (가)에서 고정 장치를 제거하여 새롭게 도달한 평형에서
$\dfrac{A(g)\text{의 부분 압력}}{H_2O(g)\text{의 부분 압력}} > 5$이다.

① ㄱ   ② ㄴ   ③ ㄱ, ㄷ
④ ㄴ, ㄷ   ⑤ ㄱ, ㄴ, ㄷ

140. 2017학년도 6월 대학수학능력시험 모의평가

그림은 1기압에서 물 1 kg에 ㉠ X와 Y의 혼합물 a g을 녹여 만든 수용액 A에 X 또는 Y를 추가할 때, 추가한 용질의 양에 따른 용액의 어는점을 나타낸 것이다. 물의 몰랄 내림 상수(K_f)는 k ℃/m이다.

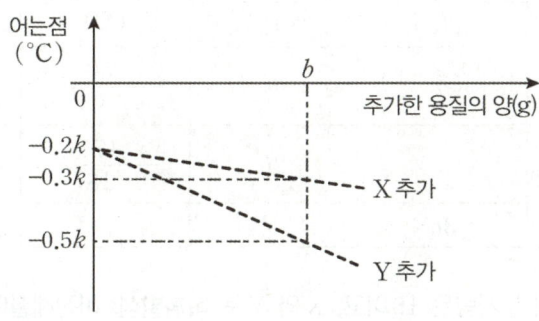

㉠에 들어 있는 $\dfrac{\text{X의 질량}}{\text{Y의 질량}}$ 은? (단, X와 Y는 비휘발성, 비전해질이고 서로 반응하지 않는다.)

① $\dfrac{b-3a}{2b-2a}$ ② $\dfrac{3a-2b}{2b-a}$ ③ $\dfrac{2b-a}{3a-2b}$

④ $\dfrac{3a-b}{2b-3a}$ ⑤ $\dfrac{3a-2b}{b-3a}$

141. 2017학년도 대학수학능력시험

표는 25℃에서 물 180 g에 X와 Y를 녹인 수용액 I~III에 대한 자료이다. 물의 몰랄 내림 상수(K_f)는 k℃/m이고, 25℃에서 물의 증기 압력은 P이다.

수용액	용질의 질량(g)		기준 어는점 (℃)	증기 압력
	X(s)	Y(s)		
I	a	b	$-\dfrac{50}{9}k$	
II	a	$2b$	$-\dfrac{175}{18}k$	
III	$3a$	b		x

x는? (단, 물의 분자량은 18이고, X와 Y는 비휘발성, 비전해질이며 서로 반응하지 않는다. 수용액은 라울 법칙을 따른다.)

① $\dfrac{10}{11}P$　　② $\dfrac{20}{23}P$　　③ $\dfrac{6}{11}P$

④ $\dfrac{5}{11}P$　　⑤ $\dfrac{3}{23}P$

142. 2018학년도 6월 대학수학능력시험 모의평가

표는 1기압에서 100 g의 용매 X와 Y에 용질 A를 각각 녹였을 때, 용매와 용액의 끓는점을 나타낸 것이다. 기준 끓는점은 Y가 X보다 높고, A의 분자량은 M이다.

A의 질량(g)	용매와 용액의 끓는점(K)	
	용매 X 100 g	용매 Y 100 g
0	T_1	
a	T_2	T_2
$2a$	T_3	T_4

이에 대한 설명으로 옳은 것만을 〈보기〉에서 있는 대로 고른 것은? (단, A는 비휘발성, 비전해질이고, 용액은 라울 법칙을 따른다.)

〈보기〉

ㄱ. T_1 K에서 증기 압력은 X가 Y보다 크다.

ㄴ. Y의 몰랄 오름 상수(K_b)는 $\dfrac{M(T_4 - T_2)}{10a}$ K/m이다.

ㄷ. $T_4 > T_3$이다.

① ㄱ ② ㄷ ③ ㄱ, ㄴ
④ ㄴ, ㄷ ⑤ ㄱ, ㄴ, ㄷ

BEST SELECTION+

일반화학추론 300제

MEGAMD
PHARMACY EDUCATION ELIGIBILITY TEST

PART V

열화학

9 반응열
10 열역학

143.

그림 (가)는 물질 X 1g의 온도에 따른 부피를, (나)는 t_1℃, 10g의 X에 가한 열량에 따른 X의 온도를 나타낸 것이다. y℃에서 X는 액체이다.

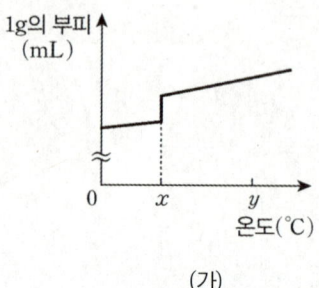
(가)

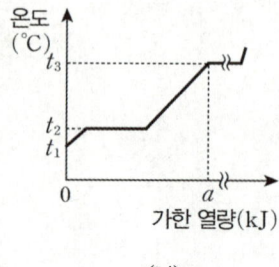
(나)

이에 대한 설명으로 옳은 것만을 〈보기〉에서 있는 대로 고른 것은? (단, 압력은 1기압으로 일정하다.)

―〈보기〉―

ㄱ. x는 t_2이다.
ㄴ. 밀도는 $X(s)$가 $X(l)$보다 크다.
ㄷ. t_1℃, 20g의 X에 akJ의 열량을 가했을 때, X의 온도는 t_3℃이다.

① ㄱ ② ㄷ ③ ㄱ, ㄴ
④ ㄴ, ㄷ ⑤ ㄱ, ㄴ, ㄷ

다음은 질산 암모늄(NH_4NO_3)의 용해와 관련된 실험이다.

〈실험 과정〉
(가) 25℃의 물이 들어 있는 시험관에 일정량의 $NH_4NO_3(s)$을 넣는다.
(나) ㉠ $NH_4NO_3(s)$이 용해되면서 나타나는 온도 변화와 시험관의 바깥벽에 나타나는 현상을 관찰한다.

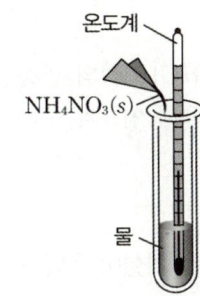

〈실험 결과〉
• 수용액의 온도가 내려가면서 시험관 바깥벽에 공기 중 ㉡ 수증기가 물방울이 되어 맺혔다.

㉠ 과정의 엔탈피 변화(ΔH_1)와 ㉡ 과정의 엔탈피 변화(ΔH_2)의 부호 또는 값으로 옳은 것은? (단, 외부 온도와 대기압은 각각 25℃와 1기압으로 일정하다.)

	ΔH_1	ΔH_2		ΔH_1	ΔH_2
①	+	+	②	+	−
③	−	+	④	−	0
⑤	−	−			

145. 2019학년도 6월 대학수학능력시험 모의평가

다음은 어떤 학생이 엔탈피에 관한 가설을 세운 후, 그 가설을 검증하기 위해 설계한 3단계 실험이다.

〈가설〉
- $NaOH(s)$과 $HCl(aq)$이 반응하여 $NaCl(aq)$과 $H_2O(l)$이 생성되는 반응의 엔탈피 변화는 반응 경로와 무관하다.

〈실험 단계〉
- 단계 Ⅰ : $NaOH(s)$과 $HCl(aq)$의 반응 엔탈피 구하기
- 단계 Ⅱ : $NaOH(s)$의 용해 엔탈피 구하기
- 단계 Ⅲ : (가) 구하기

학생이 설계한 실험을 수행하여 위 가설이 옳다는 결론을 얻었을 때, (가)로 가장 적절한 것은? (단, 압력은 일정하다.)

① $HCl(g)$의 용해 엔탈피
② $NaCl(s)$의 용해 엔탈피
③ $NaOH(s)$과 $HCl(g)$의 반응 엔탈피
④ $NaOH(aq)$과 $HCl(g)$의 반응 엔탈피
⑤ $NaOH(aq)$과 $HCl(aq)$의 반응 엔탈피

146. 기본 2015학년도 대학수학능력시험

다음은 25℃, 1기압에서 2가지 열화학 반응식과 3가지 결합의 결합 에너지이다.

- $H_2(g) + F_2(g) \rightarrow 2HF(g)$ $\Delta H = -546$ kJ
- $F_2(g) + 2HCl(g) \rightarrow Cl_2(g) + 2HF(g)$ $\Delta H = a$ kJ

구분	H – H	H – Cl	Cl – Cl
결합 에너지(kJ/몰)	436	431	242

a는?

① −730   ② −454   ③ −362
④ −299   ⑤ 454

147. 기본 2019년 변리사

다음은 25 ℃에서 산소에 대한 자료이다.

- $O_2(g)$의 결합 엔탈피: $498 \, \text{kJ/mol}$
- $O_2(g) + O(g) \rightarrow O_3(g)$ $\Delta H° = -106 \, \text{kJ}$

이 자료로부터 구한 25 ℃에서의 $O_3(g)$의 표준 생성 엔탈피($\Delta H_f°$, kJ/mol)는?

① 90　　　　② 102　　　　③ 143
④ 286　　　　⑤ 392

148. 2015학년도 9월 대학수학능력시험 모의평가

다음은 25℃, 1기압에서 두 반응의 엔탈피(H) 변화와 이 반응에 관련된 세 물질의 생성 엔탈피를 나타낸 것이다.

H

$C(g) + 4H(g) + 4O(g)$

ΔH_1 ΔH_2

$CH_4(g) + 2O_2(g)$

$CO_2(g) + 2H_2O(g)$

물질	생성 엔탈피(ΔH)
$CH_4(g)$	a
$CO_2(g)$	b
$H_2O(g)$	c

이에 대한 설명으로 옳은 것만을 〈보기〉에서 있는 대로 고른 것은?

― 〈보기〉 ―

ㄱ. C-H의 결합 에너지는 $\dfrac{\Delta H_1}{4}$ 이다.

ㄴ. ΔH_2는 $-(b+2c)$보다 크다.

ㄷ. $\Delta H_1 - \Delta H_2$는 $-a+b+2c$이다.

① ㄴ　　② ㄷ　　③ ㄱ, ㄴ
④ ㄱ, ㄷ　　⑤ ㄴ, ㄷ

149. 기본 2017학년도 9월 대학수학능력시험 모의평가

다음은 25℃에서 NaH과 관련된 자료이다.

- H_2의 결합 에너지 = 436 kJ/몰
- NaH(s)의 표준 생성 엔탈피 = -56 kJ/몰
- $H(g) + e^- \rightarrow H^-(g)$ $\Delta H = -73$ kJ
- $Na(s) \rightarrow Na^+(g) + e^-$ $\Delta H = 603$ kJ

이 자료로부터 구한 반응 $NaH(s) \rightarrow Na^+(g) + H^-(g)$의 반응 엔탈피($\Delta H$)는?

① 692 kJ   ② 804 kJ   ③ 877 kJ
④ 933 kJ   ⑤ 1022 kJ

150.

다음은 25 ℃, 표준 상태에서 $C_2H_4(g)$이 분해되는 반응의 열화학 반응식이다.

$$C_2H_4(g) \rightarrow 2C(g) + 4H(g) \quad \Delta H = a \text{ kJ}$$

표는 4가지 물질의 표준 생성 엔탈피이다.

물질	$C(s, 흑연)$	$C(g)$	$H(g)$	$C_2H_4(g)$
표준 생성 엔탈피 (kJ/몰)	0	x	218	52

25 ℃, 표준 상태에서 이에 대한 설명으로 옳은 것만을 〈보기〉에서 있는 대로 고른 것은?

〈보기〉
ㄱ. $C(s, 흑연)$의 승화 엔탈피는 x kJ/몰이다.
ㄴ. $H_2(g)$의 결합 에너지는 218 kJ/몰이다.
ㄷ. $a > 820$이다.

① ㄱ ② ㄴ ③ ㄱ, ㄷ
④ ㄴ, ㄷ ⑤ ㄱ, ㄴ, ㄷ

151. 2018학년도 9월 대학수학능력시험 모의평가

다음은 25℃, 1기압에서 3가지 열화학 반응식이다.

- $C_3H_8(g) + 5O_2(g) \rightarrow 3CO_2(g) + 4H_2O(l)$ $\Delta H = a$
- $C(s, 흑연) + O_2(g) \rightarrow CO_2(g)$ $\Delta H = b$
- $2H_2(g) + O_2(g) \rightarrow 2H_2O(l)$ $\Delta H = c$

25℃, 1기압에서 이에 대한 설명으로 옳은 것만을 〈보기〉에서 있는 대로 고른 것은?

―〈보기〉―

ㄱ. $C_3H_8(g)$의 연소 엔탈피(ΔH)는 a이다.
ㄴ. $C_3H_8(g)$의 생성 엔탈피(ΔH)는 $2c + 3b - a$이다.
ㄷ. 1몰의 $H_2O(l)$이 가장 안정한 성분 원소로 분해될 때, 엔탈피 변화(ΔH)는 $-c$이다.

① ㄱ ② ㄷ ③ ㄱ, ㄴ
④ ㄴ, ㄷ ⑤ ㄱ, ㄴ, ㄷ

152. 2019학년도 9월 대학수학능력시험 모의평가

다음은 25 ℃, 1기압에서 $N_2H_4(l)$과 관련된 열화학 반응식이고, 표는 3가지 결합의 결합 에너지를 나타낸 것이다.

$$N_2(g) + 2H_2O(g) \rightarrow N_2H_4(l) + O_2(g) \quad \Delta H = 532 \text{ kJ}$$

결합	H－H	O＝O	O－H
결합 에너지(kJ/몰)	436	498	463

이 자료로부터 구한 $N_2H_4(l)$의 표준 생성 엔탈피(kJ/몰)는?

① 50 ② 61 ③ 88
④ 482 ⑤ 1014

153. 2018학년도 대학수학능력시험

표는 25°C, 표준 상태에서 분자식이 C_3H_6인 두 물질 $A(g)$, $B(g)$의 생성 엔탈피와 연소 엔탈피에 대한 자료이고, 그림은 25°C, 표준 상태에서 $A(g)$, $B(g)$의 연소 반응의 엔탈피(H) 관계를 각각 나타낸 것이다. ㉠과 ㉡은 각각 $A(g)$, $B(g)$ 중 하나이다.

물질	$A(g)$	$B(g)$
생성 엔탈피 (kJ/몰)	20	53
연소 엔탈피 (kJ/몰)	-2058	x

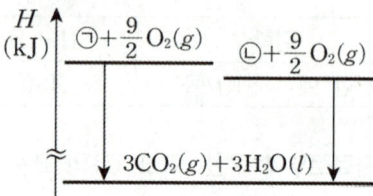

이에 대한 설명으로 옳은 것만을 〈보기〉에서 있는 대로 고른 것은?

〈보기〉

ㄱ. ㉠은 $B(g)$이다.

ㄴ. $x = -2091$이다.

ㄷ. 25°C, 표준 상태에서 $CO_2(g)$의 생성 엔탈피와 $H_2O(l)$의 생성 엔탈피의 합은 $\dfrac{-2038}{3}$ kJ/몰이다.

① ㄱ ② ㄷ ③ ㄱ, ㄴ
④ ㄴ, ㄷ ⑤ ㄱ, ㄴ, ㄷ

154. 연습 2020학년도 6월 대학수학능력시험 모의평가

표는 25°C, 표준 상태에서 4가지 물질에 대한 자료이다.

물질	NO(g)	NO$_2$(g)	N$_2$(g)	O$_2$(g)
생성 엔탈피(kJ/몰)	91	33	0	0
결합 에너지의 총합(kJ/몰)	x	y	945	498

25°C, 표준 상태에서 이에 대한 설명으로 옳은 것만을 〈보기〉에서 있는 대로 고른 것은?

─〈보기〉─

ㄱ. 2NO(g)+O$_2$(g) → 2NO$_2$(g) 반응의 반응 엔탈피는 −116 kJ이다.

ㄴ. N(g)의 생성 엔탈피는 945 kJ/몰이다.

ㄷ. $|x-y| = 307$이다.

① ㄱ   ② ㄴ   ③ ㄱ, ㄷ
④ ㄴ, ㄷ   ⑤ ㄱ, ㄴ, ㄷ

155. 연습 2019학년도 대학수학능력시험

다음은 25 ℃, 표준 상태에서 3가지 열화학 반응식과 반응물의 표준 생성 엔탈피를 비교한 자료이다.

〈열화학 반응식〉

- $C_2H_2(g) \rightarrow 2C(s, 흑연) + H_2(g)$ $\quad \Delta H_1$
- $C_2H_4(g) \rightarrow C_2H_2(g) + H_2(g)$ $\quad \Delta H_2$
- $C_2H_6(g) \rightarrow C_2H_4(g) + H_2(g)$ $\quad \Delta H_3$

〈자료〉

- 표준 생성 엔탈피 비교 : $C_2H_2(g) > C_2H_4(g) > 0 > C_2H_6(g)$

이에 대한 설명으로 옳은 것만을 〈보기〉에서 있는 대로 고른 것은? (단, $H_2(g)$와 $C(s, 흑연)$의 표준 생성 엔탈피는 모두 0이다.)

〈보기〉

ㄱ. $\Delta H_2 > 0$이다.
ㄴ. $|\Delta H_2 + \Delta H_3| > |\Delta H_1|$이다.
ㄷ. $\Delta H_1 + \Delta H_2 + \Delta H_3$은 $C_2H_6(g)$의 표준 생성 엔탈피와 같다.

① ㄱ ② ㄷ ③ ㄱ, ㄴ
④ ㄴ, ㄷ ⑤ ㄱ, ㄴ, ㄷ

156. 연습 2017년 변리사

다음은 298 K에서 반응 $2A(g) \rightarrow B(g)$에 관한 자료이다.

표준 반응 엔탈피(ΔH_r°)	-110 kJ/mol
B(g)의 표준 생성 엔탈피(ΔH_f°)	-10 kJ/mol
A(g)의 표준 연소 엔탈피(ΔH_c°)	-750 kJ/mol

298 K에서 이에 관한 설명으로 옳은 것만을 〈보기〉에서 있는 대로 고른 것은? (단, q_P와 q_V는 각각 일정 압력과 일정 부피에서 진행되는 반응의 열이고, 기체는 이상 기체로 거동한다.)

―〈보기〉―
ㄱ. A(g)의 표준 생성 엔탈피는 50 kJ/mol이다.
ㄴ. B(g)의 표준 연소 엔탈피는 -1390 kJ/mol이다.
ㄷ. A(g) 2 mol이 등온 반응하여 B(g) 1 mol이 생성되었을 때, $q_P > q_V$이다.

① ㄱ ② ㄷ ③ ㄱ, ㄴ
④ ㄴ, ㄷ ⑤ ㄱ, ㄴ, ㄷ

157. 2020학년도 6월 대학수학능력시험 모의평가

그림은 고립계에서 A(g)로부터 B(g)가 생성되는 반응이 자발적으로 일어나는 것을 모형으로 나타낸 것이다.

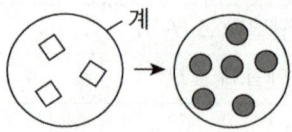

이에 대한 설명으로 옳은 것만을 〈보기〉에서 있는 대로 고른 것은?

〈보기〉
ㄱ. 계의 엔트로피는 증가한다.
ㄴ. 계의 에너지는 증가한다.
ㄷ. 계의 질량은 증가한다.

① ㄱ　　② ㄴ　　③ ㄷ
④ ㄱ, ㄴ　　⑤ ㄴ, ㄷ

다음은 온도와 압력이 일정하게 유지되는 실린더에서 자발적으로 일어나는 $N_2(g) + 3H_2(g) \rightarrow 2NH_3(g)$ 반응에 대한 세 학생의 대화이다.

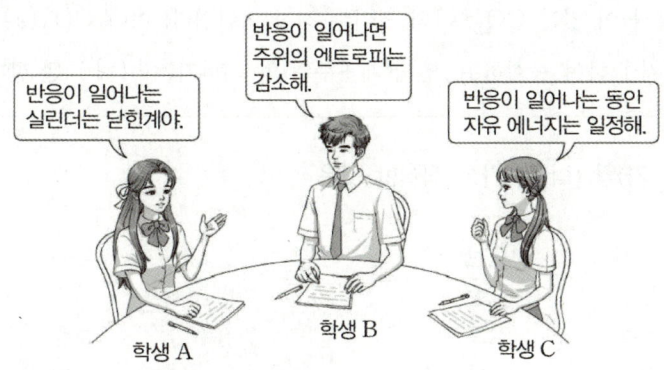

제시한 내용이 옳은 학생만을 있는 대로 고른 것은?

① A ② B ③ A, C
④ B, C ⑤ A, B, C

159. 2019학년도 6월 대학수학능력시험 모의평가

다음은 25℃, 1기압에서 비커에 들어 있는 드라이아이스($CO_2(s)$)의 변화에 대한 설명이다.

> 비커에 들어 있는 $CO_2(s)$의 크기는 점점 작아진다. 이때 $CO_2(s)$는 열을 (가) 하여 승화하고, 전체(계+주위)의 에너지는 (나) 된/한다.

다음 중 (가)와 (나)로 가장 적절한 것은?

	(가)	(나)		(가)	(나)
①	방출	보존	②	방출	증가
③	흡수	감소	④	흡수	보존
⑤	흡수	증가			

160.

다음은 어떤 학생이 수행한 탐구 활동이다.

⟨탐구 과정 및 결과⟩
(가) 25℃에서, 풍선에 소량의 드라이아이스($CO_2(s)$)를 넣어 묶은 후, 질량을 측정한다.
(나) 30초 간격으로 5분 동안 풍선의 변화를 관찰하였더니 부피는 점점 증가했고, 질량 변화는 없었다.

풍선 내부의 변화에 대한 설명으로 옳은 것만을 ⟨보기⟩에서 있는 대로 고른 것은? (단, 온도와 대기압은 일정하다.)

⟨보기⟩
ㄱ. (나)에서 엔트로피는 증가한다.
ㄴ. (나)에서 기체의 몰수는 증가한다.
ㄷ. $CO_2(s) \to CO_2(g)$는 자발적이다.

① ㄱ ② ㄴ ③ ㄱ, ㄷ
④ ㄴ, ㄷ ⑤ ㄱ, ㄴ, ㄷ

161. 기본 2019학년도 6월 대학수학능력시험 모의평가

다음은 냉각 팩에서 사용되는 질산 암모늄($NH_4NO_3(s)$)의 용해와 손난로에서 사용되는 철($Fe(s)$)의 산화 반응의 화학 반응식이다.

- $NH_4NO_3(s) \rightarrow NH_4^+(aq) + NO_3^-(aq)$
- $4Fe(s) + 3O_2(g) \rightarrow 2Fe_2O_3(s)$

두 반응이 각각 진행될 때, 공통적으로 증가하는 것만을 〈보기〉에서 있는 대로 고른 것은? (단, 압력은 1기압이고, 계는 반응물과 생성물만으로 구성된다.)

〈보기〉

ㄱ. 전체의 엔트로피($S_{전체}$)
ㄴ. 계의 엔트로피($S_{계}$)
ㄷ. 엔탈피(H)

① ㄱ ② ㄴ ③ ㄱ, ㄷ
④ ㄴ, ㄷ ⑤ ㄱ, ㄴ, ㄷ

162.

그림은 이산화 탄소(CO_2)의 상평형 그림을, 표는 온도와 압력에 따른 CO_2의 안정한 상을 나타낸 것이다. $t_1 < t_0$이다.

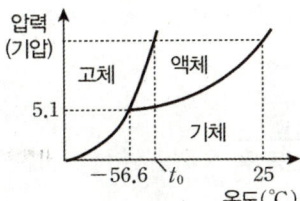

온도(℃)	압력(기압)	안정한 상
t_1	P_1	액체
t_1	P_2	액체, 고체

이에 대한 설명으로 옳은 것만을 〈보기〉에서 있는 대로 고른 것은?

───〈보기〉───

ㄱ. $P_1 > 5.1$이다.

ㄴ. 25℃, P_1 기압에서 $CO_2(l) \rightarrow CO_2(g)$ 반응의 자유 에너지 변화(ΔG)는 0보다 작다.

ㄷ. $P_1 > P_2$이다.

① ㄱ   ② ㄷ   ③ ㄱ, ㄴ
④ ㄴ, ㄷ   ⑤ ㄱ, ㄴ, ㄷ

163. 2018학년도 대학수학능력시험

그림은 온도와 압력이 일정하게 유지되는 실린더에서 기체 A가 반응하여 기체 B를 생성할 때, 반응 전후 실린더 속 기체의 전체 몰수를 나타낸 것이다.

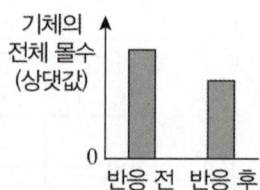

이 반응이 자발적으로 일어날 때, 실린더 속 기체에 대한 설명으로 옳은 것만을 〈보기〉에서 있는 대로 고른 것은? (단, 실린더에서 피스톤의 질량과 마찰은 무시한다.)

―〈보기〉―
ㄱ. 엔트로피(S)는 반응 후가 반응 전보다 크다.
ㄴ. 자유 에너지(G)는 반응 후가 반응 전보다 크다.
ㄷ. 엔탈피(H)는 반응 후가 반응 전보다 작다.

① ㄱ   ② ㄴ   ③ ㄷ
④ ㄱ, ㄴ   ⑤ ㄴ, ㄷ

164. 2020학년도 6월 대학수학능력시험 모의평가

표는 25℃, 표준 상태에서 반응 (가)~(다)의 반응 엔탈피(ΔH)와 반응 엔트로피(ΔS)에 대한 자료이다.

반응	(가)	(나)	(다)
ΔH(kJ)	−65	280	−200
ΔS(J/K)	120	−140	−190

표준 상태에서 이에 대한 설명으로 옳은 것만을 〈보기〉에서 있는 대로 고른 것은? (단, 온도에 따른 ΔH와 ΔS의 변화는 없다.)

─〈보기〉─

ㄱ. (가)는 모든 온도에서 자발적이다.
ㄴ. 2000 K에서 (나)의 자유 에너지 변화(ΔG)는 0이다.
ㄷ. 300 K에서 (다)는 비자발적이다.

① ㄱ   ② ㄴ   ③ ㄷ
④ ㄱ, ㄴ   ⑤ ㄱ, ㄷ

165. 2017학년도 6월 대학수학능력시험 모의평가

그림은 1기압에서 물(H_2O)과 아세트산(CH_3COOH)의 어는점과 끓는점을 나타낸 것이다.

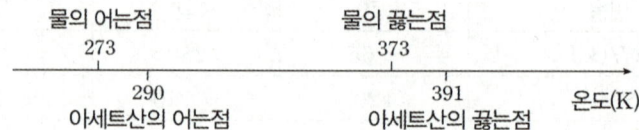

이에 대한 설명으로 옳은 것만을 〈보기〉에서 있는 대로 고른 것은? (단, 압력은 1기압이고, ΔH와 ΔS는 각각 계의 엔탈피 변화와 엔트로피 변화이다.)

〈보기〉

ㄱ. 250 K에서 1몰의 자유 에너지(G)는 $CH_3COOH(s)$이 $CH_3COOH(l)$보다 크다.

ㄴ. 300 K에서 $H_2O(s) \rightarrow H_2O(l)$ 반응의 $|\Delta S_\text{계}| > |\Delta S_\text{주위}|$이다.

ㄷ. 400 K에서 $CH_3COOH(l) \rightarrow CH_3COOH(g)$ 반응의 $\dfrac{\Delta H}{\Delta S} > 400$ K이다.

① ㄱ ② ㄴ ③ ㄷ
④ ㄱ, ㄴ ⑤ ㄴ, ㄷ

166. 2019학년도 대학수학능력시험

그림은 표준 상태에서 화합물 A에 대하여 절대 온도에 따른 엔트로피(S)를 나타낸 것이다. T_2, 표준 상태에서 A는 액체이다.

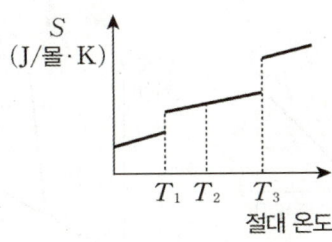

표준 상태에서 이에 대한 설명으로 옳은 것만을 〈보기〉에서 있는 대로 고른 것은? (단, ΔH와 ΔS는 각각 반응 엔탈피와 반응 엔트로피이다.)

〈보기〉
ㄱ. T_1에서 A(s) → A(l) 반응의 ΔH는 0보다 작다.
ㄴ. T_1에서 A(s) → A(l) 반응의 ΔS는 T_3에서 A(l) → A(g) 반응의 ΔS보다 작다.
ㄷ. T_2에서 A(l) → A(g) 반응의 $\Delta H - T_2 \Delta S$는 0보다 작다.

① ㄱ   ② ㄴ   ③ ㄷ
④ ㄱ, ㄴ   ⑤ ㄴ, ㄷ

167.

그림 (가)는 1기압에서 반응 $X(\alpha) \rightarrow X(\beta)$의 온도에 따른 자유 에너지 변화 ($\Delta G$)를, (나)는 X의 상평형 그림을 나타낸 것이다. $X(\alpha)$와 $X(\beta)$의 상은 각각 고체, 액체, 기체 중 하나이다.

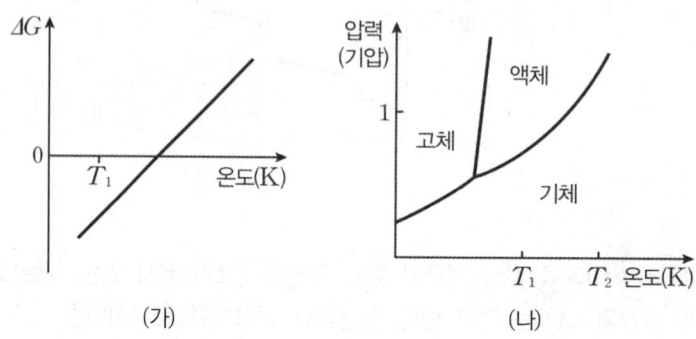

(가)   (나)

1기압에서 이 반응에 대한 설명으로 옳은 것만을 〈보기〉에서 있는 대로 고른 것은?

―〈보기〉―
ㄱ. $X(\beta)$의 상은 액체이다.
ㄴ. T_1K에서 반응 엔트로피 (ΔS)는 0보다 크다.
ㄷ. T_2K에서 자발적이다.

① ㄱ ② ㄷ ③ ㄱ, ㄴ
④ ㄴ, ㄷ ⑤ ㄱ, ㄴ, ㄷ

168. 기본 2017학년도 9월 대학수학능력시험 모의평가

다음은 물질 X의 2가지 상변화에 대한 열화학 반응식이다.

$$X(s) \rightarrow X(l) \qquad \Delta H_1,\ \Delta S_1$$
$$X(g) \rightarrow X(s) \qquad \Delta H_2,\ \Delta S_2$$

표는 X의 상평형 그림에서 온도와 압력이 다른 3가지 상태 (가)~(다)에 대한 자료이다.

상태	온도	압력(기압)	X의 가장 안정한 상
(가)	T	P	고체, 액체, 기체
(나)	$T-a$	1	고체, 액체
(다)	$T+b$	1.2	액체, 기체

이에 대한 설명으로 옳은 것만을 〈보기〉에서 있는 대로 고른 것은? (단, a와 b는 양의 값이다.)

―〈보기〉―

ㄱ. $P<1$이다.

ㄴ. (기준 끓는점－기준 어는점)$<(a+b)$이다.

ㄷ. (가)에서 $\dfrac{\Delta H_1}{\Delta S_1} > \dfrac{\Delta H_2}{\Delta S_2}$이다.

① ㄱ   ② ㄷ   ③ ㄱ, ㄴ
④ ㄴ, ㄷ   ⑤ ㄱ, ㄴ, ㄷ

169. 2019학년도 대학수학능력시험

다음은 300 K, 표준 상태에서 기체 A와 B가 반응하여 기체 C와 D를 생성하는 반응의 열화학 반응식이다.

$$2A(g) + 2B(g) \rightarrow C(g) + 2D(g) \quad \Delta H = x \text{ kJ} \quad \Delta S = y \text{ J/K}$$

300 K, 표준 상태에서 이 반응이 자발적일 때, 이에 대한 설명으로 옳은 것만을 〈보기〉에서 있는 대로 고른 것은?

〈보기〉

ㄱ. $y > 0$이다.

ㄴ. $x < \dfrac{3}{10}y$이다.

ㄷ. 이 반응은 흡열 반응이다.

① ㄱ   ② ㄴ   ③ ㄷ
④ ㄱ, ㄴ   ⑤ ㄴ, ㄷ

170. 2018학년도 6월 대학수학능력시험 모의평가

그림 (가)는 1기압에서 H_2O 1몰의 가열 곡선을, (나)는 1기압에서 H_2O 1몰의 융해 과정과 기화 과정에 대한 자유 에너지 변화(ΔG)를 온도에 따라 나타낸 것이다. H_2O 1몰의 융해와 기화 과정에서 반응 엔트로피는 각각 $\Delta S_{융해}$, $\Delta S_{기화}$이다.

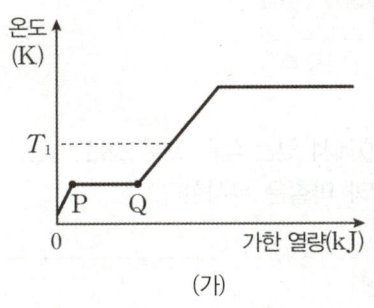
(가)

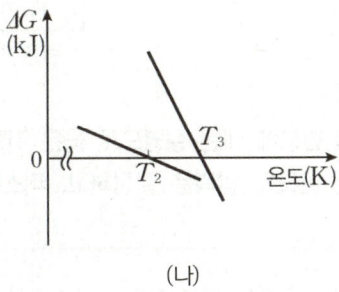
(나)

1기압에서 이에 대한 설명으로 옳은 것만을 〈보기〉에서 있는 대로 고른 것은?

〈보기〉
ㄱ. T_1K에서 1몰의 자유 에너지(G)는 $H_2O(l)$이 $H_2O(g)$보다 크다.
ㄴ. H_2O 1몰의 엔트로피(S)는 Q에서가 P에서보다 크다.
ㄷ. $T_3\Delta S_{기화} > T_2\Delta S_{융해}$이다.

① ㄱ   ② ㄴ   ③ ㄱ, ㄷ
④ ㄴ, ㄷ   ⑤ ㄱ, ㄴ, ㄷ

171. 2019학년도 9월 대학수학능력시험 모의평가

그림은 닫힌계에서 A(g)와 B(g)가 자발적으로 반응하여 C(g)를 생성할 때, 반응 전후 실린더의 모습을 나타낸 것이다.

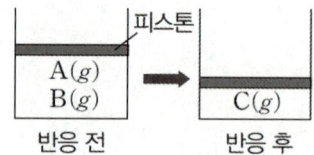

이 반응에 대한 설명으로 옳은 것만을 〈보기〉에서 있는 대로 고른 것은? (단, 계의 온도와 압력은 일정하고, 피스톤의 질량과 마찰은 무시한다.)

〈보기〉
ㄱ. 계의 엔트로피는 감소한다.
ㄴ. 계의 엔탈피는 증가한다.
ㄷ. 전체(계+주위) 엔트로피는 증가한다.

① ㄱ ② ㄴ ③ ㄱ, ㄷ
④ ㄴ, ㄷ ⑤ ㄱ, ㄴ, ㄷ

172. 2019학년도 9월 대학수학능력시험 모의평가

표는 1기압, 절대 온도 T_1, T_2에서 물질 X의 반응 $X(l) \to X(g)$에 대한 반응 엔탈피(ΔH)와 자유 에너지 변화(ΔG)를 나타낸 것이다.

절대 온도	ΔH(kJ/몰)	ΔG(kJ/몰)
T_1	a	$0.05a$
T_2	a	$0.1a$

1기압에서 이에 대한 설명으로 옳은 것만을 〈보기〉에서 있는 대로 고른 것은? (단, ΔH와 반응 엔트로피(ΔS)는 온도와 무관하게 일정하다.)

─〈보기〉─
ㄱ. $a > 0$이다.
ㄴ. $T_2 > T_1$이다.
ㄷ. X의 끓는점은 T_1보다 높다.

① ㄱ ② ㄴ ③ ㄱ, ㄴ
④ ㄱ, ㄷ ⑤ ㄴ, ㄷ

173.

다음은 온도 T, 표준 상태에서 자발적으로 일어나는 두 반응의 열화학 반응식이다.

(가) $4\text{Fe}(s) + 3\text{O}_2(g) \rightarrow 2\text{Fe}_2\text{O}_3(s)$ $\quad \Delta H_1$

(나) $\text{Fe}_2\text{O}_3(s) + 3\text{H}_2(g) \rightarrow 2\text{Fe}(s) + 3\text{H}_2\text{O}(g)$ $\quad \Delta H_2 > 0$

온도 T, 표준 상태에서 이에 대한 설명으로 옳은 것만을 〈보기〉에서 있는 대로 고른 것은? (단, $\Delta S_{계}$와 $\Delta S_{주위}$는 각각 계와 주위의 엔트로피 변화이다.)

〈보기〉

ㄱ. $\Delta H_1 < 0$이다.

ㄴ. (가)에서 $|\Delta S_{계}| > |\Delta S_{주위}|$이다.

ㄷ. (나)에서 $\Delta S_{계} > 0$이다.

① ㄱ ② ㄴ ③ ㄱ, ㄴ
④ ㄱ, ㄷ ⑤ ㄴ, ㄷ

174.

다음은 반응 (가)~(다)의 화학 반응식이고, 그림은 1기압에서 온도에 따른 (가)와 (나)의 자유 에너지 변화(ΔG)를 나타낸 것이다. x는 반응 계수이다.

(가) $A(s) + xB(g) \rightarrow 2C(g) + D(g)$
(나) $E(g) \rightarrow A(s) + C(g)$
(다) $D(g) + 2E(g) \rightarrow 3A(s) + xB(g)$

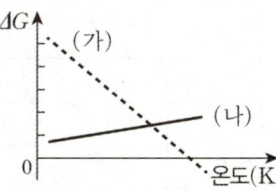

1기압에서 이에 대한 설명으로 옳은 것만을 〈보기〉에서 있는 대로 고른 것은? (단, 온도에 따른 반응 엔탈피(ΔH)와 반응 엔트로피(ΔS)의 변화는 없다.)

―〈보기〉―

ㄱ. $x > 3$이다.
ㄴ. $|\Delta S|$는 (가)에서가 (나)에서보다 크다.
ㄷ. (다)에서 $\Delta H < 0$이다.

① ㄱ   ② ㄴ   ③ ㄷ
④ ㄱ, ㄴ   ⑤ ㄴ, ㄷ

175. 2018학년도 9월 대학수학능력시험 모의평가

그림은 T_1 K에서 반응 (가)와 (나)의 $|\Delta H|$와 $|T_1 \Delta S|$를 나타낸 것이고, 표는 T_1 K와 T_2 K에서 자유 에너지 변화(ΔG)에 대한 자료이다. 반응 엔탈피와 반응 엔트로피는 각각 ΔH와 ΔS이다.

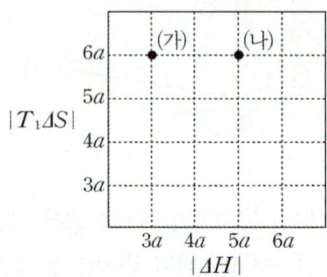

온도(K)	(가)	(나)
T_1	$\Delta G < 0$	$\Delta G > 0$
T_2	$\Delta G = 0$	$\Delta G < 0$

이에 대한 설명으로 옳은 것만을 〈보기〉에서 있는 대로 고른 것은? (단, 압력은 1기압으로 일정하고, 온도에 따른 ΔH와 ΔS의 변화는 없다.)

──〈보기〉──
ㄱ. (가)의 $\Delta S > 0$이다.
ㄴ. (나)의 $\Delta H > 0$이다.
ㄷ. $T_2 > T_1$이다.

① ㄱ ② ㄴ ③ ㄱ, ㄷ
④ ㄴ, ㄷ ⑤ ㄱ, ㄴ, ㄷ

176. 2018학년도 대학수학능력시험

그림 (가)는 T_1 K, 표준 상태에서 반응 ㉠~㉢의 $|\Delta H|$와 $|T_1 \Delta S|$를, (나)는 표준 상태에서 온도에 따른 ㉠~㉢의 정반응의 자유 에너지 변화(ΔG)를 나타낸 것이다. (나)에서 반응 Ⅰ~Ⅲ은 각각 ㉠~㉢ 중 하나이다.

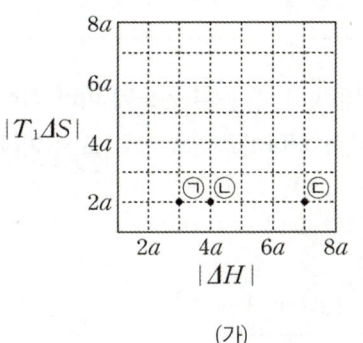
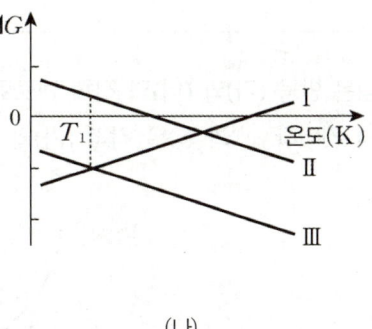

(가)   (나)

표준 상태에서 이에 대한 설명으로 옳은 것만을 〈보기〉에서 있는 대로 고른 것은? (단, 온도에 따른 반응 엔탈피(ΔH)와 반응 엔트로피(ΔS)의 변화는 없다.)

―〈보기〉―
ㄱ. Ⅰ은 ㉠이다.
ㄴ. $T_2 \Delta S = 4a$를 만족하는 T_2 K에서 ㉡의 $\Delta G = 0$이다.
ㄷ. $\dfrac{\Delta H}{\Delta S}$는 ㉡이 ㉢보다 크다.

① ㄱ ② ㄴ ③ ㄷ
④ ㄱ, ㄴ ⑤ ㄴ, ㄷ

다음은 표준 상태에서 2가지 반응에 대한 열화학 반응식이다.

| (가) $2A(g) \rightarrow 2B(g) + C(g)$ | ΔH_1, ΔS_1 |
| (나) $2D(g) + E(g) \rightarrow 2F(g)$ | ΔH_2, ΔS_2 |

그림은 반응 (가)와 (나)의 전체 엔트로피 변화($\Delta S_{전체}$)를 온도에 따라 각각 나타낸 것이다. ㉠과 ㉡은 각각 (가)와 (나) 중 하나이고, $|\Delta S_1| = |\Delta S_2|$이다.

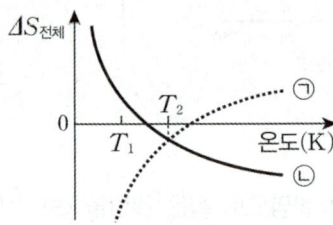

이에 대한 설명으로 옳은 것만을 〈보기〉에서 있는 대로 고른 것은? (단, 온도에 따른 반응 엔탈피(ΔH)와 반응 엔트로피(ΔS)의 변화는 없다.)

〈보기〉

ㄱ. T_1에서 (나)의 자유 에너지 변화(ΔG)는 0보다 크다.

ㄴ. $T_2 = \dfrac{\Delta H_2 - \Delta H_1}{2\Delta S_2}$이다.

ㄷ. $|\Delta H_1| < |\Delta H_2|$이다.

① ㄱ ② ㄴ ③ ㄷ
④ ㄱ, ㄴ ⑤ ㄴ, ㄷ

178. 2019학년도 대학수학능력시험

표는 표준 상태에서 반응 (가)와 (나)의 자유 에너지 변화(ΔG)가 $-20\,\text{kJ}$과 $80\,\text{kJ}$일 때의 온도를 나타낸 것이다.

반응	온도(K)	
	$\Delta G = -20\,\text{kJ}$	$\Delta G = 80\,\text{kJ}$
(가)	500	1300
(나)	1200	600

표준 상태에서 이에 대한 설명으로 옳은 것만을 〈보기〉에서 있는 대로 고른 것은? (단, 온도에 따른 반응 엔탈피(ΔH)와 반응 엔트로피(ΔS)의 변화는 없다.)

〈보기〉
ㄱ. ΔH는 (나)가 (가)보다 크다.
ㄴ. $|\Delta S|$는 (나)가 (가)보다 크다.
ㄷ. 800 K에서 (나)는 비자발적이다.

① ㄱ　　　② ㄷ　　　③ ㄱ, ㄴ
④ ㄴ, ㄷ　　⑤ ㄱ, ㄴ, ㄷ

179. 2019학년도 9월 대학수학능력시험 모의평가

다음은 3가지 반응 (가)~(다)의 화학 반응식이다.

(가) $C_3H_8(g) + 5O_2(g) \rightarrow 3CO_2(g) + 4H_2O(g)$
(나) $N_2(g) + 3H_2(g) \rightarrow 2NH_3(g)$
(다) $CaCO_3(s) \rightarrow CaO(s) + CO_2(g)$

그림은 절대 온도 T_1, 1기압에서 (가)~(다)의 $\dfrac{\Delta H}{T_1}$와 ΔS를 ㉠~㉢으로 순서 없이 나타낸 것이다. ΔH와 ΔS는 각각 반응 엔탈피와 반응 엔트로피이다.

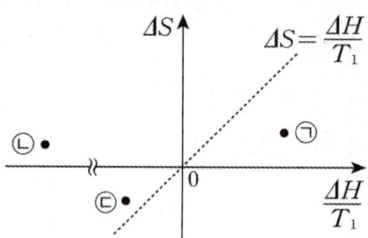

T_1, 1기압에서 이에 대한 설명으로 옳은 것만을 〈보기〉에서 있는 대로 고른 것은?

─〈보기〉─
ㄱ. (가)는 발열 반응이다.
ㄴ. ㉡은 (나)에 해당한다.
ㄷ. (다)의 자유 에너지 변화(ΔG)는 0보다 크다.

① ㄱ ② ㄴ ③ ㄱ, ㄷ
④ ㄴ, ㄷ ⑤ ㄱ, ㄴ, ㄷ

MEMO

BEST SELECTION+
일반화학추론 300제

MEGAMD
PHARMACY EDUCATION ELIGIBILITY TEST

PART VI

반응 속도

11   반응 속도식

12   충돌 이론과 메커니즘

180. 2018학년도 대학수학능력시험

다음은 기체 A가 반응하여 기체 B와 C를 생성하는 반응의 화학 반응식과 반응 속도식이다. 반응 차수(m)는 0과 1 중 하나이다.

$$2A(g) \rightarrow 2B(g) + C(g) \qquad v = k[A]^m \quad (k: \text{반응 속도 상수})$$

그림은 T_1 K인 강철 용기 I과 T_2 K인 강철 용기 II에서 각각 A(g)가 반응할 때 시간에 따른 순간 반응 속도(v)를 나타낸 것이다. k는 T_2 K에서가 T_1 K에서의 2배이다.

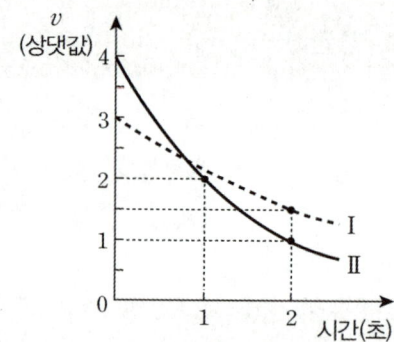

2초일 때 $\dfrac{\text{II에서의 [A]}}{\text{I에서의 [A]}}$는? (단, 강철 용기의 온도는 일정하게 유지된다.)

① $\dfrac{1}{3}$ ② $\dfrac{1}{2}$ ③ $\dfrac{3}{2}$

④ 2   ⑤ 3

181. 2017학년도 대학수학능력시험

표는 서로 다른 온도의 두 강철 용기에서 반응 $A(g) \rightarrow 2B(g)$이 일어날 때 시간에 따른 [B]이다.

실험	온도	[B](M)			
		$t=0$	$t=20$분	$t=40$분	$t=60$분
I	T_1	0	6.4	9.6	11.2
II	T_2	0	4.8	6.0	6.3

이에 대한 설명으로 옳은 것만을 〈보기〉에서 있는 대로 고른 것은?

〈보기〉

ㄱ. $T_1 < T_2$이다.
ㄴ. I에서 순간 반응 속도는 20분일 때가 60분일 때의 4배이다.
ㄷ. II에서 A의 초기 농도는 4.8 M이다.

① ㄱ   ② ㄷ   ③ ㄱ, ㄴ
④ ㄴ, ㄷ   ⑤ ㄱ, ㄴ, ㄷ

182. 2019학년도 대학수학능력시험

다음은 기체 A로부터 기체 B가 생성되는 반응의 화학 반응식이다.

$$A(g) \rightarrow 2B(g)$$

그림은 온도 T_1과 T_2에서 $A(g)$의 초기 농도($[A]_0$)에 따른 초기 반응 속도를, 표는 T_1에서 강철 용기에 $A(g)$를 넣고 반응시킬 때 반응 시간에 따른 $B(g)$의 농도($[B]$)를 나타낸 것이다.

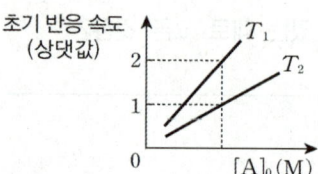

반응 시간(분)	0	t	$2t$	$3t$
$[B]$(M)	0	x	3	$\dfrac{7}{2}$

T_2에서 부피가 1 L인 강철 용기에 $A(g)$ $2x$몰을 넣고 반응시켜 반응 시간이 $2t$분일 때, $A(g)$의 농도는? (단, 반응이 진행되는 동안 온도는 일정하다.)

① 2 M ② $\dfrac{7}{3}$ M ③ $\dfrac{5}{2}$ M

④ $\dfrac{8}{3}$ M ⑤ 3 M

183. 기본 2019년 변리사

그림은 반응 (가) A → X와 반응 (나) B → 2Y의 반응 시간 t에 따른 $\ln[A]$ 또는 $\ln[B]$를 나타낸 것이다.

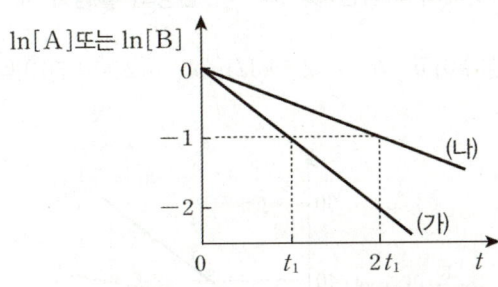

이에 대한 설명으로 옳은 것만을 〈보기〉에서 있는 대로 고른 것은? (단, 온도는 일정하다.)

〈보기〉
ㄱ. (가)는 1차 반응이다.
ㄴ. (가)의 반응 속도 상수는 (나)의 2배이다.
ㄷ. t_1일 때 X의 생성 속도는 $2t_1$일 때 Y의 생성 속도의 2배이다.

① ㄱ ② ㄷ ③ ㄱ, ㄴ
④ ㄴ, ㄷ ⑤ ㄱ, ㄴ, ㄷ

184. 기본 2018년 변리사

그림은 A(g)가 B(g)를 생성하는 반응에서 반응 시간에 따른 $\frac{1}{[A]}$의 변화를 절대 온도 T와 $\frac{4}{3}T$에서 나타낸 것이다. 이 반응의 활성화 에너지(kJ/mol)는? (단, R는 기체 상수이고, $RT = 2.5\,\mathrm{kJ/mol}$, $\ln 2 = 0.70$이다.)

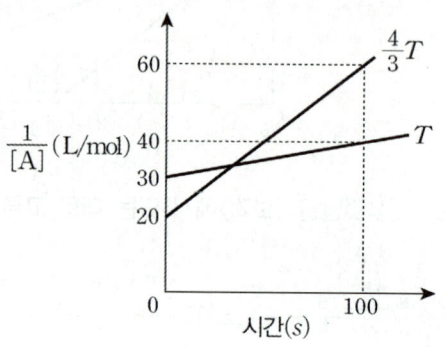

① 7 ② 10 ③ 12
④ 14 ⑤ 21

185. 2017학년도 9월 대학수학능력시험 모의평가

다음은 A로부터 B가 생성되는 화학 반응식이다.

$$2A(g) \rightarrow B(g)$$

그림은 1몰의 A(g)를 강철 용기에 넣고 반응시켰을 때 시간에 따른 용기 내 전체 기체의 압력을 나타낸 것이다.

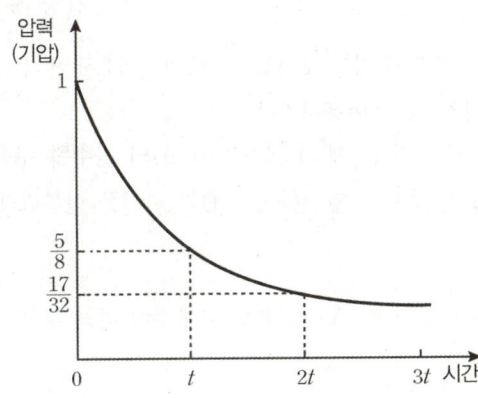

이에 대한 설명으로 옳은 것만을 〈보기〉에서 있는 대로 고른 것은? (단, 온도는 일정하다.)

〈보기〉

ㄱ. t일 때 B의 부분 압력은 $\frac{3}{8}$기압이다.

ㄴ. $3t$일 때 용기 내 전체 기체의 양은 $\frac{31}{64}$몰이다.

ㄷ. $\dfrac{t\text{일 때의 반응 속도}}{2t\text{일 때의 반응 속도}} = \dfrac{20}{17}$이다.

① ㄱ ② ㄷ ③ ㄱ, ㄴ
④ ㄴ, ㄷ ⑤ ㄱ, ㄴ, ㄷ

186. 2018학년도 대학수학능력시험

다음은 어떤 화학 반응의 자료와 반응 속도에 대한 실험이다.

⟨자료⟩
- 화학 반응식과 반응 속도식
  $$2A(g) \rightarrow B(g) + 3C(g) \quad v = k[A]^m$$
  (k: 반응 속도 상수, m: 반응 차수)

⟨실험 과정⟩
(가) 부피가 같고 온도가 각각 T_1 K, T_2 K인 두 강철 용기 I, II에 A(g) 2.4몰을 각각 넣어 반응시킨다.
(나) 반응 시작 후 t_1초일 때 I, II 속 B(g)의 몰수를 구한다.
(다) A(g)의 초기 몰수를 달리하여 (가)와 (나)를 반복한다.

⟨실험 결과⟩
- 반응 시작 후 t_1초일 때 A(g)의 초기 몰수에 따른 두 용기 속 B(g)의 몰수

A(g)의 초기 몰수(몰)		2.4	3.2	4.0	4.8
t_1초일 때 B(g)의 몰수(몰)	I (T_1 K)	0.9	0.9	0.9	0.9
	II (T_2 K)	0.6	0.6	0.6	0.6

T_1 K의 용기 I에 A(g) 4.6몰을 넣고 T_2 K의 용기 II에 A(g) 4.2몰을 넣어 동시에 반응시켰을 때, 반응 시작 후 두 용기 속 A(g)의 몰수가 처음으로 같아지는 시간(초)은? (단, 강철 용기의 온도는 일정하게 유지된다.)

① $\dfrac{5}{3} t_1$ ② $\dfrac{4}{3} t_1$ ③ t_1
④ $\dfrac{2}{3} t_1$ ⑤ $\dfrac{1}{3} t_1$

187. 2018학년도 9월 대학수학능력시험 모의평가

다음은 기체 A가 기체 B와 C를 생성하는 반응의 화학 반응식과 반응 속도식이다.

$$2A(g) \rightarrow 2B(g) + C(g)$$

$$v = k[A]^m \quad (k\text{는 반응 속도 상수, } m\text{은 반응 차수})$$

표는 부피가 같은 두 강철 용기에 A(g)를 넣어 서로 다른 온도 T_1, T_2에서 반응시킬 때, 반응 시간(t)에 따른 생성물 중 하나의 밀도를 나타낸 것이다. k는 T_2에서가 T_1에서의 2배이고, B의 분자량은 C의 $\frac{5}{8}$배이다.

t(분)	생성물의 밀도(g/L)	
	T_1에서 B	T_2에서 C
0	0	0
10	9.6	4.8
20	14.4	6.0
30	16.8	6.3

$t = 0$일 때, $\dfrac{T_1\text{에서 초기 반응 속도}}{T_2\text{에서 초기 반응 속도}}$는?

① $\dfrac{12}{5}$ ② 2 ③ $\dfrac{8}{5}$

④ $\dfrac{6}{5}$ ⑤ $\dfrac{4}{5}$

Ⅵ. 반응 속도

188. 2019학년도 9월 대학수학능력시험 모의평가

다음은 A(g)가 분해되어 B(g)와 C(g)를 생성하는 반응의 화학 반응식이다.

$$aA(g) \rightarrow bB(g) + C(g) \quad (a, b: \text{반응 계수})$$

표는 온도 T에서 같은 부피의 강철 용기에서 A(g)의 농도를 다르게 하여 반응시킨 실험 Ⅰ과 Ⅱ의 자료이다. t는 반응 시간이다.

실험	[A](mM)		[B](mM)		[C](mM)		초기 반응 속도
	$t=0$	$t=3$분	$t=0$	$t=3$분	$t=0$	$t=3$분	
Ⅰ	32	x	0	42	0	7	v
Ⅱ	64	8	0	y	0	14	$2v$

$t=2$분일 때, $\dfrac{\text{Ⅰ에서 [A]}}{\text{Ⅱ에서 [C]}}$는? (단, 온도는 일정하다.)

① $\dfrac{1}{2}$ ② $\dfrac{2}{3}$ ③ $\dfrac{3}{4}$

④ $\dfrac{4}{5}$ ⑤ $\dfrac{5}{6}$

189. 2019학년도 9월 대학수학능력시험 모의평가

다음은 A(g)가 B(g)를 생성하는 반응의 화학 반응식과 반응 속도식이다.

$$A(g) \rightarrow 2B(g) \quad v = k[A] \quad (k: \text{반응 속도 상수})$$

표는 부피가 같은 두 강철 용기에 A(g)를 각각 넣어 온도 T_1, T_2에서 반응시킬 때, 반응 시간(t)에 따른 $\dfrac{P_B}{P_A}$를 나타낸 것이다.

P_A와 P_B는 각각 A(g)와 B(g)의 부분 압력이다.

실험	온도	반응 전 A의 질량(g)	$\dfrac{P_B}{P_A}$			
			$t=0$	$t=10$분	$t=20$분	$t=30$분
I	T_1	1	0	2	6	14
II	T_2	4	0	x	30	y

이에 대한 설명으로 옳은 것만을 〈보기〉에서 있는 대로 고른 것은?

―〈보기〉―
ㄱ. $T_1 > T_2$이다.
ㄴ. $y = 126$이다.
ㄷ. $t = 20$분일 때 용기 내 A의 질량은 I에서와 II에서가 같다.

① ㄱ ② ㄴ ③ ㄱ, ㄷ
④ ㄴ, ㄷ ⑤ ㄱ, ㄴ, ㄷ

190. 2019학년도 대학수학능력시험

다음은 기체 A로부터 기체 B와 C가 생성되는 반응의 화학 반응식이다.

$$aA(g) \rightarrow bB(g) + C(g) \quad (a,\ b\ :\ 반응\ 계수)$$

부피가 1 L인 강철 용기에 x몰의 A(g)를 넣어 반응시킬 때, 그림은 반응 시간에 따른 A(g)의 농도([A])를, 표는 반응 시간에 따른 A(g)의 몰분율을 나타낸 것이다.

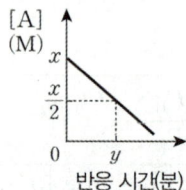

반응 시간(분)	0	t	$2t$
A(g)의 몰분율	1	$\dfrac{9}{13}$	$\dfrac{7}{15}$

이에 대한 설명으로 옳은 것만을 〈보기〉에서 있는 대로 고른 것은? (단, 온도는 일정하다.)

―〈보기〉―

ㄱ. $b = 2a - 1$이다.

ㄴ. $3t$분에서 $[A] = \dfrac{5x}{11}$ M이다.

ㄷ. 부피가 2 L인 강철 용기에 x몰의 A(g)를 넣어 반응시킬 때, $[A] = \dfrac{x}{4}$ M가 될 때까지 걸리는 시간은 y분이다.

① ㄱ ② ㄷ ③ ㄱ, ㄴ
④ ㄴ, ㄷ ⑤ ㄱ, ㄴ, ㄷ

191. 2006학년도 9월 대학수학능력시험 모의평가

다음은 산 촉매 하에서 아세톤의 브롬화 반응을 나타낸 것이다.

$$CH_3COCH_3 + Br_2 \xrightarrow{촉매(H^+)} CH_3COCH_2Br + H^+ + Br^-$$

표는 일정 온도에서 CH_3COCH_3, Br_2, H^+의 초기 농도에 따른 Br_2 농도의 감소 속도를 측정한 결과이다.

실험	초기 농도 (mol/L)			$[Br_2]$의 감소 속도 (mol/L·s)
	$[CH_3COCH_3]$	$[Br_2]$	$[H^+]$	
I	0.20	0.05	0.05	1.0×10^{-5}
II	0.20	0.05	0.10	2.0×10^{-5}
III	0.20	0.10	0.05	1.0×10^{-5}
IV	0.40	0.20	0.10	4.0×10^{-5}

이에 대한 설명으로 옳은 것을 〈보기〉에서 모두 고른 것은?

〈보기〉
ㄱ. 이 반응의 전체 반응 차수는 3이다.
ㄴ. 산 촉매의 농도는 반응 속도에 영향을 미친다.
ㄷ. 반응 속도 상수(k)는 1.0×10^{-2} ($L^2/mol^2 \cdot s$)이다
ㄹ. 반응 속도식은 $v = k[CH_3COCH_3][Br_2][H^+]$이다.

① ㄴ   ② ㄱ, ㄷ   ③ ㄴ, ㄷ
④ ㄷ, ㄹ   ⑤ ㄱ, ㄴ, ㄹ

192. 2017학년도 9월 대학수학능력시험 모의평가

표는 반응 조건 Ⅰ과 Ⅱ에서 일어나는 반응 $A(g) \rightarrow B(g)$에 대한 자료이고, 그림은 온도 $T_Ⅰ$과 $T_Ⅱ$에서 $A(g)$의 분자 운동 에너지 분포 곡선을 나타낸 것이다.

반응 조건	반응 온도	첨가한 물질	활성화 에너지	초기 반응 속도
Ⅰ	$T_Ⅰ$	없음	$E_Ⅰ$	v_1
Ⅱ	$T_Ⅱ$	C	$E_Ⅱ$	$2v_1$

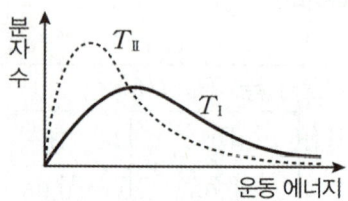

이에 대한 설명으로 옳은 것만을 〈보기〉에서 있는 대로 고른 것은? (단, Ⅰ과 Ⅱ에서 A의 초기 농도는 같다.)

―〈보기〉―
ㄱ. $T_Ⅰ > T_Ⅱ$이다.
ㄴ. $E_Ⅰ > E_Ⅱ$이다.
ㄷ. Ⅱ에서 C는 정촉매이다.

① ㄱ   ② ㄷ   ③ ㄱ, ㄴ
④ ㄴ, ㄷ   ⑤ ㄱ, ㄴ, ㄷ

193. 기본 2009년 변리사시험

다음은 과산화수소 분해 반응의 반응 메커니즘을 나타낸 것이다.

$$H_2O_2 + Br^- \xrightarrow{느림} H_2O + BrO^-$$

$$H_2O_2 + BrO^- \xrightarrow{빠름} H_2O + O_2 + Br^-$$

이 반응에 대한 설명으로 옳은 것만을 〈보기〉에서 있는 대로 고른 것은?

〈보기〉

ㄱ. Br^-은 촉매로 작용한다.
ㄴ. BrO^-은 반응 중간체이다.
ㄷ. 반응 속도는 $[H_2O_2]^2$에 비례한다.

① ㄱ ② ㄷ ③ ㄱ, ㄴ
④ ㄴ, ㄷ ⑤ ㄱ, ㄴ, ㄷ

194.

다음은 A(g)가 B(g)를 생성하는 반응의 화학 반응식이다.

$$A(g) \rightarrow B(g)$$

표는 강철 용기에 A(g)를 초기 농도를 다르게 하여 넣은 후 반응시킨 실험 Ⅰ~Ⅲ에 대한 조건을 나타낸 것이다. 그림은 실험 Ⅰ~Ⅲ의 조건에서 같은 시간 동안 생성된 B(g)의 농도를 A(g)의 초기 농도에 따라 나타낸 것이다.

실험	온도	촉매
Ⅰ	T_1	없음
Ⅱ	T_2	없음
Ⅲ	T_1	있음

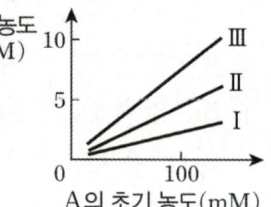

이에 대한 설명으로 옳은 것만을 〈보기〉에서 있는 대로 고른 것은?

〈보기〉
ㄱ. $T_2 > T_1$이다.
ㄴ. 반응 속도 상수는 Ⅱ에서가 Ⅰ에서보다 크다.
ㄷ. 반응의 활성화 에너지는 Ⅰ에서가 Ⅲ에서보다 크다.

① ㄱ   ② ㄷ   ③ ㄱ, ㄴ
④ ㄴ, ㄷ   ⑤ ㄱ, ㄴ, ㄷ

195. 2015년 변리사시험

자료는 Cl_2와 H_2S가 반응하여 S과 HCl가 형성될 때 제안된 반응 메커니즘과 전체 반응의 반응 속도 법칙(v)이다. 그림은 반응 진행에 따른 에너지를 나타낸 것이며, E_{a1}, E_{a2}, E_{a3}는 각각 단계 I, II, III의 활성화 에너지이다.

〈반응 메커니즘〉
단계 I: $Cl_2 \rightleftarrows 2Cl$
단계 II: $Cl + H_2S \rightleftarrows HCl + HS$
단계 III: $HS + Cl \rightarrow HCl + S$

〈반응 속도 법칙〉
$v = k[Cl_2][H_2S]$ (k는 반응 속도 상수)

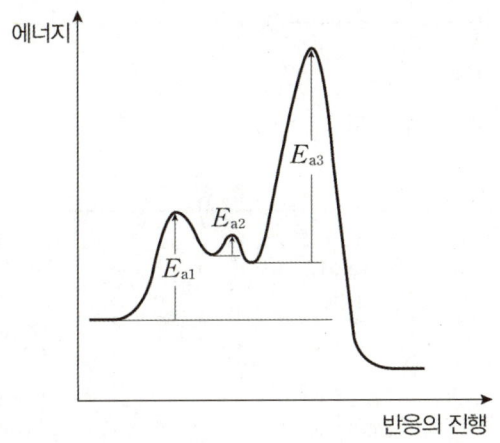

전체 반응에 관한 설명으로 옳은 것만을 〈보기〉에서 있는 대로 고른 것은?

〈보기〉
ㄱ. 중간체는 2종류이다.
ㄴ. 속도 결정 단계는 단계 III이다.
ㄷ. H_2S에 대해 반응 차수는 1이다.

① ㄱ
② ㄷ
③ ㄱ, ㄴ
④ ㄴ, ㄷ
⑤ ㄱ, ㄴ, ㄷ

196. 2018학년도 9월 대학수학능력시험 모의평가

다음은 기체 A가 기체 B와 C를 생성하는 반응의 열화학 반응식이다.

$$2A(g) \rightarrow 2B(g) + C(g) \quad \Delta H$$

표는 3개의 동일한 강철 용기에 같은 양의 A(g)를 각각 넣고 반응시킨 실험 I ~ III에 대한 자료이다.

실험	온도	첨가한 촉매	초기 반응 속도
I	T_1	없음	$4v$
II	T_1	X(s)	v
III	T_2	없음	$2v$

이에 대한 설명으로 옳은 것만을 〈보기〉에서 있는 대로 고른 것은?

―〈보기〉―

ㄱ. $T_2 > T_1$이다.
ㄴ. ΔH는 I과 II가 같다.
ㄷ. X(s)는 부촉매이다.

① ㄱ ② ㄴ ③ ㄱ, ㄷ
④ ㄴ, ㄷ ⑤ ㄱ, ㄴ, ㄷ

197. 2017학년도 대학수학능력시험

다음은 A가 B를 생성하는 반응의 열화학 반응식이다.

$$2A(g) \rightarrow B(g) \quad \Delta H$$

표는 3개의 강철 용기에 각각 $A(g)$를 넣고 반응시킨 실험 I~III의 조건이다.

실험	A의 초기 농도(M)	온도(K)	첨가한 정촉매
I	a	$2T$	없음
II	a	$2T$	있음
III	$2a$	T	없음

이에 대한 설명으로 옳은 것만을 〈보기〉에서 있는 대로 고른 것은?

―〈보기〉―
ㄱ. ΔH는 I과 II가 같다.
ㄴ. 반응 속도 상수(k)는 III이 I보다 크다.
ㄷ. 활성화 에너지(E_a)는 III이 II보다 크다.

① ㄱ
② ㄴ
③ ㄱ, ㄷ
④ ㄴ, ㄷ
⑤ ㄱ, ㄴ, ㄷ

198.

다음은 H_2O_2가 분해되는 화학 반응식이다.

$$2H_2O_2(aq) \rightarrow 2H_2O(l) + O_2(g)$$

표는 서로 다른 반응 조건에서 H_2O_2가 분해되어 생성된 O_2의 양에 대한 자료이다.

실험	초기 반응 조건			0~50초 동안 생성된 O_2의 양(몰)
	aM $H_2O_2(aq)$의 부피(mL)	첨가한 물질	온도	
I	25	없음	T_1	n
II	25	없음	T_2	$5n$
III	25	$MnO_2(s)$	T_1	$100n$

이에 대한 설명으로 옳은 것만을 〈보기〉에서 있는 대로 고른 것은? (단, 각 실험에서 용액의 온도는 일정하고 부피 변화는 무시한다.)

〈보기〉
ㄱ. 반응의 활성화 에너지는 I에서가 II에서보다 크다.
ㄴ. II에서 0~50초의 $-\dfrac{\Delta[H_2O_2]}{\Delta t} = 4n$몰/L·초이다.
ㄷ. III에서 $MnO_2(s)$는 정촉매이다.

① ㄱ ② ㄷ ③ ㄱ, ㄴ
④ ㄴ, ㄷ ⑤ ㄱ, ㄴ, ㄷ

199. 2019학년도 대학수학능력시험

다음은 기체 A로부터 기체 B가 생성되는 반응의 화학 반응식과 반응 속도식이다. 반응 차수(m)는 0과 1 중 하나이다.

$$A(g) \rightarrow B(g) \quad v = k[A]^m \quad (k: \text{반응 속도 상수})$$

표는 4개의 강철 용기에 A(g)를 각각 넣은 후 반응시킨 실험 I~IV의 반응 조건을, 그림은 I~IV에서 반응 시간에 따른 A(g)의 농도([A])를 나타낸 것이다.

실험	온도	A(g)의 초기 농도(M)	촉매
I	T_1	n	없음
II	T_1	n	X(s)
III	T_1	$2n$	없음
IV	T_2	$2n$	없음

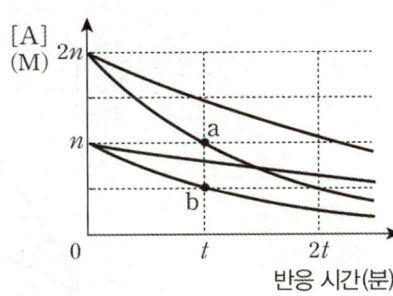

이에 대한 설명으로 옳은 것만을 〈보기〉에서 있는 대로 고른 것은?

― 〈보기〉 ―

ㄱ. $T_1 > T_2$이다.
ㄴ. X(s)는 부촉매이다.
ㄷ. 순간 반응 속도는 a에서가 b에서의 2배이다.

① ㄱ ② ㄷ ③ ㄱ, ㄴ
④ ㄴ, ㄷ ⑤ ㄱ, ㄴ, ㄷ

200. 2016학년도 9월 대학수학능력시험 모의평가

다음은 A에서 B와 C가 생성되는 화학 반응식이다.

$$2A(g) \rightarrow bB(g) + C(g) \quad (b\text{는 반응 계수})$$

그림은 1기압의 A가 들어 있는 강철 용기에서 반응이 일어날 때, 반응 시간에 따른 $\frac{[B]}{[A]_0}$와 $\frac{[C]}{[A]_0}$를 나타낸 것이다. $[A]_0$는 A의 초기 농도이며, 역반응은 일어나지 않는다.

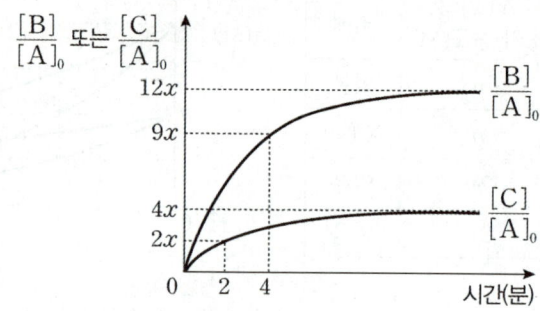

이에 대한 설명으로 옳은 것만을 〈보기〉에서 있는 대로 고른 것은? (단, 온도는 일정하다.)

〈보기〉

ㄱ. x는 $\frac{1}{4}$이다.

ㄴ. 평균 반응 속도는 0~2분에서가 2~4분에서의 2배이다.

ㄷ. 8분일 때, 혼합 기체의 압력은 $\frac{15}{8}$기압이다.

① ㄱ ② ㄴ ③ ㄷ
④ ㄱ, ㄴ ⑤ ㄴ, ㄷ

MEMO

BEST SELECTION⁺
일반화학추론 300제

MEGAMD
PHARMACY EDUCATION ELIGIBILITY TEST

PART VII

화학 평형

13　화학 평형
14　용해 평형

201. 2015학년도 대학수학능력시험

다음은 A와 B가 반응하여 C를 생성하는 화학 반응식이다.

$$A(g) + B(g) \rightleftarrows 2C(g)$$

표는 이 반응에 대한 실험 (가)~(다)에서 A~C의 초기 농도이고, 그림은 (가)~(다) 중 하나의 반응 지수(Q)를 시간에 따라 나타낸 것이다.

실험	초기 농도(M)		
	A	B	C
(가)	1	1	1
(나)	1	1	2
(다)	1	2	1

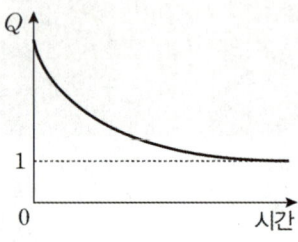

이에 대한 설명으로 옳은 것만을 〈보기〉에서 있는 대로 고른 것은? (단, 온도는 일정하다.)

〈보기〉
ㄱ. (가)에서 반응 초기에 정반응과 역반응의 속도는 같다.
ㄴ. (나)에서 반응이 진행됨에 따라 A의 농도는 감소한다.
ㄷ. 그림은 (다)에 해당한다.

① ㄱ ② ㄷ ③ ㄱ, ㄴ
④ ㄱ, ㄷ ⑤ ㄴ, ㄷ

202. 2017년 변리사

다음은 $AB_3(g)$가 분해되는 반응의 화학 반응식이다.

$$AB_3(g) \rightleftarrows AB(g) + B_2(g)$$

2.0L 밀폐 용기에 $AB_3(g)$ 0.10 mol을 넣어 분해 반응시켰더니, $AB_3(g)$가 20% 분해되어 평형에 도달하였다. 이 평형 상태에 관한 설명으로 옳지 <u>않은</u> 것은? (단, A와 B는 임의의 원소 기호이고, 기체는 이상 기체로 거동하며, 온도는 T로 일정하고 $RT = 80 \, L \cdot atm/mol$이다.)

① $B_2(g)$의 몰분율은 $\frac{1}{6}$이다.

② $AB(g)$의 부분 압력은 0.8 atm이다.

③ $[AB_3]$는 0.04 M이다.

④ 평형 상수 K_P는 0.2이다.

⑤ 평형 상수 K_C는 $\frac{1}{200}$이다.

203. 기본 2017년 변리사

그림은 반응 X $\underset{k_r}{\overset{k_f}{\rightleftarrows}}$ Y에 대한 퍼텐셜 에너지를 나타낸 것이다. 정반응과 역반응은 각각 X와 Y의 1차 반응이며, k_f와 k_r은 각각 정반응과 역반응의 속도 상수이다.

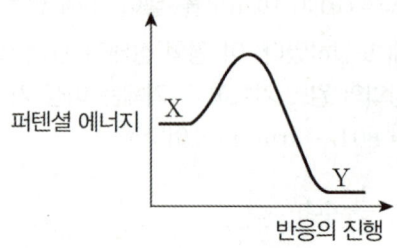

이 반응에 관한 설명으로 옳은 것만을 〈보기〉에서 있는 대로 고른 것은? (단, k_f와 k_r은 아레니우스 식을 만족하며 정반응과 역반응의 아레니우스 상수 A는 서로 같다.)

―〈보기〉―

ㄱ. 평형 상수(K_C)는 1보다 작다.

ㄴ. 온도를 높이면 k_r은 커진다.

ㄷ. 온도를 높이면 K_C는 작아진다.

① ㄱ   ② ㄴ   ③ ㄷ
④ ㄱ, ㄴ   ⑤ ㄴ, ㄷ

204. 2019학년도 대학수학능력시험

다음은 기체 A와 B로부터 기체 C가 생성되는 반응의 화학 반응식과 온도 T에서 농도로 정의되는 평형 상수(K)이다.

$$A(g) + B(g) \rightleftarrows 2C(g) \quad K$$

그림은 온도 T에서 강철 용기에 A(g)와 B(g)가 들어 있는 초기 상태를 나타낸 것이다. 반응이 진행되어 C(g)의 몰분율이 $\frac{1}{3}$일 때, 반응 지수는 Q이고, $K = 3Q$이다.

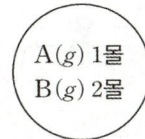

A(g) 1몰
B(g) 2몰

평형에 도달한 상태에서 A(g)의 몰수는? (단, 온도는 T로 일정하다.)

① $\frac{1}{4}$몰   ② $\frac{1}{3}$몰   ③ $\frac{1}{2}$몰

④ $\frac{2}{3}$몰   ⑤ $\frac{3}{4}$몰

205. 2012학년도 9월 대학수학능력시험 모의평가

다음은 기체 A와 B의 반응에 대한 화학 반응식이다.

$$A(g) + B(g) \rightleftarrows 2C(g)$$

25 ℃에서 그림과 같은 콕으로 연결된 동일한 용기 (가)와 (나)에 A, B, C의 혼합 기체가 각각 평형을 이루고 있다.

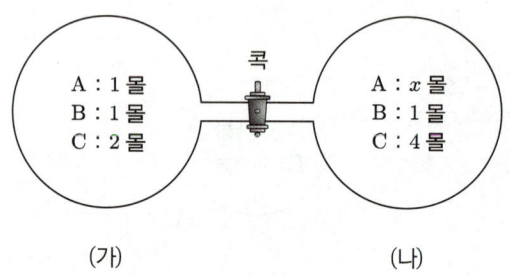

(가)   (나)

이에 대한 설명으로 옳은 것만을 〈보기〉에서 있는 대로 고른 것은? (단, 온도 변화는 없다.)

---〈보기〉---
ㄱ. (나)에서 $x = 4$이다.
ㄴ. 콕을 열면 정반응이 진행된다.
ㄷ. 콕을 열어 새로운 평형에 도달했을 때 혼합 기체 중 B의 몰수는 $\dfrac{25}{13}$이다.

① ㄱ ② ㄷ ③ ㄱ, ㄴ
④ ㄴ, ㄷ ⑤ ㄱ, ㄴ, ㄷ

206. 2019년 변리사

다음은 A와 B가 반응하여 C를 생성하는 반응의 화학 반응식과 온도 T에서 압력으로 정의되는 평형 상수(K_P)이다.

$$A(s) + B(g) \rightleftharpoons C(g) \quad K_P = 4$$

진공 용기에 A(s) 1몰과 B(g) 1몰을 넣어 반응시켜 도달한 평형 상태에서 용기 속 기체의 온도는 T이고 압력은 5기압이다. 평형 상태에서 용기 속 A(s)의 몰 수는? (단, 기체는 이상 기체로 거동하고, A(s)의 증기 압력은 무시한다.)

① 0.2 ② 0.3 ③ 0.4
④ 0.5 ⑤ 0.6

207. 2016학년도 6월 대학수학능력시험 모의평가

다음은 이산화질소(NO_2)로부터 사산화이질소(N_2O_4)가 생성되는 반응의 열화학 반응식이다.

$$2NO_2(g) \rightleftarrows N_2O_4(g) \quad \Delta H < 0$$

그림 (가)와 (나)는 25 ℃에서 두 기체가 실린더 속에서 평형을 이루고 있는 상태를 각각 나타낸 것이다. (가)의 피스톤은 고정 장치로 고정되어 있다.

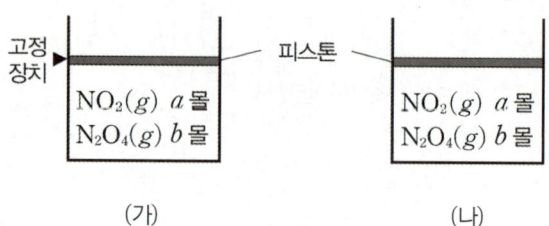

(가)와 (나)에 대한 설명으로 옳은 것만을 〈보기〉에서 있는 대로 고른 것은? (단, 대기압은 일정하고 피스톤의 질량과 마찰은 무시한다.)

―〈보기〉―
ㄱ. (가)에서 온도를 높이면 NO_2의 몰분율이 증가한다.
ㄴ. (나)에서 헬륨을 넣어도 평형이 이동하지 않는다.
ㄷ. (가)와 (나)에 같은 몰수의 $N_2O_4(g)$를 추가하였을 때 (가)와 (나)에서의 반응지수(Q)는 같다.

① ㄱ ② ㄴ ③ ㄱ, ㄷ
④ ㄴ, ㄷ ⑤ ㄱ, ㄴ, ㄷ

208. 2016학년도 대학수학능력시험

다음의 자료를 이용하여 물음에 답하시오.

- 그림 (가)는 용기에 $H_2(g)$와 $O_2(g)$가 들어 있는 것을 나타낸 것이다. 용기 속 기체를 모두 반응시켜 생성된 $H_2O(l)$이 $H_2O(g)$와 평형을 이루었다. (평형 Ⅰ)

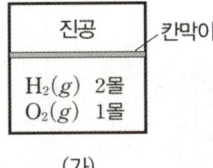

(가)

- 그림 (나)는 평형 Ⅰ에 도달한 후 시간에 따른 용기 속 $H_2O(g)$ 분자 수를 나타낸 것이다. t초에 칸막이를 제거하였다.

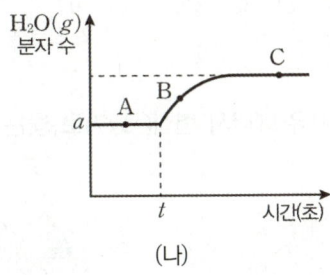

(나)

- 모든 과정에서 온도는 T로 일정하고, T에서 물의 증기압력은 $\frac{1}{20}$ 기압이다.

(나)에 대한 설명으로 옳은 것만을 〈보기〉에서 있는 대로 고른 것은?

〈보기〉

ㄱ. B에서 $H_2O(l) \rightarrow H_2O(g)$ 반응의 자유 에너지 변화(ΔG)는 0보다 크다.

ㄴ. C에서 H_2O의 증발 속도와 응축 속도는 같다.

ㄷ. C에서 $H_2O(g)$의 압력은 $\frac{1}{20}$ 기압보다 크다.

① ㄱ　　② ㄴ　　③ ㄱ, ㄷ
④ ㄴ, ㄷ　　⑤ ㄱ, ㄴ, ㄷ

209. 2018학년도 대학수학능력시험

다음은 기체 A가 반응하여 기체 B를 생성하는 반응의 화학 반응식과 농도로 정의되는 평형 상수(K)이다.

$$A(g) \rightleftarrows B(g) \quad K$$

그림은 온도 T에서 K와 반응 지수(Q)의 비($\frac{K}{Q}$)를 A의 몰분율에 따라 나타낸 것이다.

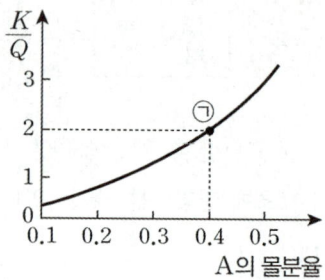

K와, ㉠에서 정반응의 자유 에너지 변화(ΔG)로 옳은 것은? (단, 온도와 압력은 일정하다.)

	K	ΔG		K	ΔG
①	1	$\Delta G > 0$	②	1.5	$\Delta G < 0$
③	1.5	$\Delta G > 0$	④	3	$\Delta G < 0$
⑤	3	$\Delta G > 0$			

210.

다음은 기체 A로부터 기체 B가 생성되는 반응의 화학 반응식과 온도 T에서 농도로 정의되는 평형 상수(K)이다.

$$A(g) \rightleftarrows 2B(g) \quad K = 0.08$$

그림은 온도 T에서 2몰의 A가 반응할 때, 실린더에 들어 있는 B(g)의 몰분율에 따른 자유 에너지(G)를 나타낸 것이다. (나)에서 혼합 기체의 부피는 50 L이다.

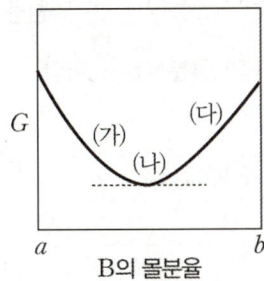

온도 T에서 이 반응에 대한 설명으로 옳은 것만을 〈보기〉에서 있는 대로 고른 것은? (단, 초기에는 반응물 A만 존재하고, 온도와 외부 압력은 일정하며, $0 < a < b < 1$이다.)

〈보기〉

ㄱ. (가)에서 반응 지수(Q)는 0.08보다 작다.
ㄴ. (나)에서 A의 몰분율은 0.5보다 작다.
ㄷ. (다)에서 정반응의 자유 에너지 변화(ΔG)는 0보다 크다.

① ㄱ   ② ㄷ   ③ ㄱ, ㄴ
④ ㄴ, ㄷ   ⑤ ㄱ, ㄴ, ㄷ

211. 2019학년도 6월 대학수학능력시험 모의평가

다음은 기체 A가 반응하여 기체 B와 C를 생성하는 반응의 열화학 반응식과 온도 T에서 농도로 정의된 평형 상수(K)이다.

$$2A(g) \rightleftarrows B(g) + C(g) \quad \Delta H > 0, \ K = \frac{9}{16}$$

표는 온도 T에서 강철 용기에 들어 있는 A~C의 몰수를, 그림은 실험 Ⅰ 또는 Ⅱ에서 진행된 반응에 대해 반응 시간에 따른 $\frac{정반응\ 속도}{역반응\ 속도}(\alpha)$를 나타낸 것이다. 실험 Ⅰ의 평형 상태에서 A의 몰분율은 x이다.

실험	기체의 몰수(몰)		
	A	B	C
Ⅰ	0.6	0.6	0.3
Ⅱ	0.5	0.5	0.5

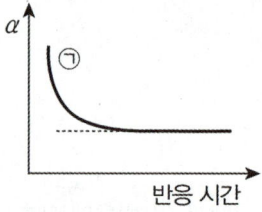

이에 대한 설명으로 옳은 것만을 〈보기〉에서 있는 대로 고른 것은? (단, 반응 전과 후의 온도는 일정하다.)

─〈보기〉─

ㄱ. ㉠은 실험 Ⅰ에서 일어나는 반응에 대한 α를 나타낸 것이다.
ㄴ. 실험 Ⅱ에서 일어나는 반응의 초기 상태에서 $\alpha > 1$이다.
ㄷ. 실험 Ⅰ에서 온도를 $2T$로 높여 새로운 평형에 도달하였을 때, A의 몰분율은 x보다 크다.

① ㄱ   ② ㄴ   ③ ㄱ, ㄷ
④ ㄴ, ㄷ   ⑤ ㄱ, ㄴ, ㄷ

212. 2020학년도 6월 대학수학능력시험 모의평가

다음은 A(g)와 B(g)가 반응하여 C(g)를 생성하는 반응의 화학 반응식과 온도 T에서 농도로 정의되는 평형 상수(K)이다.

$$A(g) + B(g) \rightleftarrows C(g) \qquad K$$

그림은 온도 T에서 강철 용기 I과 II에 혼합 기체가 각각 들어 있는 초기 상태를, 표는 I과 II에서 각각 반응이 일어나 도달한 평형 상태에서 A(g)의 몰분율을 나타낸 것이다.

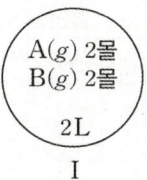
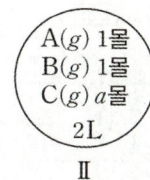

용기	I	II
A(g)의 몰분율	$\frac{1}{3}$	$\frac{1}{4}$

이에 대한 설명으로 옳은 것만을 〈보기〉에서 있는 대로 고른 것은? (단, 온도는 T로 일정하다.)

―〈보기〉―
ㄱ. $K = 1$이다.
ㄴ. II에서 반응 초기에 역반응이 우세하게 일어난다.
ㄷ. $a = 4$이다.

① ㄱ
② ㄴ
③ ㄷ
④ ㄱ, ㄴ
⑤ ㄴ, ㄷ

213. 기본 2016년 변리사

다음은 온도 T에서 기체 A의 화학 반응식과 압력으로 정의되는 평형 상수(K_P)이다.

$$2A(g) \rightleftarrows 2B(g) + C(g) \qquad K_P$$

표는 피스톤이 달린 실린더에 기체 A를 넣은 초기 상태와 반응이 진행된 후 평형 상태에 관한 자료이다.

	온도(K)	실린더 속 기체 부피(L)	A(g)의 몰분율
초기 상태	T	V	1
평형 상태	T	$\frac{5}{4}V$	x

온도 T에서 $\dfrac{K_P}{x}$의 값은? (단, 대기압은 1 atm으로 일정하고 피스톤의 질량과 마찰은 무시하며, 모든 기체는 이상 기체로 거동한다.)

① $\dfrac{1}{2}$ ② $\dfrac{5}{8}$ ③ $\dfrac{3}{4}$

④ 1 ⑤ $\dfrac{5}{4}$

214. 2016학년도 대학수학능력시험

다음은 A가 B를 생성하는 화학 반응식과 평형 상수(K)이다.

$$A(g) \rightleftharpoons 2B(g) \quad K$$

표는 피스톤이 있는 실린더에 $A(g)$가 들어 있는 초기 상태와 반응이 일어나 도달한 평형 상태 1, 2에 대한 자료이다.

상태	온도(K)	실린더 속 기체의 밀도(g/L)	평형 상수
초기	T	6	–
평형 1	T	5	K_1
평형 2	$\dfrac{6}{5}T$	3	K_2

$\dfrac{K_2}{K_1}$는? (단, K는 농도로 정의되는 평형 상수이며, 실린더 속 기체의 압력은 일정하다.)

① 8 ② 16 ③ $\dfrac{96}{5}$

④ 24 ⑤ $\dfrac{80}{3}$

215. 2017학년도 대학수학능력시험

다음은 A가 B와 C를 생성하는 반응의 열화학 반응식과, 농도로 정의되는 평형 상수(K)이다. a는 정수이다.

$$a\text{A}(g) \rightleftarrows \text{B}(g)+\text{C}(g) \quad \Delta H > 0, \quad K$$

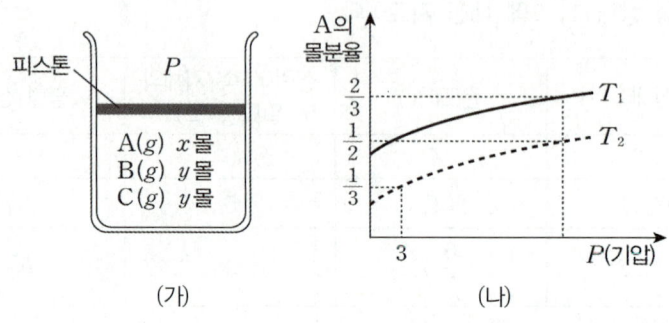

(가)   (나)

그림 (가)는 실린더에서 이 반응이 일어나 평형에 도달한 상태를, (나)는 (가)에서 절대 온도가 T_1 또는 T_2일 때 압력 P에 따른 A의 몰분율을 나타낸 것이다.

이에 대한 설명으로 옳은 것만을 〈보기〉에서 있는 대로 고른 것은? (단, 피스톤의 질량과 마찰은 무시한다.)

〈보기〉

ㄱ. $T_1 < T_2$이다.

ㄴ. $\dfrac{T_2\text{에서의 } K}{T_1\text{에서의 } K} = \dfrac{3T_1}{T_2}$이다.

ㄷ. (가)의 실린더에 $\text{He}(g)$ 1몰을 넣은 후 3기압, T_2일 때 도달한 평형에서 몰수는 B가 A보다 크다.

① ㄱ   ② ㄷ   ③ ㄱ, ㄴ
④ ㄱ, ㄷ   ⑤ ㄱ, ㄴ, ㄷ

216.

다음은 기체 A가 분해되는 반응의 화학 반응식이다.

$$A(g) \rightleftarrows 2B(g)$$

그림에서 (가)는 온도 T, 압력 P, 부피 V에서 기체 A와 B가 평형을 이루고 있는 상태를, (나)와 (다)는 (가)에서 순차적으로 조건을 달리하여 새롭게 도달한 평형 상태를 나타낸 것이다.

```
┌─(가)────┐                    ┌─(나)────┐                     ┌─(다)────┐
│A(g) 2몰 │ ──압력과 부피──→  │A(g) x몰 │ ──압력과 부피──→   │A(g) 4몰 │
│B(g) 4몰 │      변화          │B(g) 2몰 │    변화            │B(g) y몰 │
└─────────┘                    └─────────┘   A 2몰 추가        └─────────┘
```

이에 대한 설명으로 옳은 것만을 〈보기〉에서 있는 대로 고른 것은? (단, 온도는 일정하다.)

―〈보기〉―

ㄱ. $x : y = 4 : 3$ 이다.

ㄴ. 기체의 압력은 (다)가 (가)의 $\dfrac{8}{3}$배이다.

ㄷ. (가)~(다) 중 기체의 부피가 가장 큰 것은 (가)이다.

① ㄱ   ② ㄴ   ③ ㄷ
④ ㄱ, ㄷ   ⑤ ㄴ, ㄷ

217. 2018학년도 대학수학능력시험

다음은 기체 A와 B가 반응하여 기체 C를 생성하는 반응의 화학 반응식과 농도로 정의되는 평형 상수(K)이다.

$$A(g) + B(g) \rightleftarrows 2C(g) \quad K$$

그림은 온도 T_1에서 강철 용기에 A(g) 1몰과 B(g) 3몰을 넣어 도달한 평형 Ⅰ과, 평형 Ⅰ에서 순차적으로 조건을 달리하여 새롭게 도달한 평형 Ⅱ, Ⅲ을 나타낸 것이다. 평형 Ⅰ~Ⅲ에서 C(g)의 몰수는 각각 n몰, $2n$몰, $3n$몰이다.

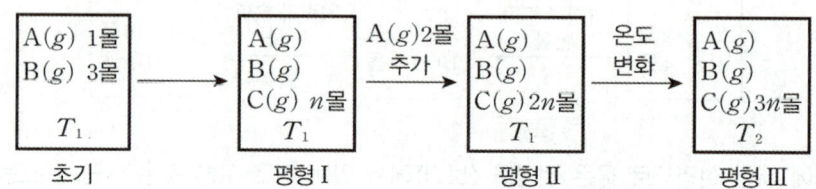

$\dfrac{\text{평형 Ⅲ에서의 평형 상수}}{\text{평형 Ⅰ에서의 평형 상수}}$ 는?

① 2   ② 3   ③ 6
④ 8   ⑤ 9

218. 2019학년도 9월 대학수학능력시험 모의평가

다음은 $A(g)$가 $B(g)$를 생성하는 반응의 화학 반응식과 농도로 정의되는 평형 상수(K)이다.

$$a\,A(g) \rightleftharpoons 2B(g) \quad K\,(a: \text{반응 계수})$$

표는 3개의 실린더에 n몰의 $A(g)$를 각각 넣고 절대 온도 T_1과 T_2에서 외부 압력을 변화시켜 반응이 진행되어 도달한 평형 상태 (가)~(다)에 대한 자료이다. $\dfrac{T_2\text{에서 }K}{T_1\text{에서 }K} = \dfrac{1}{3}$ 이다.

평형 상태	절대 온도	혼합 기체의 압력(기압)	B의 몰분율	혼합 기체의 부피(L)
(가)	T_1	2	$\dfrac{1}{2}$	x
(나)	T_1	6	$\dfrac{1}{3}$	
(다)	T_2	5	$\dfrac{1}{5}$	y

$\dfrac{x}{y}$는?

① $\dfrac{5}{2}$ ② 3 ③ $\dfrac{10}{3}$

④ $\dfrac{15}{4}$ ⑤ 4

219. 2019학년도 대학수학능력시험

다음은 기체 A로부터 기체 B가 생성되는 반응의 화학 반응식이다.

$$A(g) \rightleftarrows 2B(g)$$

그림은 실린더에 $A(g)$와 $B(g)$가 들어 있는 평형 상태(평형 I)에서 $Ne(g)$ 9몰을 첨가하고 고정 장치를 제거하여 새로운 평형 상태(평형 II)에 도달한 것을 나타낸 것이다. 평형 II에서 $B(g)$의 몰분율은 $\frac{1}{5}$이고, 평형 I과 II에서 온도는 TK로 일정하다.

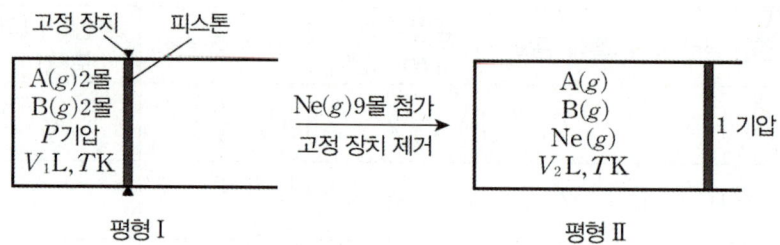

이에 대한 설명으로 옳은 것만을 〈보기〉에서 있는 대로 고른 것은? (단, 피스톤의 마찰은 무시한다.)

─────〈보기〉─────

ㄱ. 평형 II에서 혼합 기체의 몰수는 $\frac{40}{3}$몰이다.

ㄴ. $\dfrac{V_2}{V_1} = \dfrac{32}{15}$이다.

ㄷ. $P = \dfrac{16}{25}$이다.

① ㄱ ② ㄷ ③ ㄱ, ㄴ
④ ㄴ, ㄷ ⑤ ㄱ, ㄴ, ㄷ

220.

다음은 A(g)로부터 B(g)와 C(g)가 생성되는 반응의 화학 반응식과 온도 T에서 농도로 정의되는 평형 상수(K)이다.

$$2A(g) \rightleftarrows B(g) + C(g) \quad K$$

그림은 온도 T에서 콕으로 분리된 두 강철 용기 Ⅰ과 Ⅱ에 혼합 기체와 B(g)가 각각 들어 있는 상태를 나타낸 것이다. 용기 Ⅰ에서 혼합 기체는 평형 상태에 있다.

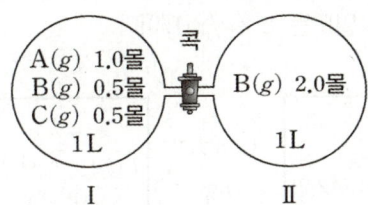

콕을 열어 반응시킬 때, 이에 대한 설명으로 옳은 것만을 〈보기〉에서 있는 대로 고른 것은? (단, 온도는 T로 일정하고, 연결관의 부피는 무시한다.)

―〈보기〉―

ㄱ. $K = \dfrac{1}{4}$이다.

ㄴ. 반응 초기에 정반응의 자유 에너지 변화는 0보다 크다.

ㄷ. 새로운 평형 상태에서 B(g)의 몰분율은 $\dfrac{1}{2}$이다.

① ㄱ　　② ㄷ　　③ ㄱ, ㄴ
④ ㄴ, ㄷ　　⑤ ㄱ, ㄴ, ㄷ

221.

2017학년도 9월 대학수학능력시험 모의평가

※ 참고로 평형 상수 K는 농도로 정의되는 평형 상수 K_C이다.

다음은 C와 CO_2로부터 CO가 생성되는 화학 반응식과 평형 상수(K)이다.

$$C(s) + CO_2(g) \rightleftarrows 2CO(g) \quad K$$

그림은 온도 T_1에서 2L의 강철 용기에 $CO_2(g)$를 넣은 후, $C(s)$를 첨가하고 가열하여 반응시켰을 때 반응 전과 반응 후 평형 상태를 나타낸 것이다. T_2에서 $K = 1.8$이고 $C(s)$의 밀도는 2.2g/mL이다.

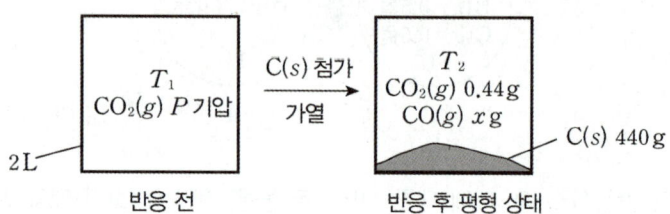

반응 전   반응 후 평형 상태

P는? (단, C와 O의 원자량은 각각 12와 16이고, $RT_1 = 20$기압·L/몰이다.)

① $\dfrac{9}{10}$ ② 1 ③ $\dfrac{10}{9}$

④ $\dfrac{14}{9}$ ⑤ $\dfrac{19}{10}$

222.

다음은 어떤 화학 반응의 자료와 실험이다.

〈자료〉
- T K에서 화학 반응식과 농도로 정의된 평형 상수(K)
  $$A(g) + B(g) \rightleftharpoons cC(g) \quad K \quad (c\text{는 반응 계수})$$

〈실험 과정〉
(가) 그림과 같이 콕으로 분리된 강철 용기에 C(g)를 넣는다.

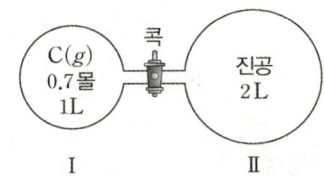

(나) 평형에 도달한 후, 용기 I에서 기체의 몰농도를 구한다.
(다) 콕을 열어 충분한 시간이 지난 후, 기체의 몰농도를 구한다.
(라) A(g)와 C(g) 각각 0.1몰을 추가하여 도달한 새로운 평형에서 기체의 몰농도를 구한다.

〈실험 결과〉

실험 과정	(나)	(다)
A(g)의 몰농도(M)	0.3	0.1

이에 대한 설명으로 옳은 것만을 〈보기〉에서 있는 대로 고른 것은? (단, (가)~(라)에서 온도는 T K로 일정하고, 연결관의 부피는 무시한다.)

〈보기〉
ㄱ. $c > 2$이다.
ㄴ. (나)에서 C(g)의 몰분율은 $\frac{1}{7}$이다.
ㄷ. B(g)의 몰농도는 (다)에서가 (라)에서보다 크다.

① ㄱ ② ㄴ ③ ㄷ
④ ㄱ, ㄷ ⑤ ㄴ, ㄷ

223. 2018학년도 9월 대학수학능력시험 모의평가

다음은 기체 A가 분해되는 반응의 화학 반응식과 농도로 정의되는 평형 상수(K)이다.

$$2A(g) \rightleftarrows bB(g) + C(g) \quad K \quad (b\text{는 반응 계수})$$

그림은 T K에서 반응 전 A(g)가 실린더 속에 들어 있는 상태를 나타낸 것이고, 표는 T K와 $\frac{5}{4}T$ K에서 도달한 평형에 대한 자료이다. P_A와 P_B는 각각 A(g)와 B(g)의 부분 압력(기압)이다.

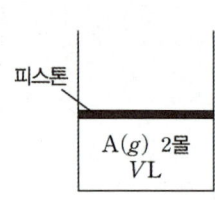

상태	온도(K)	$\dfrac{P_B}{P_A}$	혼합 기체의 부피(L)	평형 상수
평형 I	T	1	$\dfrac{5}{4}V$	K_I
평형 II	$\dfrac{5}{4}T$	2		K_II

$\dfrac{K_\mathrm{I}}{K_\mathrm{II}}$은? (단, 대기압은 일정하고, 피스톤의 질량과 마찰은 무시한다.)

① $\dfrac{1}{4}$ ② $\dfrac{1}{5}$ ③ $\dfrac{3}{16}$

④ $\dfrac{3}{20}$ ⑤ $\dfrac{1}{8}$

224. 2019학년도 6월 대학수학능력시험 모의평가

다음은 기체 A가 반응하여 기체 B를 생성하는 화학 반응식과 농도로 정의된 평형 상수(K)이다.

$$A(g) \rightleftarrows 2B(g) \quad K$$

표는 압력이 일정하게 유지되는 실린더에서 A(g)가 반응할 때 초기 상태와 평형 상태 Ⅰ, Ⅱ에서 B(g)의 질량 백분율 (%)과 K를 나타낸 것이다.

상태	온도(K)	B의 질량 백분율(%)	K
초기	T_1	0	K_1
평형 Ⅰ	T_1	20	K_1
평형 Ⅱ	T_2	50	K_2

이에 대한 설명으로 옳은 것만을 〈보기〉에서 있는 대로 고른 것은?

〈보기〉

ㄱ. $T_1 > T_2$이다.

ㄴ. 평형 Ⅰ에서 A의 몰분율은 $\dfrac{2}{3}$이다.

ㄷ. $\dfrac{K_2}{K_1} = \dfrac{8T_1}{T_2}$이다.

① ㄱ ② ㄴ ③ ㄷ
④ ㄱ, ㄴ ⑤ ㄴ, ㄷ

225. 2019학년도 9월 대학수학능력시험 모의평가

다음은 C(s)와 H₂O(g)이 반응하여 CO(g)와 H₂(g)를 생성하는 반응의 화학 반응식이다.

$$C(s) + H_2O(g) \rightleftarrows CO(g) + H_2(g)$$

그림은 콕으로 연결된 두 강철 용기에 들어 있는 반응물의 초기 상태를 나타낸 것이다. 표는 절대 온도 T인 용기 Ⅰ과 Ⅱ에서 각각 반응이 일어나 도달한 평형 상태 (가)와, (가)에서 콕을 열어 도달한 새로운 평형 상태 (나)의 혼합 기체의 밀도를 나타낸 것이다. $RT =$ 90기압·L/몰이다.

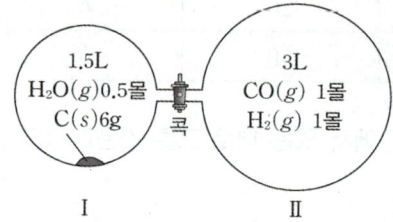

평형 상태	혼합 기체의 밀도(g/L)	
	Ⅰ	Ⅱ
(가)	8	
(나)	x	x

이에 대한 설명으로 옳은 것만을 〈보기〉에서 있는 대로 고른 것은? (단, 온도는 일정하고, 고체의 부피와 증기압, 연결관의 부피는 무시한다. H, C, O의 원자량은 각각 1, 12, 16이다. 제시된 반응 이외의 반응은 고려하지 않는다.)

―〈보기〉―
ㄱ. (가)의 용기 Ⅰ에서 H₂O(g)의 부분 압력은 15기압이다.
ㄴ. (나)의 용기 Ⅰ과 Ⅱ에 들어 있는 C(s)의 질량의 합은 9g이다.
ㄷ. $x = 10$이다.

① ㄱ   ② ㄷ   ③ ㄱ, ㄴ
④ ㄴ, ㄷ   ⑤ ㄱ, ㄴ, ㄷ

다음은 A(g)로부터 B(g)가 생성되는 반응의 열화학 반응식이다.

$$A(g) \rightleftarrows 2B(g) \quad \Delta H$$

그림은 1기압, T_1 K에서 실린더에 A(g) 1몰을 넣은 초기 상태를 나타낸 것이다. 표는 반응이 진행되어 도달한 평형 상태 I과, I에서 온도를 T_2 K로 변화시켜 도달한 새로운 평형 상태 II에 대한 자료이다.

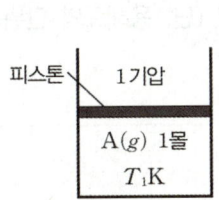

평형 상태	I	II
온도(K)	T_1	T_2
혼합 기체의 부피(L)	V	$\frac{3}{4}V$
A(g)의 몰수(몰)	$\frac{2}{3}$	$\frac{3}{4}$

이에 대한 설명으로 옳은 것만을 〈보기〉에서 있는 대로 고른 것은? (단, 외부 압력은 일정하고, 피스톤의 질량과 마찰은 무시한다.)

〈보기〉

ㄱ. $T_1 : T_2 = 5 : 4$이다.

ㄴ. $\Delta H < 0$이다.

ㄷ. T_1 K에서 A(g)의 초기 몰수가 $\frac{1}{2}$몰일 때 도달한 평형 상태에서 B(g)의 몰수는 $\frac{1}{4}$몰보다 작다.

① ㄱ   ② ㄴ   ③ ㄷ
④ ㄱ, ㄷ   ⑤ ㄴ, ㄷ

227. 기본 2011년 변리사시험

다음은 25 ℃에서 옥살산 칼슘(CaC_2O_4)의 용해 평형과 관련된 반응식과 평형 상수이다.

$$CaC_2O_4(s) \rightleftharpoons Ca^{2+}(aq) + C_2O_4^{2-}(aq) \quad K_{sp} = 1.3 \times 10^{-8}$$
$$H_2C_2O_4(aq) \rightleftharpoons H^+(aq) + HC_2O_4^-(aq) \quad K_{a1} = 5.4 \times 10^{-2}$$
$$HC_2O_4^-(aq) \rightleftharpoons H^+(aq) + C_2O_4^{2-}(aq) \quad K_{a2} = 5.4 \times 10^{-5}$$

과량의 고체 옥살산 칼슘으로 포화된 수용액에서 옥살산 칼슘의 용해도에 대한 설명으로 옳은 것만을 〈보기〉에서 있는 대로 고른 것은? (단, 용해도의 단위는 mol/L이다.)

───〈보기〉───

ㄱ. 물을 첨가하면 용해도가 증가한다.
ㄴ. $Na_2C_2O_4$을 첨가하면 용해도가 증가한다.
ㄷ. 묽은 질산을 첨가하면 용해도가 증가한다.

① ㄱ　　② ㄷ　　③ ㄱ, ㄴ
④ ㄱ, ㄷ　　⑤ ㄴ, ㄷ

228. 기본 2018년 변리사

수용액 (가)는 0.10몰 $CaF_2(s)$를 순수한 물에 녹인 용액 1.0 L로, $Ca^{2+}(aq)$의 평형 농도는 xM 이다. 수용액 (나)는 0.10몰 $CaF_2(s)$를 $[H^+] = 5.0 \times 10^{-3}$ M 인 산성 완충 용액에 녹인 용액 1.0 L로, $Ca^{2+}(aq)$의 평형 농도는 yM이다.

$$CaF_2(s) \rightleftarrows Ca^{2+}(aq) + 2F^-(aq) \qquad K_{sp} = 4.0 \times 10^{-11}$$

$$HF(aq) \rightleftarrows H^+(aq) + F^-(aq) \qquad K_a = 7.2 \times 10^{-4}$$

이에 관한 설명으로 옳은 것만을 〈보기〉에서 있는 대로 고른 것은? (단, 온도는 T로 일정하고 수용액 (가)에서 F^-가 염기로 작용하는 것은 무시하며, 주어진 평형 반응만 고려한다.)

―〈보기〉―

ㄱ. $y > x$이다.

ㄴ. $x < 1.0 \times 10^{-4}$이다.

ㄷ. 수용액 (가)에 0.010몰 NaF를 녹이면 CaF_2의 몰 용해도는 증가한다.

① ㄱ ② ㄴ ③ ㄱ, ㄷ
④ ㄴ, ㄷ ⑤ ㄱ, ㄴ, ㄷ

229.

다음은 $Mn(IO_3)_2$의 용해 평형 반응식과 25℃에서 용해도곱 상수이다.

$$Mn(IO_3)_2(s) \rightleftarrows Mn^{2+}(aq) + 2IO_3^-(aq) \quad K_{sp} = 4 \times 10^{-7}$$

그림은 $0.1M$ $Mn(NO_3)_2$ 수용액에 $0.1M$ $NaIO_3$ 수용액을 첨가할 때, 첨가된 $NaIO_3$ 수용액의 부피에 따른 평형에서 침전되는 $Mn(IO_3)_2$의 질량을 나타낸 그래프이다.

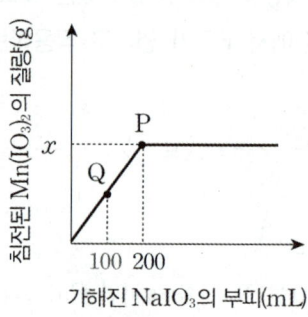

이에 대한 설명으로 옳은 것만을 〈보기〉에서 있는 대로 고른 것은? (단, 문제에 제시된 반응 외의 반응은 일어나지 않는다고 가정하고, 고체의 부피는 무시한다. $Mn(IO_3)_2$의 몰질량은 405 g/mol이다.)

〈보기〉
ㄱ. 처음에 존재하던 $Mn(NO_3)_2$ 수용액의 부피는 100 mL이다.
ㄴ. 점 P에서 x는 4.05 g이다.
ㄷ. 점 Q에서 $IO_3^-(aq)$의 농도는 $2\sqrt{2} \times 10^{-3}$ M이다.

① ㄱ ② ㄴ ③ ㄷ
④ ㄱ, ㄴ ⑤ ㄱ, ㄷ ⑥ ㄴ, ㄷ
⑦ ㄱ, ㄴ, ㄷ

230. 연습 PLUS

표는 불용성염 MX, MY의 용해도곱상수(K_{sp})와 몇 가지 용액의 상태를 나타낸 것이다.

$$MX(s) \rightleftarrows M^+(aq) + X^-(aq) \qquad K_{sp} = 1 \times 10^{-6}$$
$$MY(s) \rightleftarrows M^+(aq) + Y^-(aq) \qquad K_{sp} = 1 \times 10^{-14}$$

(가)	0.1M M$^+$ 수용액 1L
(나)	MY(s) 포화수용액 1L
(다)	0.1M X$^-$, 0.1M Y$^-$ 수용액 1L

이에 대한 설명으로 옳은 것만을 〈보기〉에서 있는 대로 고른 것은? (단, 온도는 일정하다.)

〈보기〉

ㄱ. (가)에 MX(s)를 녹였을 때 용해도는 10^{-3} M보다 작다.

ㄴ. (나) 용액에 MX(s)를 과량 넣어 평형에 도달했을 때 $\dfrac{[X^-]}{[Y^-]} = 1 \times 10^8$이다.

ㄷ. (가)와 (다)를 섞으면 두 종류의 침전이 모두 관찰된다.

① ㄱ ② ㄴ ③ ㄷ
④ ㄱ, ㄴ ⑤ ㄱ, ㄷ ⑥ ㄴ, ㄷ
⑦ ㄱ, ㄴ, ㄷ

231.

난용성 염화물 $AgCl(s)$과 $PbCl_2(s)$의 수용액에서의 용해도 평형은 아래와 같다.

$$AgCl(s) \rightleftarrows Ag^+(aq) + Cl^-(aq) \qquad K_{sp} = 1.6 \times 10^{-10}$$
$$PbCl_2(s) \rightleftarrows Pb^{2+}(aq) + 2Cl^-(aq) \qquad K_{sp} = 2.4 \times 10^{-4}$$

다음은 수용액에서 Ag^+와 Pb^{2+}이 서로 다른 농도로 함께 녹아 있는 두 개의 비커를 나타낸 것이다.

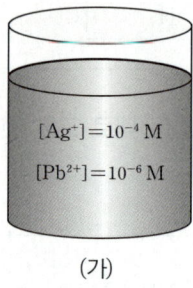
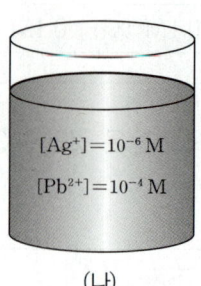

(가) (나)

한 금속 이온만 선택적으로 침전시킬 수 있는 Cl^-의 농도에 대한 설명으로 옳은 것만을 〈보기〉에서 있는 대로 고른 것은?

―〈보기〉―

ㄱ. 두 비커 모두 Ag^+가 먼저 침전된다.
ㄴ. 첨가시켜야 할 Cl^-의 최소 농도는 (가) 수용액이 (나) 수용액보다 크다.
ㄷ. 첨가시킬 수 있는 Cl^-의 최대 농도는 (가) 수용액이 (나) 수용액보다 크다.

① ㄱ ② ㄴ ③ ㄷ
④ ㄱ, ㄴ ⑤ ㄱ, ㄷ ⑥ ㄴ, ㄷ
⑦ ㄱ, ㄴ, ㄷ

MEMO

BEST SELECTION⁺
일반화학추론 300제

MEGAMD
PHARMACY EDUCATION ELIGIBILITY TEST

PART VIII

산과 염기

15　산과 염기

232. 2019학년도 6월 대학수학능력시험 모의평가

다음은 산 염기 반응의 화학 반응식이다.

(가) $H_3PO_4(s) + H_2O(l) \rightarrow H_3O^+(aq) + H_2PO_4^-(aq)$

(나) $CH_3COOH(aq) + OH^-(aq) \rightarrow CH_3COO^-(aq) + H_2O(l)$

(다) $F^-(aq) + BF_3(g) \rightarrow BF_4^-(aq)$

이에 대한 설명으로 옳은 것만을 〈보기〉에서 있는 대로 고른 것은?

〈보기〉

ㄱ. (가)에서 H_3PO_4은 아레니우스 산이다.
ㄴ. (나)에서 CH_3COOH은 브뢴스테드-로우리 산이다.
ㄷ. (다)에서 F^-은 루이스 염기이다.

① ㄱ   ② ㄷ   ③ ㄱ, ㄴ
④ ㄴ, ㄷ   ⑤ ㄱ, ㄴ, ㄷ

233. 2016학년도 9월 대학수학능력시험 모의평가

다음은 3가지 산 염기 반응의 화학 반응식이다.

(가) $CH_3COOH(aq) + H_2O(l) \rightarrow H_3O^+(aq) + CH_3COO^-(aq)$

(나) $BF_3(g) + F^-(aq) \rightarrow BF_4^-(aq)$

(다) $HF(aq) + HCO_3^-(aq) \rightarrow H_2CO_3(aq) + F^-(aq)$

이에 대한 설명으로 옳은 것만을 <보기>에서 있는 대로 고른 것은?

―― <보기> ――

ㄱ. (가)에서 CH_3COOH은 아레니우스 산이다.

ㄴ. (나)에서 BF_3는 루이스 산이다.

ㄷ. (다)에서 HCO_3^-은 브뢴스테드-로우리 염기이다.

① ㄱ ② ㄴ ③ ㄱ, ㄷ
④ ㄴ, ㄷ ⑤ ㄱ, ㄴ, ㄷ

234. 2019년 변리사

다음은 약산 HA의 해리 반응식과 25 ℃에서의 산 해리 상수이다.

$$HA + H_2O \rightleftharpoons A^- + H_3O^+ \quad K_a = 1.0 \times 10^{-4}$$

25 ℃에서 0.1 M HA와 0.05 M NaA를 포함하는 수용액의 pH는? (단, $\log 2 = 0.3$이다.)

① 2.3 ② 3.7 ③ 4.0
④ 4.3 ⑤ 5.0

235. 2011학년도 9월 대학수학능력시험 모의평가

다음은 아질산(HNO_2)과 아세트산(CH_3COOH)이 포함된 수용액의 평형을 나타내는 화학 반응식과 25 ℃에서 두 산의 이온화 상수 K_a를 나타낸 것이다.

$$HNO_2(aq) + CH_3COO^-(aq) \rightleftarrows NO_2^-(aq) + CH_3COOH(aq)$$

화합물	K_a
CH_3COOH	1.8×10^{-5}
HNO_2	7.1×10^{-4}

이 평형에 대한 설명으로 옳은 것만을 〈보기〉에서 있는 대로 고른 것은?

〈보기〉

ㄱ. 염기의 세기는 $NO_2^-(aq)$이 $CH_3COO^-(aq)$보다 크다.
ㄴ. 평형 상수는 1보다 크다.
ㄷ. $NaNO_2(s)$을 첨가하면 $CH_3COO^-(aq)$의 몰농도는 감소한다.

① ㄱ ② ㄴ ③ ㄱ, ㄷ
④ ㄴ, ㄷ ⑤ ㄱ, ㄴ, ㄷ

236. 기본 2013학년도 10월 전국연합학력평가

다음은 25 ℃에서 산 H_2A의 단계별 이온화 과정과 이온화 상수를 나타낸 것이다.

1단계: $H_2A(aq) + H_2O(l) \rightleftharpoons HA^-(aq) + H_3O^+(aq)$
$$K_{a1} = 4.3 \times 10^{-7}$$

2단계: $HA^-(aq) + H_2O(l) \rightleftharpoons A^{2-}(aq) + H_3O^+(aq)$
$$K_{a2} = 4.8 \times 10^{-11}$$

이에 대한 옳은 설명만을 〈보기〉에서 있는 대로 고른 것은? (단, 25 ℃에서 물의 이온곱 상수(K_w)는 1.0×10^{-14}이다.)

〈보기〉

ㄱ. 염기의 세기는 H_2O이 HA^-보다 강하다.
ㄴ. H_2A 수용액에서 가장 많이 존재하는 이온은 A^{2-}이다.
ㄷ. 25 ℃에서 A^{2-}의 이온화 상수(K_b)는 $\frac{1}{4.8} \times 10^{-3}$이다

---

① ㄴ ② ㄷ ③ ㄱ, ㄴ
④ ㄱ, ㄷ ⑤ ㄱ, ㄴ, ㄷ

237. 2010학년도 10월 전국연합학력평가

다음은 약한 산 HA와 HB의 이온화 평형과 이온화 상수를 나타낸 것이다.

- $HA(aq) + H_2O(l) \rightleftharpoons H_3O^+(aq) + A^-(aq) \quad K_a$
- $HB(aq) + H_2O(l) \rightleftharpoons H_3O^+(aq) + B^-(aq) \quad K_a'$

HA 수용액과 NaB 수용액을 혼합하였더니 다음과 같은 평형을 이루었다.

$$HA(aq) + B^-(aq) \rightleftharpoons HB(aq) + A^-(aq) \quad K = 10^4$$

이에 대한 설명으로 옳은 것만을 〈보기〉에서 있는 대로 고른 것은?

〈보기〉
ㄱ. K_a가 K_a'보다 크다.
ㄴ. 염기의 세기는 $A^- > B^-$이다.
ㄷ. 혼합 용액에 염산을 넣어 주면 A^-의 농도가 증가한다.

① ㄱ　　② ㄷ　　③ ㄱ, ㄴ
④ ㄴ, ㄷ　　⑤ ㄱ, ㄴ, ㄷ

238. 2015학년도 대학수학능력시험

표는 25 ℃에서 약산 HX와 HY의 수용액에 대한 자료이다. 25 ℃에서 HY의 이온화 상수(K_a)는 2×10^{-4}이고, 물의 이온곱 상수(K_w)는 1×10^{-14}이다.

수용액	부피(mL)	몰 농도(M)	pH
HX(aq)	100	0.1	3
HY(aq)	150	1	

이에 대한 설명으로 옳은 것만을 〈보기〉에서 있는 대로 고른 것은?

〈보기〉

ㄱ. 두 수용액에서 산의 이온화도는 HX < HY이다.
ㄴ. HX(aq)에 0.005몰의 NaOH(s)을 넣은 용액의 pH는 25 ℃에서 4보다 작다.
ㄷ. HY(aq)에 1 M NaOH(aq) 150 mL를 넣은 용액의 pH는 25 ℃에서 8보다 크다.

① ㄱ   ② ㄴ   ③ ㄱ, ㄷ
④ ㄴ, ㄷ   ⑤ ㄱ, ㄴ, ㄷ

239.

다음은 25 ℃에서 HA의 이온화 반응식과 이온화 상수(K_a)를 나타낸 것이다.

$$HA(aq) + H_2O(l) \rightleftharpoons A^-(aq) + H_3O^+(aq) \quad K_a = 1.0 \times 10^{-9}$$

이에 대한 설명으로 옳은 것만을 〈보기〉에서 있는 대로 고른 것은? (단, 25 ℃에서 물의 이온곱 상수(K_w)는 1.0×10^{-14}이다.)

〈보기〉
ㄱ. HA(aq)는 $H_3O^+(aq)$보다 약한 산이다.
ㄴ. 0.1 M HA(aq)의 pH는 5이다.
ㄷ. $A^-(aq)$의 이온화 상수(K_b)는 1.0×10^{-5}이다.

① ㄴ　　　　② ㄷ　　　　③ ㄱ, ㄴ
④ ㄱ, ㄷ　　　⑤ ㄱ, ㄴ, ㄷ

240. 2018학년도 대학수학능력시험

그림 (가)와 (나)는 HA(aq) 50 mL와 HB(aq) 50 mL를 0.1 M NaOH(aq)으로 각각 적정하여 얻은 중화 적정 곡선을 나타낸 것이다.

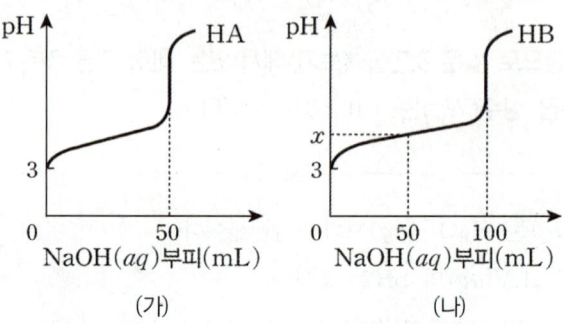

이에 대한 설명으로 옳은 것만을 〈보기〉에서 있는 대로 고른 것은? (단, 수용액의 온도는 25℃로 일정하다.)

─〈보기〉─

ㄱ. 적정 전 초기 몰농도는 HB(aq) > HA(aq)이다.
ㄴ. (가)의 중화점에서 $[A^-] > 0.05$ M 이다.
ㄷ. $x > 5$ 이다.

① ㄱ　　　② ㄴ　　　③ ㄷ
④ ㄱ, ㄷ　　⑤ ㄴ, ㄷ

241. 2016학년도 대학수학능력시험

그림 (가)와 (나)는 HCl(aq) 100 mL와 약산 HA(aq) 100 mL를 x M NaOH(aq)으로 각각 적정하여 얻은 중화 적정 곡선이다.

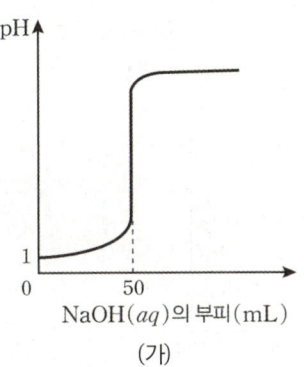
(가)

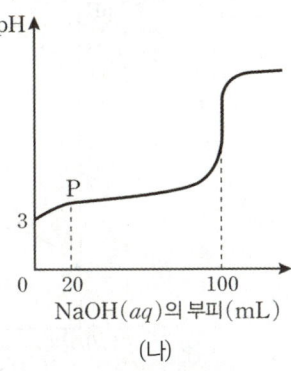
(나)

이에 대한 설명으로 옳은 것만을 〈보기〉에서 있는 대로 고른 것은? (단, 수용액의 온도는 25℃로 일정하다.)

―〈보기〉―

ㄱ. $x = 0.2$이다.

ㄴ. 25℃에서 HA의 이온화 상수(K_a)는 1×10^{-5}보다 작다.

ㄷ. P에서 $\dfrac{[\text{HA}]}{[\text{A}^-]} < \dfrac{9}{2}$이다.

① ㄱ　　② ㄷ　　③ ㄱ, ㄴ
④ ㄴ, ㄷ　　⑤ ㄱ, ㄴ, ㄷ

242.

그림은 25 ℃에서 HA 수용액 50 mL를 0.1 M NaOH 수용액으로 적정할 때의 중화 적정 곡선을 나타낸 것이다.

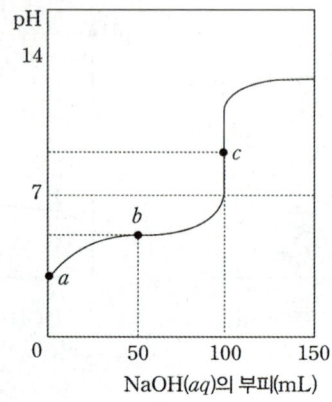

이에 대한 설명으로 옳은 것은? (단, 25 ℃에서 HA의 이온화 상수(K_a)는 5.0×10^{-6}이다.)

① a에서 [HA]는 0.05 M이다.
② a에서 이온화도는 5.0×10^{-3}이다.
③ b에서 혼합 용액에 존재하는 이온은 2종류이다.
④ c에서 [Na^+]와 [A^-]는 같다.
⑤ 총 이온 수는 b에서가 c에서보다 크다.

243.

그림은 0.1M HA(aq) 10mL에 xM NaOH(aq)을 5mL 첨가한 것을 나타낸 것이다.

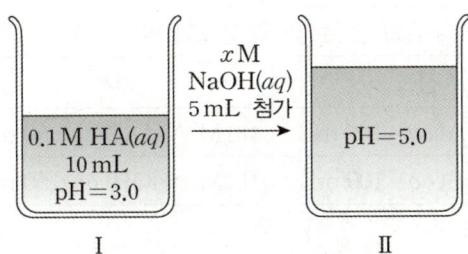

이에 대한 설명으로 옳은 것만을 〈보기〉에서 있는 대로 고른 것은? (단, 수용액의 온도는 일정하다.)

―〈보기〉―

ㄱ. 0.2M HA(aq)의 [H$^+$]는 2×10^{-3}M보다 작다.
ㄴ. $x = 0.1$이다.
ㄷ. Ⅱ에 xM NaOH(aq) 5mL을 추가한 수용액은 염기성이다.

① ㄱ ② ㄷ ③ ㄱ, ㄴ
④ ㄴ, ㄷ ⑤ ㄱ, ㄴ, ㄷ

244. 2014학년도 9월 대학수학능력시험 모의평가

표는 25 ℃에서 약산과 강염기의 혼합 용액 (가)와 (나)의 pH와, 혼합 전 산과 염기 수용액의 농도와 부피를 나타낸 것이다.

혼합 용액	혼합 전 수용액의 농도와 부피		혼합 용액의 pH
	산	염기	
(가)	0.1M HA(aq) 100 mL	0.1M NaOH(aq) 50 mL	9.0
(나)	0.1M HB(aq) 100 mL	0.1M NaOH(aq) 50 mL	5.0

이에 대한 설명으로 옳은 것만을 〈보기〉에서 있는 대로 고른 것은? (단, 모든 수용액의 온도는 25 ℃이다.)

―〈보기〉―

ㄱ. HA의 이온화 상수(K_a)는 1×10^{-9}이다.

ㄴ. 0.1M HB(aq)에서 HB의 이온화도(a)는 1×10^{-4}이다.

ㄷ. (나)에서 B$^-$(aq)의 농도가 H$^+$(aq)의 농도보다 크다.

① ㄴ   ② ㄷ   ③ ㄱ, ㄴ
④ ㄱ, ㄷ   ⑤ ㄱ, ㄴ, ㄷ

245. 2018학년도 대학수학능력시험

그림 (가)는 1M NaA(aq)을, (나)는 0.1M NaB(aq)을 나타낸 것이다. pH는 (가)가 (나)보다 1만큼 크고, 25℃에서 약염기 A^-과 B^-의 이온화 상수(K_b)는 모두 1.0×10^{-9}보다 크고 1.0×10^{-5}보다 작다.

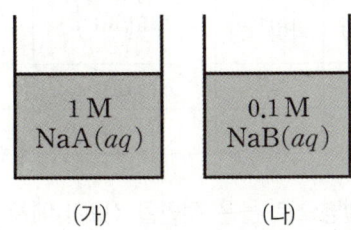

(가)   (나)

HA와 HB에 대하여 $\dfrac{1\text{M HA}(aq)\text{에서 HA의 이온화도}}{0.1\text{M HB}(aq)\text{에서 HB의 이온화도}}$는?

(단, 수용액의 온도는 25℃로 일정하고, 25℃에서 물의 이온곱상수(K_w)는 1.0×10^{-14}이다.)

① 0.01 ② 0.1 ③ 1
④ 10   ⑤ 100

246.

표는 25°C에서 강산 HX(aq)과 약산 HY(aq)을 aM NaOH(aq)으로 각각 적정한 자료이다. 25°C에서 HY의 이온화 상수(K_a)는 2×10^{-5}이다.

실험	수용액	용질		산 수용액의 부피(mL)	중화점까지 가한 aM NaOH(aq)의 부피(mL)
		질량(g)	화학식량		
I	HX(aq)	0.63	63	100	50
II	HY(aq)	1.2	x	100	100

25°C에서 이에 대한 설명으로 옳은 것만을 〈보기〉에서 있는 대로 고른 것은? (단, 온도는 일정하고, 25°C에서 물의 이온곱 상수(K_w)는 1×10^{-14}이다.)

〈보기〉

ㄱ. $x = 60$이다.

ㄴ. 적정 전 HY(aq)에서 HY의 이온화도(α)는 0.001보다 작다.

ㄷ. II의 중화점에서 [OH$^-$]는 1×10^{-6}M보다 크다.

① ㄱ ② ㄴ ③ ㄱ, ㄷ
④ ㄴ, ㄷ ⑤ ㄱ, ㄴ, ㄷ

247. 2017년 변리사

다음 혼합 수용액 중 완충 용량이 가장 큰 것은?

① 0.2 M $CH_3COOH(aq)$ 1 L + 0.2 M $CH_3COONa(aq)$ 1 L
② 0.1 M $CH_3COOH(aq)$ 5 L + 0.1 M $CH_3COONa(aq)$ 5 L
③ 0.2 M $HCl(aq)$ 1 L + 0.2 M $CH_3COONa(aq)$ 1 L
④ 0.1 M $HCl(aq)$ 5 L + 0.1 M $CH_3COONa(aq)$ 5 L
⑤ 0.2 M $HCl(aq)$ 1 L + 0.2 M $NaCl(aq)$ 1 L

25 ℃에서 어떤 두 염기 수용액 각각 20 mL를 0.10 M HCl 수용액으로 적정하였다. 그림에서 점 P는 한 염기 수용액의 적정 전 pH를, 점 Q와 R는 두 염기 수용액의 중화점을 나타낸 것이다.

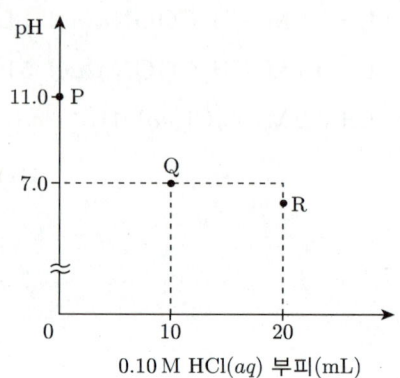

이에 대한 설명으로 옳은 것만을 〈보기〉에서 있는 대로 고른 것은? (단, 두 염기는 1가 염기이다.)

──〈보기〉──

ㄱ. 점 P에 해당하는 염기 수용액의 중화점은 점 Q이다.
ㄴ. Cl^-의 몰농도는 점 R의 수용액이 점 Q의 수용액의 2배이다.
ㄷ. 중화점이 R인 염기의 이온화 상수 K_b는 25 ℃에서 1.0×10^{-5}이다.

① ㄱ   ② ㄴ   ③ ㄷ
④ ㄱ, ㄴ   ⑤ ㄴ, ㄷ

249. 2018학년도 9월 대학수학능력시험 모의평가

다음은 중화 적정 실험이다.

〈실험 과정〉
(가) HA(aq) 10 mL를 aM NaOH(aq)으로 적정한다.
(나) HB(aq) 10 mL를 bM NaOH(aq)으로 적정한다.

〈실험 결과〉
- 중화점까지 넣어 준 NaOH(aq)의 부피: (가) 10 mL, (나) 10 mL
- 넣어 준 NaOH(aq) 부피에 따른 [H_3O^+] 그래프의 일부:

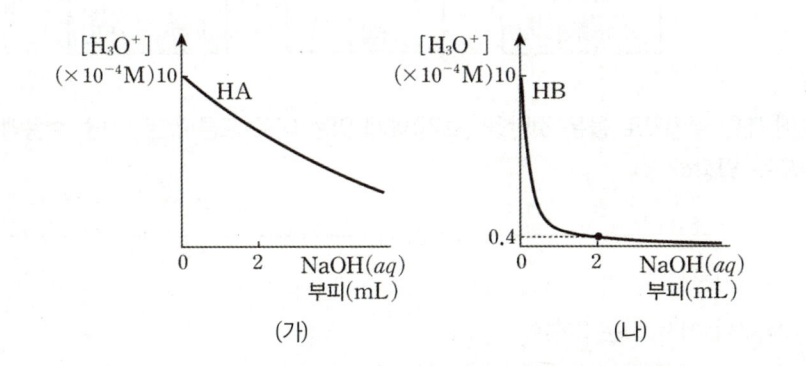

이에 대한 설명으로 옳은 것만을 〈보기〉에서 있는 대로 고른 것은? (단, HA의 이온화도(α)는 1이고, 수용액의 온도는 25℃로 일정하다.)

〈보기〉
ㄱ. $b > a$이다.
ㄴ. 실험 과정 (가)와 (나)에서 넣어 준 NaOH(aq)이 각각 5 mL일 때, $\dfrac{[A^-]}{[B^-]} < 1$이다.
ㄷ. 25℃에서 HB(aq)의 이온화 상수(K_a)는 1.0×10^{-6}이다.

① ㄱ ② ㄷ ③ ㄱ, ㄴ
④ ㄴ, ㄷ ⑤ ㄱ, ㄴ, ㄷ

250. 2014학년도 대학수학능력시험

그림은 25°C에서 pH가 다른 2가지 HA 수용액 100 mL에 0.5 M BOH 수용액의 부피를 달리하여 각각 혼합한 수용액을 만드는 과정을 나타낸 것이다. HA는 약산이고 BOH는 강염기이다.

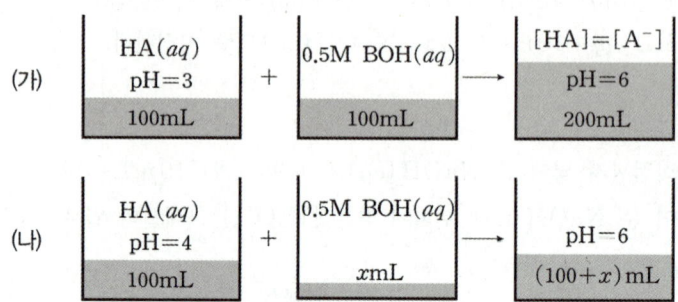

이에 대한 설명으로 옳은 것만을 〈보기〉에서 있는 대로 고른 것은? (단, 수용액의 온도는 일정하다.)

―〈보기〉―
ㄱ. (가)에서 혼합 전 $HA(aq)$의 농도는 0.1 M이다.
ㄴ. (나)에서 x는 2이다.
ㄷ. (가)의 혼합 수용액에 0.5 M $BOH(aq)$ 100 mL를 가하면, 새로 만들어진 혼합 수용액에서 $[B^+]$는 $[A^-]$보다 크다.

① ㄱ　　　　② ㄷ　　　　③ ㄱ, ㄴ
④ ㄴ, ㄷ　　　⑤ ㄱ, ㄴ, ㄷ

251. 2016학년도 9월 대학수학능력시험 모의평가

그림은 $HCl(aq)$과 약산 $HA(aq)$의 혼합 수용액 100 mL에 1 M $NaOH(aq)$을 넣을 때, 넣은 $NaOH(aq)$의 부피에 따른 A^-의 양을 나타낸 것이다. P에서 pH는 6.3이다.

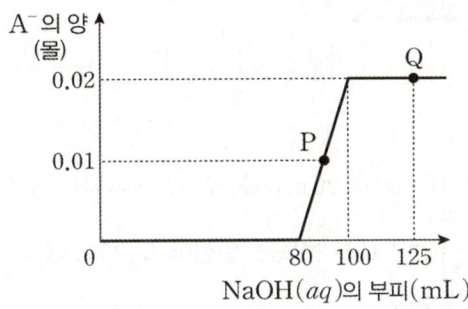

이에 대한 설명으로 옳은 것만을 〈보기〉에서 있는 대로 고른 것은? (단, 온도는 25℃로 일정하고, 물의 이온곱 상수(K_w)는 1×10^{-14}이다.)

〈보기〉

ㄱ. 염기 A^-의 이온화 상수(K_b)는 1×10^{-8}보다 크다.

ㄴ. P에서 $\dfrac{[Cl^-]}{[A^-]} = 8$이다.

ㄷ. Q에서 $[OH^-] = 0.2\,M$이다.

① ㄱ ② ㄷ ③ ㄱ, ㄴ
④ ㄴ, ㄷ ⑤ ㄱ, ㄴ, ㄷ

252. 2017학년도 대학수학능력시험

다음은 25℃에서 약산 수용액 (가)와 혼합 수용액 (나)에 대한 자료이다.

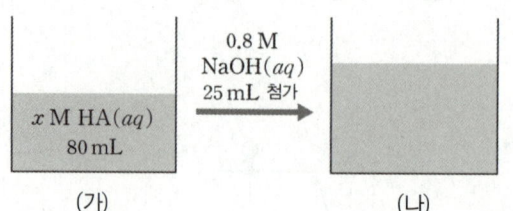

$25℃$에서 $0.2x$ M HA(aq) 20 mL를 0.8 M NaOH(aq)으로 적정하였을 때 중화점에서의 $\dfrac{[\text{A}^-]}{[\text{HA}]}$는? (단, 온도는 일정하고, 25℃에서 물의 이온곱 상수(K_w)는 1×10^{-14}이다.)

① 1000 ② 2000 ③ 3000
④ 4000 ⑤ 5000

253. 2019학년도 대학수학능력시험

그림은 몰농도가 같은 약산 HA(aq) 50 mL와 약산 HB(aq) V mL를 0.1 M NaOH(aq)으로 각각 적정하여 얻은 중화 적정 곡선이다. 온도 T에서 HA와 HB의 이온화 상수(K_a)는 각각 1×10^{-4}과 1×10^{-5}이다.

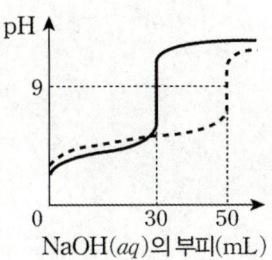

이에 대한 설명으로 옳은 것만을 〈보기〉에서 있는 대로 고른 것은? (단, 온도는 T로 일정하다.)

―〈보기〉―

ㄱ. 적정 전 HA(aq)의 몰농도는 0.06 M이다.

ㄴ. 적정 전 HB(aq)의 pH는 3.0이다.

ㄷ. HB(aq)을 적정하는 과정에서 혼합 수용액의 pH가 9.0일 때, $\dfrac{[\text{B}^-]}{[\text{HB}]} = 1 \times 10^5$이다.

① ㄱ   ② ㄴ   ③ ㄱ, ㄷ
④ ㄴ, ㄷ   ⑤ ㄱ, ㄴ, ㄷ

BEST SELECTION⁺
일반화학추론 300제

MEGAMD
PHARMACY EDUCATION ELIGIBILITY TEST

PART IX

산화 환원 / 전기 화학

16   산화 환원

17   전기 화학

254. 기본 2018학년도 대학수학능력시험

표는 2주기 원소 X~Z로 구성된 화합물 XY_2, Y_2Z_2에 대한 자료이다.

화합물	Y의 산화수
XY_2	-2
Y_2Z_2	$+1$

X~Z의 전기음성도를 비교한 것으로 옳은 것은? (단, X~Z는 임의의 원소 기호이다.)

① X > Y > Z ② X > Z > Y ③ Y > X > Z
④ Y > Z > X ⑤ Z > Y > X

255.

그림은 2주기 원소 X~Z로 이루어진 3가지 분자의 구조식을 나타낸 것이고, ㉠~㉢은 밑줄 친 각 원자의 산화수이다.

$$Y=\underline{X}-Z \qquad Z-\overset{\overset{Z}{|}}{\underline{X}}-\overset{\overset{Z}{|}}{X}-Z \qquad Z-\underline{Y}-Z$$
$$\quad\;㉠ \qquad\qquad\qquad ㉡ \qquad\qquad\quad ㉢$$

전기음성도가 X < Y < Z일 때, ㉠+㉡+㉢은? (단, X~Z는 임의의 원소 기호이며, 분자 내에서 옥텟 규칙을 만족한다.)

① +8
② +7
③ +6
④ +5
⑤ +4

256. 2019학년도 대학수학능력시험

다음은 3가지 화합물의 화학식과 이에 대한 학생과 선생님의 대화이다.

$$H_2O, \ Li_2O, \ CaCO_3$$

학 생 : 제시된 모든 화합물에서 산소(O)의 산화수는 -2입니다. 따라서 O가 포함된 화합물에서 O는 항상 -2의 산화수를 가진다고 생각합니다.
선생님 : 꼭 그렇지는 않아요. 예를 들어 ㉠ 에서 O의 산화수는 -2가 아닙니다.

㉠에 들어갈 화합물로 적절한 것만을 〈보기〉에서 있는 대로 고른 것은?

〈보기〉
ㄱ. H_2O_2 ㄴ. O_2F_2 ㄷ. CaO

① ㄱ   ② ㄷ   ③ ㄱ, ㄴ
④ ㄴ, ㄷ   ⑤ ㄱ, ㄴ, ㄷ

257.

다음은 2가지 반응의 화학 반응식이다.

- $4Al + 3O_2 \rightarrow 2Al_2O_3$
- $2Mg + CO_2 \rightarrow 2MgO + C$

두 반응에서 환원되는 물질만을 있는 대로 고른 것은?

① Al, Mg   ② O_2, CO_2 ③ Al, CO_2
④ O_2 ⑤ CO_2

258. 2019학년도 9월 대학수학능력시험 모의평가

다음은 2가지 반응의 화학 반응식과 이에 대한 세 학생의 대화이다.

(가) $2Mg(s) + O_2(g) \rightarrow 2MgO(s)$
(나) $2CuO(s) + C(s) \rightarrow 2Cu(s) + CO_2(g)$

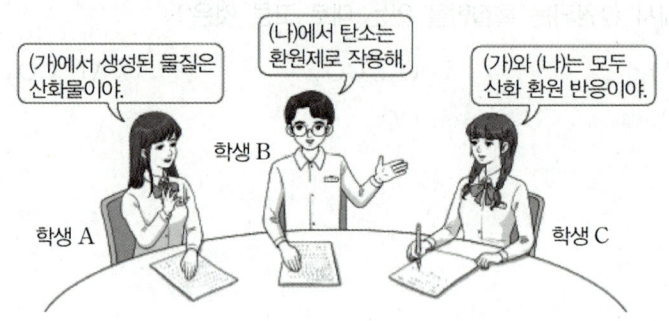

학생 A: (가)에서 생성된 물질은 산화물이야.
학생 B: (나)에서 탄소는 환원제로 작용해.
학생 C: (가)와 (나)는 모두 산화 환원 반응이야.

제시한 내용이 옳은 학생만을 있는 대로 고른 것은?

① A ② C ③ A, B
④ B, C ⑤ A, B, C

259. 2018학년도 대학수학능력시험

다음은 금속과 관련된 2가지 반응의 화학 반응식이다.

(가) $2Mg + O_2 \rightarrow 2MgO$

(나) $Fe_2O_3 + 3CO \rightarrow 2Fe + 3CO_2$

이에 대한 설명으로 옳은 것만을 〈보기〉에서 있는 대로 고른 것은?

〈보기〉
ㄱ. (가)에서 Mg은 산화된다.
ㄴ. (나)에서 CO는 산화제이다.
ㄷ. (나)에서 Fe의 산화수는 증가한다.

① ㄱ ② ㄴ ③ ㄱ, ㄷ
④ ㄴ, ㄷ ⑤ ㄱ, ㄴ, ㄷ

260.

다음은 2가지 반응의 화학 반응식이다.

> (가) $3H_2S + 2HNO_3 \rightarrow 3S + 2NO + 4H_2O$
> (나) $2Li + 2H_2O \rightarrow 2LiOH + H_2$

이에 대한 설명으로 옳은 것만을 〈보기〉에서 있는 대로 고른 것은?

〈보기〉
ㄱ. (가)는 산화 환원 반응이다.
ㄴ. (나)에서 Li은 환원제이다.
ㄷ. (나)에서 H의 산화수는 모두 같다.

① ㄱ   ② ㄷ   ③ ㄱ, ㄴ
④ ㄴ, ㄷ   ⑤ ㄱ, ㄴ, ㄷ

261. 2019학년도 6월 대학수학능력시험 모의평가

그림은 구리(Cu)와 관련된 반응 (가)와 (나)를 모식적으로 나타낸 것이다.

$$O_2 \xrightarrow{\text{(가)}} CuO \xrightarrow{\text{(나)}} Cu \;\; ; \;\; H_2O \;\;,\;\; \bigcirc$$

이에 대한 설명으로 옳은 것만을 〈보기〉에서 있는 대로 고른 것은?

〈보기〉

ㄱ. (가)에서 O_2는 환원된다.
ㄴ. CuO에서 Cu의 산화수는 +2이다.
ㄷ. (나)에서 ㉠은 환원제로 작용한다.

① ㄱ   ② ㄷ   ③ ㄱ, ㄴ
④ ㄴ, ㄷ   ⑤ ㄱ, ㄴ, ㄷ

262. 2019학년도 대학수학능력시험

다음은 3가지 반응의 화학 반응식이다.

(가) $2C + O_2 \rightarrow 2\boxed{㉠}$
(나) $Fe_2O_3 + 3\boxed{㉠} \rightarrow 2Fe + 3CO_2$
(다) $4Al + 3O_2 \rightarrow 2Al_2O_3$

이에 대한 설명으로 옳은 것만을 〈보기〉에서 있는 대로 고른 것은?

〈보기〉
ㄱ. (가)에서 탄소(C)는 환원된다.
ㄴ. (나)에서 ㉠은 산화제로 작용한다.
ㄷ. (다)는 산화 환원 반응이다.

① ㄱ   ② ㄷ   ③ ㄱ, ㄴ
④ ㄴ, ㄷ   ⑤ ㄱ, ㄴ, ㄷ

263. 연습 2019학년도 9월 대학수학능력시험 모의평가

다음은 2가지 산화 환원 반응의 화학 반응식과, 생성물에서 X의 산화수를 나타낸 것이다.

(가) $X_2 + 2Y_2 \rightarrow X_2Y_4$
(나) $X_2 + 3Z_2 \rightarrow 2XZ_3$

생성물	X의 산화수
X_2Y_4	-2
XZ_3	$+3$

이에 대한 설명으로 옳은 것만을 〈보기〉에서 있는 대로 고른 것은? (단, X~Z는 임의의 1, 2주기 원소 기호이다.)

─〈보기〉─

ㄱ. X_2Y_4에서 Y의 산화수는 +2이다.
ㄴ. (나)에서 X_2는 산화된다.
ㄷ. 분자 YZ에서 Y의 산화수는 0보다 작다.

① ㄱ ② ㄴ ③ ㄱ, ㄷ
④ ㄴ, ㄷ ⑤ ㄱ, ㄴ, ㄷ

264. 2018학년도 9월 대학수학능력시험 모의평가

다음은 분자 (가)~(다)의 루이스 구조식과 자료이다.

(가) CH_4 형태: H-X-H (H 위, 아래)
(나) $H_2C=\ddot{O}$ 형태: H-X=Ÿ (H 위)
(다) H-X-Ÿ-Z̈: (H 위, 아래)

- X~Z는 2, 3주기 원소이다.
- X의 산화수는 (나)에서가 (가)에서보다 크다.
- Y의 산화수는 (나)에서와 (다)에서 같다.

이에 대한 설명으로 옳은 것만을 〈보기〉에서 있는 대로 고른 것은? (단, X~Z는 임의의 원소 기호이다.)

〈보기〉

ㄱ. (나)에서 X의 산화수는 0이다.
ㄴ. 전기음성도는 Z가 Y보다 크다.
ㄷ. Y의 산화수는 H_2Y_2에서와 (나)에서 같다.

① ㄱ ② ㄴ ③ ㄱ, ㄷ
④ ㄴ, ㄷ ⑤ ㄱ, ㄴ, ㄷ

265. 연습 2018년 변리사

다음은 에탄올(C_2H_5OH)이 분해되는 반응의 반쪽 반응식이다.

> 반응 1: $C_2H_5OH(aq) + 3H_2O(l) \rightarrow 2CO_2(g) + 12H^+(aq) + 12e^-$
>
> 반응 2: $Cr_2O_7^{2-}(aq) + H^+(aq) + e^- \rightarrow Cr^{3+}(aq) + H_2O(l)$

혈장 시료 50.0 g에 함유된 C_2H_5OH을 적정하는 데, 0.050 M $K_2Cr_2O_7$ 40.0 mL가 소모되었다. 혈장 시료 속의 C_2H_5OH 무게 %는? (단, 이 적정에서 반응 1과 2만 고려하며, 반응 2는 균형이 이루어지지 않았다. 반응 온도는 일정하고, 에탄올의 분자량은 46.0 g/mol이다.)

① 0.023 ② 0.046 ③ 0.069
④ 0.092 ⑤ 0.13

266. 2013학년도 대학수학능력시험

그림 (가)와 (나)는 수용액 100 mL에 들어 있는 이온의 종류와 농도를, (다)는 (가)와 (나)를 섞어 반응시켰을 때 수용액에 존재하는 이온의 종류를 나타낸 것이다.

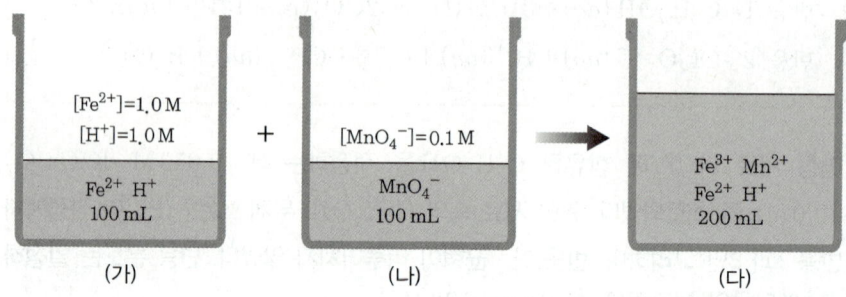

위 반응의 산화·환원 반응식은 다음과 같다.

$$a\,\mathrm{Fe}^{2+} + b\,\mathrm{MnO_4^-} + c\,\mathrm{H^+} \rightarrow d\,\mathrm{Fe}^{3+} + e\,\mathrm{Mn}^{2+} + f\,\mathrm{H_2O}$$

이에 대한 설명으로 옳은 것만을 〈보기〉에서 있는 대로 고른 것은? (단, 그림에서 구경꾼 이온은 제외하였고, (다)에서 생성되는 물의 부피는 무시하였다.)

〈보기〉
ㄱ. $a+b+c=14$이다.
ㄴ. (다)에서 Mn^{2+}과 $\mathrm{H^+}$의 몰수 비는 $1:2$이다.
ㄷ. (다)에서 Fe^{2+}의 농도는 $0.25\,\mathrm{M}$이다.

① ㄴ　　　② ㄷ　　　③ ㄱ, ㄴ
④ ㄱ, ㄷ　　⑤ ㄱ, ㄴ, ㄷ

267. 2017학년도 6월 대학수학능력시험 모의평가

다음은 금속 A ~ C의 산화 환원 반응 실험이다.

<실험 과정>

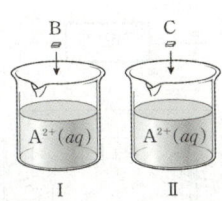

(가) 비커 Ⅰ, Ⅱ에 $A^{2+}(aq)$을 V mL씩 넣는다.
(나) Ⅰ에 B를 일정량씩 계속 넣어 준다.
(다) Ⅱ에 C를 일정량씩 계속 넣어 준다.

<실험 결과>

- Ⅰ에는 $B^{+}(aq), A(s), B(s)$가 존재한다.
- Ⅱ에는 $C^{3+}(aq), A(s), C(s)$가 존재한다.

Ⅰ과 Ⅱ에서 넣어 준 금속의 몰수에 따른 총 이온 수를 나타낸 것으로 가장 적절한 것은? (단, 모든 금속은 물과 반응하지 않고, 음이온의 수는 일정하다.)

① 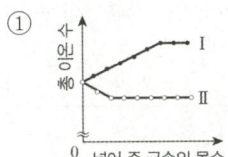 ② 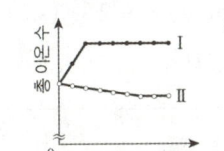 ③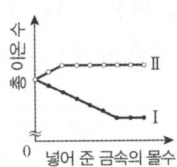

④ 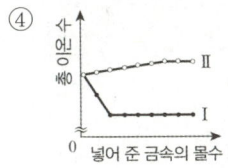 ⑤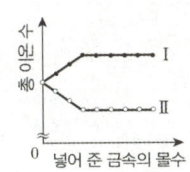

268.

그림은 구리(Cu)와 은(Ag)을 사용한 화학 전지에서 전지 반응이 일어나고 있는 것을 나타낸 것이다.

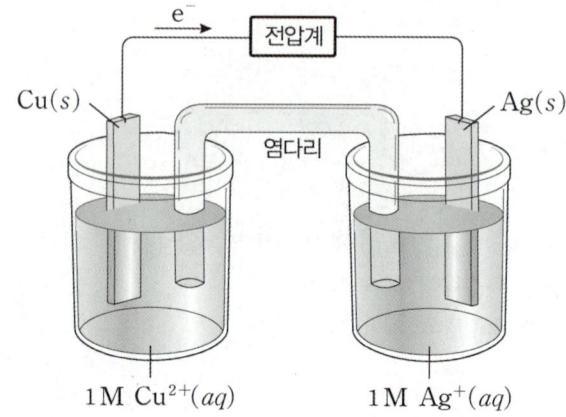

이에 대한 설명으로 옳은 것만을 〈보기〉에서 있는 대로 고른 것은?

〈보기〉
ㄱ. $Ag(s)$은 산화된다.
ㄴ. $Cu(s)$의 질량은 증가한다.
ㄷ. 반응 $2Ag^+(aq) + Cu(s) \rightarrow 2Ag(s) + Cu^{2+}(aq)$의 표준 전지 전위($E°_{전지}$)는 0보다 크다.

① ㄱ ② ㄴ ③ ㄷ
④ ㄱ, ㄷ ⑤ ㄴ, ㄷ

269. 2007학년도 대학수학능력시험

그림은 금속 철(Fe)을 전극으로 사용한 화학 전지를, 표는 표준 환원 전위를 나타낸 것이다.

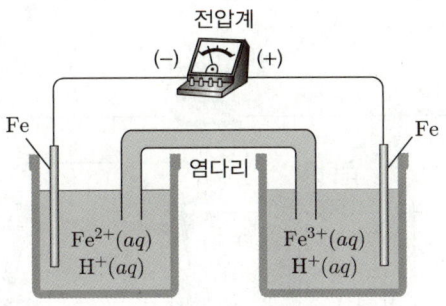

[표준 환원 전위]

- $Fe^{2+}(aq) + 2e^- \rightarrow Fe(s)$ $E° = -0.44$ V
- $Fe^{3+}(aq) + e^- \rightarrow Fe^{2+}(aq)$ $E° = +0.77$ V

이에 대한 설명으로 옳은 것을 〈보기〉에서 모두 고른 것은?

〈보기〉
ㄱ. 표준 기전력은 +1.21 V이다.
ㄴ. (+)극에서의 반쪽 반응은 $Fe^{3+}(aq) + e^- \rightarrow Fe^{2+}(aq)$이다.
ㄷ. 전체 반응식은 $Fe(s) + 2Fe^{3+}(aq) \rightarrow 3Fe^{2+}(aq)$이다.

① ㄱ　　② ㄷ　　③ ㄱ, ㄴ
④ ㄴ, ㄷ　　⑤ ㄱ, ㄴ, ㄷ

270. 2014학년도 9월 대학수학능력시험 모의평가

그림 (가)는 아연(Zn)과 은(Ag)을 전극으로 하는 화학 전지 장치를, (나)는 (가)의 전지로 숟가락을 니켈(Ni) 도금하는 장치를 나타낸 것이다. 자료는 이와 관련된 반응에 대한 25℃에서의 표준 환원 전위($E°$)이다.

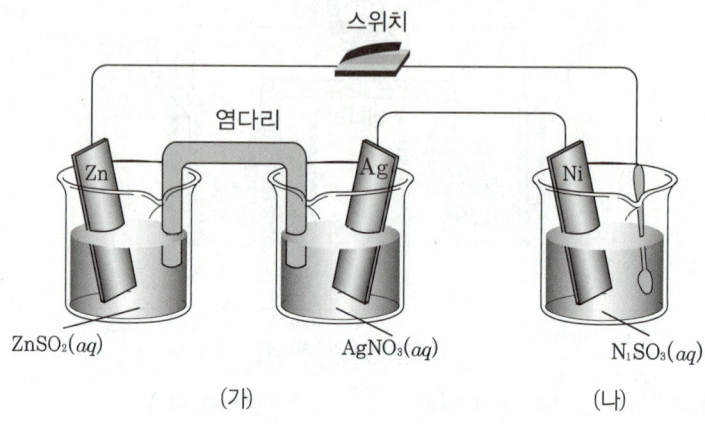

(가)   (나)

$$Zn^{2+}(aq) + 2e^- \rightarrow Zn(s) \quad E° = -0.76V$$
$$Ag^+(aq) + e^- \rightarrow Ag(s) \quad E° = +0.80V$$
$$Ni^{2+}(aq) + 2e^- \rightarrow Ni(s) \quad E° = -0.26V$$

스위치를 닫아 숟가락에 Ni이 도금될 때, 이에 대한 설명으로 옳은 것만을 <보기>에서 있는 대로 고른 것은?

―<보기>―

ㄱ. (가)의 전지 반응의 자유 에너지 변화(ΔG)는 0보다 작다.
ㄴ. (나)의 Ni 전극에서는 산화 반응이 일어난다.
ㄷ. (가)에서 Zn이 a몰 반응하면 (나)에서 $2a$몰의 Ni이 숟가락에 도금된다.

① ㄱ   ② ㄷ   ③ ㄱ, ㄴ
④ ㄴ, ㄷ   ⑤ ㄱ, ㄴ, ㄷ

271. 기본 2015학년도 대학수학능력시험

다음은 NaCl 수용액을 전기 분해할 때 두 전극에서 일어나는 반응의 화학 반응식이다.

- $2H_2O(l) + 2e^- \rightarrow$ ㉠ $(g) + 2OH^-(aq)$
- 2 ㉡ $(aq) \rightarrow Cl_2(g) + 2e^-$

NaCl(aq)을 전기 분해하였을 때, t초에서 OH^-의 양은 0.01몰이었다.

이에 대한 설명으로 옳은 것만을 〈보기〉에서 있는 대로 고른 것은? (단, 패러데이 상수는 96500 C/몰이다.)

〈보기〉

ㄱ. ㉠은 H_2이다.
ㄴ. ㉡은 환원된다.
ㄷ. 0~t초 동안 흘려준 전하량은 $\dfrac{965}{2}$ C이다.

① ㄱ   ② ㄷ   ③ ㄱ, ㄴ
④ ㄱ, ㄷ   ⑤ ㄴ, ㄷ

272. 2018학년도 9월 대학수학능력시험 모의평가

그림 (가)와 (나)는 $CuSO_4(aq)$과 $CuCl_2(aq)$을 각각 전기분해하는 장치와 각 전극에서 일어나는 반응의 화학 반응식을 나타낸 것이다.

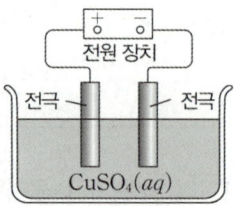
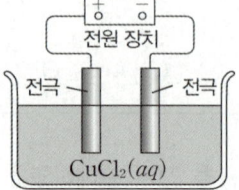

- $Cu^{2+}(aq) + 2e^- \rightarrow Cu(s)$
- $2H_2O(l) \rightarrow O_2(g) + 4H^+(aq) + 4e^-$

(가)

- $Cu^{2+}(aq) + 2e^- \rightarrow Cu(s)$
- $2Cl^-(aq) \rightarrow Cl_2(g) + 2e^-$

(나)

(가)와 (나)에 일정량의 전류를 t초 동안 흘려주었더니 각각 0.05몰의 구리가 석출되었다. 이에 대한 설명으로 옳은 것만을 〈보기〉에서 있는 대로 고른 것은? (단, 온도와 압력은 일정하고, 패러데이 상수는 96500 C/몰이다.)

〈보기〉

ㄱ. 발생한 기체의 몰수는 Cl_2가 O_2의 2배이다.
ㄴ. (가)에서 수용액의 pH는 감소하였다.
ㄷ. (나)에 흘려 준 전하량은 9650 C이다.

① ㄱ ② ㄷ ③ ㄱ, ㄴ
④ ㄴ, ㄷ ⑤ ㄱ, ㄴ, ㄷ

273. 2016년 변리사

다음은 평형 반응의 반응식과 평형 상수(K_1), 관련된 반쪽 반응의 25 ℃에서의 표준 환원 전위($E°$)이다.

- $5Fe^{2+}(aq) + 2Mn^{2+}(aq) + 8H_2O(l)$
  $\rightleftarrows 2MnO_4^-(aq) + 5Fe(s) + 16H^+(aq)$ K_1
- $Fe^{2+}(aq) + 2e^- \rightarrow Fe(s)$ $E° = -0.44\,V$
- $MnO_4^-(aq) + 8H^+(aq) + 5e^- \rightarrow Mn^{2+}(aq) + 4H_2O(l)$
  $E° = +1.51\,V$

25 ℃에서 K_1은? (단, 25 ℃에서 $\dfrac{RT}{F} = a(V)$이고, F는 패러데이 상수이다.)

① $e^{-52.2/a}$ ② $e^{-19.5/a}$ ③ $e^{-9.75/a}$
④ $e^{19.5/a}$ ⑤ $e^{52.2/a}$

274. 2017년 변리사

다음은 2가지 금속과 관련된 반응의 25℃에서의 표준 환원 전위($E°$)이다.

$$Al^{3+}(aq) + 3e^- \rightarrow Al(s) \quad\quad E° = -1.66\,V$$
$$Mg^{2+}(aq) + 2e^- \rightarrow Mg(s) \quad\quad E° = -2.37\,V$$

25℃에서 반응 $2Al^{3+}(aq) + 3Mg(s) \rightleftharpoons 2Al(s) + 3Mg^{2+}(aq)$의 표준 자유 에너지 변화($\Delta G°$)는? (단, 패러데이 상수 $F = a\,J/V \cdot mol$이다.)

① $-0.71a\,J/mol$
② $-1.42a\,J/mol$
③ $-2.13a\,J/mol$
④ $-3.79a\,J/mol$
⑤ $-4.26a\,J/mol$

275. 2019년 변리사

다음은 25 ℃에서 구리와 관련된 반응의 표준 환원 전위($E°$)이다. x는?

- $Cu^{2+}(aq) + e^- \rightarrow Cu^+(aq)$ $E° = 0.16\,V$
- $Cu^+(aq) + e^- \rightarrow Cu(s)$ $E° = 0.52\,V$
- $Cu^{2+}(aq) + 2e^- \rightarrow Cu(s)$ $E° = x\,V$

① 0.34   ② 0.42   ③ 0.60
④ 0.68   ⑤ 1.34

276.

다음은 25 ℃에서 금속 A와 관련된 표준 환원 전위($E°$)와 금속 B와 관련된 표준 전지 전위($E°_{전지}$)를 나타낸 것이다.

- $A^{2+}(aq) + 2e^- \rightarrow A(s)$ $E° = +0.34\,V$
- $B(s) + 2H^+(aq) \rightarrow B^{2+}(aq) + H_2(g)$ $E°_{전지} = +0.76\,V$

그림은 25 ℃, 표준 상태에서 금속 A와 C를 사용한 화학 전지 (가)를 나타낸 것이다.

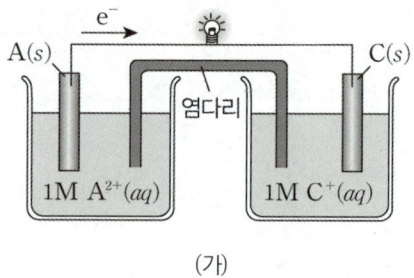

(가)

25 ℃, 표준 상태에서 이에 대한 설명으로 옳은 것만을 〈보기〉에서 있는 대로 고른 것은? (단, A~C는 임의의 원소 기호이다.)

〈보기〉
ㄱ. $A(s) + B^{2+}(aq) \rightarrow A^{2+}(aq) + B(s)$ 반응의 자유 에너지 변화(ΔG)는 0보다 작다.
ㄴ. (가)에서 $A(s)$는 산화된다.
ㄷ. $B(s) + 2C^+(aq) \rightarrow B^{2+}(aq) + 2C(s)$ 반응의 $E°_{전지}$는 $+1.10\,V$보다 작다.

① ㄱ   ② ㄴ   ③ ㄱ, ㄷ
④ ㄴ, ㄷ   ⑤ ㄱ, ㄴ, ㄷ

277. 2016학년도 대학수학능력시험

그림은 25℃, 1기압에서 어떤 화학 전지를 나타낸 것이고, 자료는 2가지 반쪽 반응에 대한 25℃에서의 표준 환원 전위($E°$)이다. 25℃에서 이 전지의 표준 전지 전위($E°_{전지}$)는 1.10V이고 전자의 이동 방향은 ㉠과 ㉡ 중 하나이다.

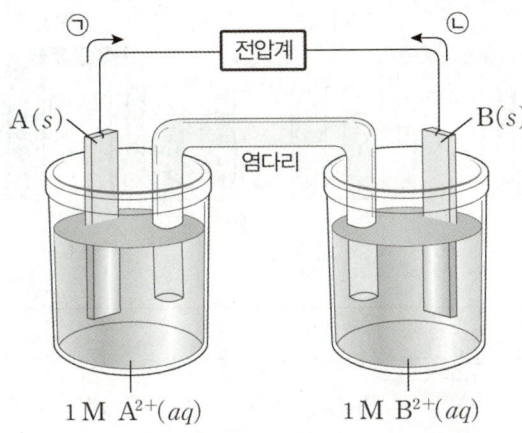

- $A^{2+}(aq) + 2e^- \rightarrow A(s)$ $E° = -0.76\,V$
- $B^{2+}(aq) + 2e^- \rightarrow B(s)$ $E° = a\,V\,(a > 0)$

이에 대한 설명으로 옳은 것만을 〈보기〉에서 있는 대로 고른 것은? (단, A와 B는 임의의 원소 기호이다.)

―〈보기〉―
ㄱ. $a = 0.34$이다.
ㄴ. 전자의 이동 방향은 ㉡이다.
ㄷ. 25℃에서 $A(s) + 2H^+(aq) \rightarrow A^{2+}(aq) + H_2(g)$ 반응의 자유 에너지 변화($\Delta G°$)는 0보다 크다.

① ㄱ ② ㄷ ③ ㄱ, ㄴ
④ ㄱ, ㄷ ⑤ ㄴ, ㄷ

278.

그림 (가)와 (나)는 25℃에서 표준 전지 전위($E°_{전지}$)가 각각 $+x$ V와 $+0.46$ V인 2가지 화학 전지를 나타낸 것이고, 자료는 3가지 반쪽 반응에 대한 25℃에서의 표준 환원 전위($E°$)이다.

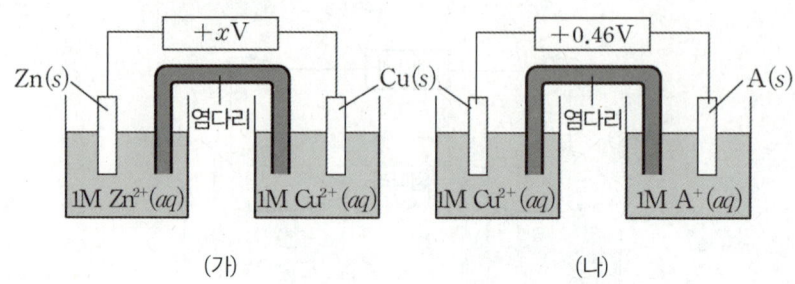

- $Zn^{2+}(aq) + 2e^- \rightarrow Zn(s)$ $E° = -0.76$ V
- $Cu^{2+}(aq) + 2e^- \rightarrow Cu(s)$ $E° = +0.34$ V
- $A^+(aq) + e^- \rightarrow A(s)$ $E° = a$ V   ($a > 0$)

25℃에서 이에 대한 설명으로 옳은 것만을 〈보기〉에서 있는 대로 고른 것은? (단, A는 임의의 원소 기호이다.)

〈보기〉

ㄱ. (가)에서 반응이 진행됨에 따라 Zn 전극의 질량은 증가한다.

ㄴ. (나)에서 반응이 진행됨에 따라 $\dfrac{[Cu^{2+}]}{[A^+]}$는 증가한다.

ㄷ. $Zn(s) + 2A^+(aq) \rightarrow Zn^{2+}(aq) + 2A(s)$ 반응의 표준 전지 전위 ($E°_{전지}$)는 $+x$ V보다 크다.

① ㄱ   ② ㄴ   ③ ㄷ
④ ㄱ, ㄴ   ⑤ ㄴ, ㄷ

279. 2019학년도 대학수학능력시험

그림은 25 ℃, 1기압에서 어떤 화학 전지를 나타낸 것이고, 자료는 4가지 반쪽 반응에 대한 25 ℃에서의 표준 환원 전위($E°$)이다.

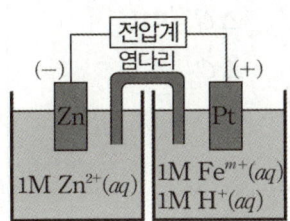

- $Zn^{2+}(aq) + 2e^- \rightarrow Zn(s)$ $E° = -0.76\,V$
- $Fe^{2+}(aq) + 2e^- \rightarrow Fe(s)$ $E° = -0.45\,V$
- $2H^+(aq) + 2e^- \rightarrow H_2(g)$ $E° = 0\,V$
- $Fe^{3+}(aq) + e^- \rightarrow Fe^{2+}(aq)$ $E° = +0.77\,V$

25 ℃, 1기압에서 이에 대한 설명으로 옳은 것만을 〈보기〉에서 있는 대로 고른 것은? (단, 물의 증발은 무시하고 음이온은 반응하지 않는다.)

─〈보기〉─

ㄱ. (−)극에서 산화 반응이 일어난다.

ㄴ. $m = 2$일 때, 표준 전지 전위($E°_{전지}$)는 $+0.31\,V$이다.

ㄷ. $m = 3$일 때, 반응이 진행되면 $\dfrac{(+)극에서\ [Fe^{3+}]}{(-)극에서\ [Zn^{2+}]} < 1$이다.

① ㄱ ② ㄴ ③ ㄱ, ㄷ
④ ㄴ, ㄷ ⑤ ㄱ, ㄴ, ㄷ

280. 2017학년도 9월 대학수학능력시험 모의평가

다음은 금속 A ~ C의 산화 환원 반응식과 이와 관련된 자료이다.

- 산화 환원 반응식

$A(s) + B^{2+}(aq) \rightarrow A^{2+}(aq) + B(s) \qquad \Delta G° < 0$

$B(s) + 2C^{+}(aq) \rightarrow B^{2+}(aq) + 2C(s) \qquad \Delta G° < 0$

- 25℃에서의 표준 환원 전위($E°$)

$A^{2+}(aq) + 2e^{-} \rightarrow A(s) \qquad E° = a$

$C^{+}(aq) + e^{-} \rightarrow C(s) \qquad E° = c$

$A(s)$와 $C(s)$를 전극으로 사용하고, 이 두 전극을 각각 1M $A^{2+}(aq)$과 1M $C^{+}(aq)$에 담가 화학 전지를 만들었다. 25℃에서의 표준 환원 전위($E°_{전지}$)는?

① $a - c$ ② $a - 2c$ ③ $a + 2c$
④ $-a + c$ ⑤ $-a + 2c$

281.

그림 (가)는 Ag^+과 Cu^{2+}의 농도가 각각 0.05 M인 혼합 수용액을 전기 분해하는 장치를, (나)는 전기 분해하는 동안 흘려준 전하량에 따른 (−)전극의 질량을 나타낸 것이다. 표는 25 ℃에서 반쪽 반응의 표준 환원 전위($E°$)를 나타낸 것이다.

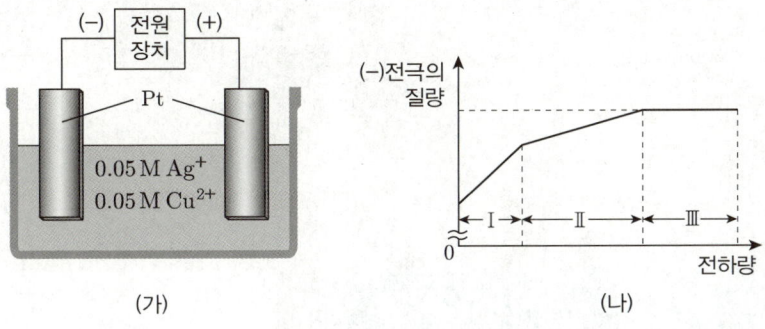

$$O_2 + 4H^+ + 4e^- \rightarrow 2H_2O \qquad E° = 1.23\ V$$
$$Ag^+ + e^- \rightarrow Ag \qquad E° = 0.80\ V$$
$$Cu^{2+} + 2e^- \rightarrow Cu \qquad E° = 0.34\ V$$

이에 대한 설명으로 옳지 <u>않은</u> 것은? (단, 혼합 수용액의 음이온은 반응에 참여하지 않는다.)

① 구간 I에서 Ag이 석출한다.
② 구간 I에서 수용액의 pH는 감소한다.
③ 구간 II에서 (+)전극에서는 산소 기체가 발생한다.
④ 구간 III에서 (−)전극에서는 수소 기체가 발생한다.
⑤ 구간 II에서 석출된 물질의 몰수는 구간 I의 2배이다.

BEST SELECTION⁺
일반화학추론 300제

MEGAMD
PHARMACY EDUCATION ELIGIBILITY TEST

PART X

전이 금속과 배위 화합물

18   배위 화합물의 구조

19   결정장 이론

282.

다음은 금속 M을 중심 원자로 하는 배위 화합물의 구조를 나타낸 것이다. (다)의 두 자리 리간드는 옥살산 이온($C_2O_4^{2-}$)이다.

(가)   (나)   (다)

이에 대한 설명으로 옳은 것은?

① 쌍극자 모멘트는 (가)가 (나)보다 크다.
② (가)에서 M의 d 오비탈 에너지 준위는 $d_{x^2-y^2}$이 d_{xy}보다 낮다.
③ (나)에서 M은 sp^3d^2 혼성 오비탈을 갖는다.
④ 중심 원소의 산화수는 (나)가 (다)보다 크다.
⑤ (다)는 주어진 구조를 포함하여 2개의 입체 이성질체를 갖는다.

283.

다음은 팔면체 화합물 $[Co(en)_2Cl_2]^+$, $[Co(en)_2(NH_3)Cl]^{2+}$, $[Co(en)(NH_3)_2Cl_2]^+$ 이 가질 수 있는 입체 이성질체의 개수를 나타낸 것이다.

팔면체 배위 화합물	입체이성질체 개수
$[Co(en)_2Cl_2]^+$	(가)
$[Co(en)_2(NH_3)Cl]^{2+}$	(나)
$[Co(en)(NH_3)_2Cl_2]^+$	(다)

(가), (나), (다)에 들어갈 개수를 바르게 짝지은 것은?

	(가)	(나)	(다)
①	2	2	2
②	2	2	3
③	3	2	3
④	3	3	4
⑤	3	3	5

284. 기본 2017년 변리사

다음은 Ni^{2+}이 암모니아(NH_3), 에틸렌디아민(en)과 각각 6배위 착화합물을 생성하는 반응의 화학 반응식과 착화합물의 구조를 나타낸 것이다. K_f와 $\Delta S°$는 각각 25 ℃에서의 생성 상수와 표준 반응 엔트로피이다.

$$[Ni(H_2O)_6]^{2+}(aq) + 6NH_3(aq) \rightleftarrows [Ni(NH_3)_6]^{2+}(aq) + 6H_2O(l)$$
$$K_{f,1}, \Delta S_1°$$

$$[Ni(H_2O)_6]^{2+}(aq) + 3en(aq) \rightleftarrows [Ni(en)_3]^{2+}(aq) + 6H_2O(l)$$
$$K_{f,2}, \Delta S_2°$$

[Ni(NH_3)_6]^{2+}   [Ni(en)_3]^{2+}

이에 관한 설명으로 옳은 것만을 〈보기〉에서 있는 대로 고른 것은?

〈보기〉

ㄱ. $K_{f,1} < K_{f,2}$이다.

ㄴ. $\Delta S_2° > 0$이다.

ㄷ. $[Ni(en)_3]^{2+}$은 2가지 광학 이성질체로 존재한다.

① ㄱ ② ㄴ ③ ㄱ, ㄷ
④ ㄴ, ㄷ ⑤ ㄱ, ㄴ, ㄷ

285. 기본 PLUS

다음은 4개의 착이온과 이 착이온들을 성질에 따라 벤다이어그램으로 나타낸 것이다.

$$[Ni(CN)_4]^{2-} \qquad [Fe(en)_3]^{3+}$$
$$[Co(en)_2(CN)_2]^+ \qquad [Mn(NH_3)_3Cl_3]^-$$

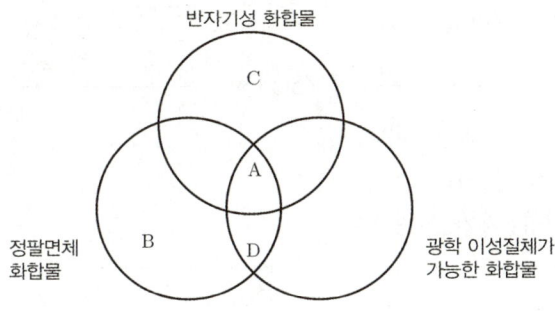

이에 대한 설명으로 옳은 것만을 〈보기〉에서 있는 대로 고를 때, 그 개수는? (단, A, B, C, D는 착이온들 중 하나이고, en은 $H_2NCH_2CH_2NH_2$이다.)

〈보기〉
- A는 $[Fe(en)_3]^{3+}$이다.
- B는 $[Mn(NH_3)_3Cl_3]^-$이다.
- $[Ni(CN)_4]^{2-}$는 평면사각형 구조이다.
- $[Co(en)_2(CN)_2]^+$에서 ∠C−Co−C는 180°이다.

① 1개 ② 2개 ③ 3개
④ 4개 ⑤ 0개

286. 2014년 변리사시험

다음은 착이온 $[CoCl_2L_2]^+$에 대한 자료이다.

- 홀전자 수 : 0
- 입체 구조 : 정사면체나 정팔면체 중 하나
- L : 중성 분자

$[CoCl_2L_2]^+$에 대한 설명으로 옳은 것만을 〈보기〉에서 모두 고른 것은? (단, Co의 원자 번호는 27이다.)

〈보기〉

ㄱ. L은 두 자리 리간드이다.
ㄴ. L은 강한 장 리간드이다.
ㄷ. 기하 이성질체가 존재한다.

① ㄱ ② ㄱ, ㄴ, ㄷ ③ ㄱ, ㄷ
④ ㄴ, ㄷ ⑤ ㄷ

287. 기본 2018년 변리사

결정장 이론에 근거한 착이온들에 관한 설명으로 옳은 것만을 〈보기〉에서 있는 대로 고른 것은? (단, Cr, Co, Ni의 원자 번호는 각각 24, 27, 28이다.)

〈보기〉

ㄱ. z축 상에 중심 금속이온과 리간드들이 놓여 있는 선형 $Ag(NH_3)_2^+$에서 d_{z^2} 궤도 함수가 d_{xz} 궤도 함수보다 낮은 에너지 준위에 있다.

ㄴ. 평면 사각형 구조를 가지는 $Ni(CN)_4^{2-}$는 반자기성이다.

ㄷ. 정팔면체 $Cr(CN)_6^{4-}$와 사면체 $CoCl_4^{2-}$에 대하여 바닥 상태 전자 배치에서 각각의 홀전자 수는 같다.

① ㄱ   ② ㄴ   ③ ㄱ, ㄷ
④ ㄴ, ㄷ   ⑤ ㄱ, ㄴ, ㄷ

288. 2016년 변리사

다음은 착이온 $[CoL_n(NH_3)Cl]^{2+}$에 관한 설명이다.

- 정팔면체 또는 정사면체 입체 구조 중 하나이다.
- L은 중성의 두자리 리간드이다.
- 반자기성이다.

이에 관한 설명으로 옳지 않은 것은? (단, Co의 원자번호는 27이며, n은 자연수이다.)

① Co의 산화수는 +3이다.
② n = 2이다.
③ 기하 이성질체가 있다.
④ 배위수는 6이다.
⑤ 고스핀 착물이다.

289. 연습 2000학년도 대학수학능력시험

철수는 크롬 착화합물($CrCl_3 \cdot 6NH_3$)이 수용액에서 다음과 같이 해리된다는 것을 알았다.

$$CrCl_3 \cdot 6NH_3 \rightarrow [Cr(NH_3)_6]^{3+} + 3Cl^-$$

또 다른 3가지 크롬 착화합물이 수용액에서 해리된 결과는 다음 표와 같다.

착화합물	착화합물 1몰로부터 해리되는 Cl^- 이온의 몰수
$CrCl_3 \cdot 6NH_3$	3
$CrCl_3 \cdot 5NH_3$	2
$CrCl_3 \cdot 4NH_3$	1
$CrCl_3 \cdot 3NH_3$	0

표에 대한 해석으로 옳은 것을 〈보기〉에서 모두 고른 것은?

〈보기〉
ㄱ. 표에 나타난 크롬 착화합물의 배위수는 모두 3이다.
ㄴ. $CrCl_3 \cdot 4NH_3$는 수용액에서 $[Cr(NH_3)_4Cl_2]^+$와 Cl^-로 해리된다.
ㄷ. $1M\ CrCl_3 \cdot 6NH_3$ 수용액은 $1M$ 설탕 수용액과 같은 전기 전도도를 보인다.
ㄹ. 1몰의 $CrCl_3 \cdot 6NH_3$ 수용액에 충분한 양의 질산은 수용액을 첨가하면 3몰의 염화은 침전이 생긴다.

① ㄱ, ㄴ　　② ㄱ, ㄹ　　③ ㄴ, ㄷ
④ ㄴ, ㄹ　　⑤ ㄷ, ㄹ

290. 연습 PLUS

다음은 중심 금속 이온 M^{2+}과 에틸렌디아민(en)의 반응에 대한 반응식과 M^{2+} 종류에 따른 단계별 깁스 에너지 변화를 나타낸 것이다.

$$[M(H_2O)_6]^{2+}(aq) + en(aq) \rightleftharpoons$$
$$[M(en)(H_2O)_4]^{2+}(aq) + 2H_2O(l) \qquad \Delta G_1$$

$$[M(en)(H_2O)_4]^{2+}(aq) + en(aq) \rightleftharpoons$$
$$[M(en)_2(H_2O)_2]^{2+}(aq) + 2H_2O(l) \qquad \Delta G_2$$

$$[M(en)_2(H_2O)_2]^{2+}(aq) + en(aq) \rightleftharpoons$$
$$[M(en)_3]^{2+}(aq) + 2H_2O(l) \qquad \Delta G_3$$

M^{2+}	ΔG_1	ΔG_2	ΔG_3
Co^{2+}	-11.4	-26.3	-38.8
Ni^{2+}	-12.9	-30.9	-50.0

이를 근거로 추론한 것 중 옳은 것만을 〈보기〉에서 있는 대로 고른 것은? (단, 온도는 300 K으로 일정하고, 각 반응의 반응열(ΔH)은 무시한다.)

─〈보기〉─
ㄱ. 전체 반응의 생성물은 라세미 혼합물이다.
ㄴ. 각 단계의 반응에서 엔트로피는 증가한다.
ㄷ. $[Ni(H_2O)_6]^{2+}$와 $[Ni(en)_3]^{2+}$의 홀전자 수는 같다.

① ㄱ ② ㄴ ③ ㄷ
④ ㄱ, ㄴ ⑤ ㄱ, ㄷ ⑥ ㄴ, ㄷ
⑦ ㄱ, ㄴ, ㄷ

291.

6배위 화합물 A, B, C는 같은 실험식 $CrCl_3 \cdot 6H_2O$을 가지고 있다. 이 3가지 화합물은 중심 금속 Cr에 염화 이온(Cl^-)과 물(H_2O)이 임의의 비율로 배위 결합되어 팔면체 구조를 형성한다.

- A, B, C 모두 염이다.
- 1몰의 B를 과량의 질산은($AgNO_3$) 수용액과 반응시키면 1몰의 염화은(AgCl) 침전이 생성된다.
- 1몰의 A와 B를 각각 물에 녹여 부피를 1.0L로 만든 용액의 삼투압은 A가 B의 2배이다.
- A는 보라색, B는 초록색, C는 청록색이다.

A~C에 대한 설명으로 옳은 것만을 〈보기〉에서 있는 대로 고른 것은? (단, 온도는 일정하고 수용액에서 리간드는 중심 금속 이온으로부터 해리되지 않으며, 염은 수용액에서 이온들로 완전히 해리한다.)

〈보기〉

ㄱ. 최대 흡수 파장(λ_{max})은 A가 B보다 작다.
ㄴ. A를 구성하는 착이온의 쌍극자 모멘트는 0이다.
ㄷ. B의 기하 이성질체의 수는 2이다.

① ㄱ   ② ㄴ   ③ ㄷ
④ ㄱ, ㄴ   ⑤ ㄱ, ㄷ   ⑥ ㄴ, ㄷ
⑦ ㄱ, ㄴ, ㄷ

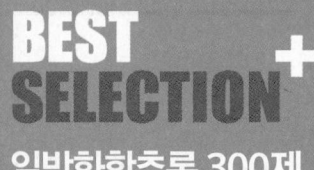

BEST SELECTION⁺
일반화학추론 300제

MEGAMD
PHARMACY EDUCATION ELIGIBILITY TEST

PART XI

화학 실험

20 화학 실험

292. 2018학년도 대학수학능력시험

다음은 3가지 실험 기구와, 기체가 발생하는 반응의 반응 속도를 구하는 실험 과정이다. ㉠, ㉡은 실험 기구 A~C 중 하나이다.

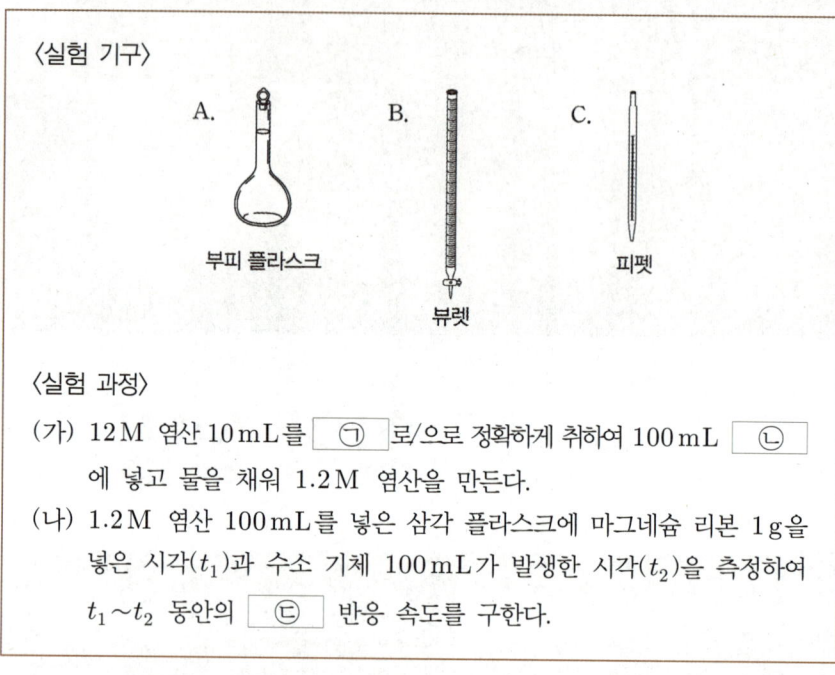

〈실험 기구〉

A. 부피 플라스크   B. 뷰렛   C. 피펫

〈실험 과정〉

(가) 12 M 염산 10 mL를 ㉠ 로/으로 정확하게 취하여 100 mL ㉡ 에 넣고 물을 채워 1.2 M 염산을 만든다.

(나) 1.2 M 염산 100 mL를 넣은 삼각 플라스크에 마그네슘 리본 1 g을 넣은 시각(t_1)과 수소 기체 100 mL가 발생한 시각(t_2)을 측정하여 $t_1 \sim t_2$ 동안의 ㉢ 반응 속도를 구한다.

다음 중 ㉠~㉢으로 가장 적절한 것은?

	㉠	㉡	㉢		㉠	㉡	㉢
①	A	B	순간	②	A	B	평균
③	A	C	순간	④	C	A	평균
⑤	C	A	순간				

293.

다음은 고체 물질 C와 D가 생성되는 화학 반응식과 생성물이 들어 있는 혼합 용액에서 각 물질을 분리하는 과정이다.

$$A(aq) + B(aq) \rightarrow C(s) + D(s)$$

〈실험 과정〉
(가) 생성물이 들어 있는 용액에서 고체 혼합물을 거른다.
(나) 분리한 고체 혼합물을 소량의 적당한 용매에 녹인다.
(다) 고정상과 이동상을 이용하여 C와 D가 각각 포함된 용액을 얻는다.
(라) 얻은 각각의 용액에서 용매를 제거하고 고체 C와 D를 얻는다.

과정 (가), (다), (라)에 필요한 실험 기구를 〈보기〉에서 고른 것은? (단, C와 D는 비휘발성이며, 물에 대한 용해도는 작다.)

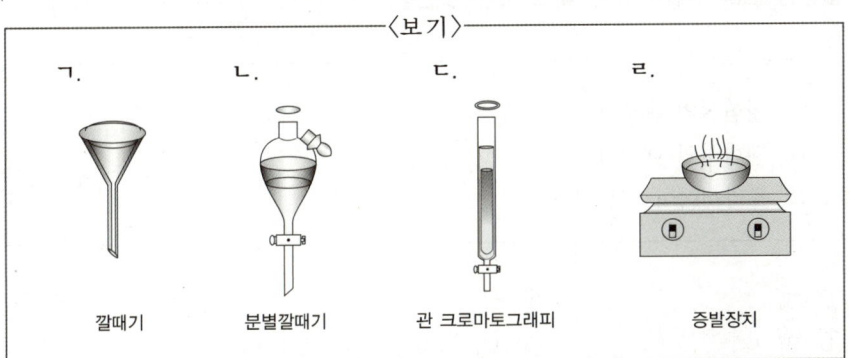

ㄱ. 깔때기   ㄴ. 분별깔때기   ㄷ. 관 크로마토그래피   ㄹ. 증발장치

	(가)	(다)	(라)		(가)	(다)	(라)
①	ㄱ	ㄷ	ㄴ	②	ㄱ	ㄷ	ㄹ
③	ㄴ	ㄹ	ㄷ	④	ㄷ	ㄱ	ㄴ
⑤	ㄹ	ㄱ	ㄴ				

다음은 이산화탄소(CO_2)의 분자량을 구하기 위한 실험 과정의 일부이다.

〈실험 과정〉
(가) 피스톤을 최대한 밀어 넣고 고무마개로 막은 주사기의 질량을 측정한다.

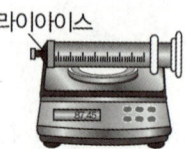

(나) 그림과 같이 소량의 드라이아이스를 넣은 주사기의 질량을 측정한다.
(다) 드라이아이스가 모두 승화하고 충분한 시간이 흐른 후, 주사기 속 CO_2의 부피를 측정한다.

실험에서 얻은 측정값을 이용하여 CO_2의 분자량을 계산할 때, 더 측정해야 하는 값만을 〈보기〉에서 있는 대로 고른 것은?

〈보기〉
ㄱ. 실험실의 온도
ㄴ. 실험실의 대기압
ㄷ. 드라이아이스의 밀도

① ㄱ ② ㄴ ③ ㄷ
④ ㄱ, ㄴ ⑤ ㄴ, ㄷ

295. 기본 2017학년도 6월 대학수학능력시험 모의평가

다음은 $M_2CO_3(s)$과 $HCl(aq)$이 반응하는 화학 반응식과 금속 M의 원자량을 구하는 실험 과정이다.

• 화학 반응식:
$$M_2CO_3(s) + 2HCl(aq) \rightarrow 2MCl(aq) + H_2O(l) + CO_2(g)$$

⟨실험 과정⟩

(가) 25℃, 1기압에서 Y자관 한쪽에는 $M_2CO_3(s)$ 1g을, 다른 한쪽에는 충분한 양의 $HCl(aq)$을 넣는다.

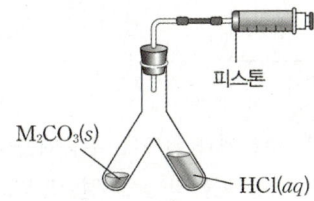

(나) Y자관을 기울여 $M_2CO_3(s)$과 $HCl(aq)$을 반응시킨다.
(다) $M_2CO_3(s)$이 모두 반응한 후, 주사기의 눈금 변화를 측정한다.

이 실험으로부터 금속 M의 원자량을 구하기 위해 반드시 이용해야 할 자료만을 ⟨보기⟩에서 있는 대로 고른 것은? (단, M은 임의의 원소 기호이고, 온도와 압력은 일정하며, 피스톤의 마찰은 무시한다.)

⟨보기⟩

ㄱ. HCl 1몰의 질량
ㄴ. C와 O의 원자량
ㄷ. 25℃, 1기압에서 기체 1몰의 부피

① ㄱ ② ㄴ ③ ㄱ, ㄷ
④ ㄴ, ㄷ ⑤ ㄱ, ㄴ, ㄷ

296.

다음은 HA 수용액과 BOH 수용액의 성질을 알아보기 위한 실험이다.

〈실험 과정〉

(가) 두 플라스크에 x몰 HA와 y몰 BOH를 각각 증류수에 녹여, 입자의 종류와 수가 그림의 모형과 같은 HA, BOH 수용액을 250 mL씩 만든다.

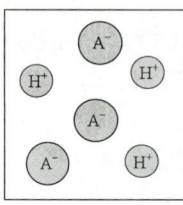 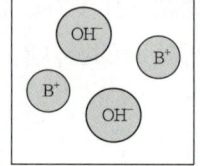
HA 수용액   BOH 수용액

(나) (가)에서 만든 HA 수용액과 BOH 수용액을 두 시험관에 10 mL씩 넣은 후 페놀프탈레인 용액을 몇 방울 떨어뜨리고, 흔들어 색깔 변화를 관찰한다.

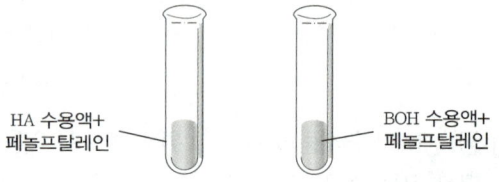

(다) 두 시험관의 용액을 모두 혼합하여 색깔 변화를 관찰한다.

〈실험 결과〉
- (나)에서 HA 수용액은 색깔 변화가 없고, BOH 수용액은 붉게 변하였다.

이에 대한 설명으로 옳은 것만을 〈보기〉에서 있는 대로 고른 것은? (단, N_A는 아보가드로 수이다.)

〈보기〉

ㄱ. BOH는 아레니우스 염기이다.
ㄴ. (다)에서 혼합 용액의 색깔은 붉은색이다.
ㄷ. (다)에서 혼합 용액에 들어 있는 전체 양이온 수는 $\dfrac{N_A \times y}{50}$이다.

① ㄱ   ② ㄴ   ③ ㄱ, ㄴ
④ ㄴ, ㄷ   ⑤ ㄱ, ㄴ, ㄷ

297. 2007학년도 대학수학능력시험

다음은 일정한 온도에서 A와 B가 반응하여 C가 생성되는 반응에서 반응 속도식을 구하기 위한 실험 설계이다.

$$A(aq) + B(aq) \rightarrow C(g)$$

⟨실험 Ⅰ⟩
(가) 농도가 서로 다른 A를 각각의 플라스크에 같은 부피씩 넣는다.
(나) 일정량의 B를 과정 (가)의 플라스크에 그림과 같은 방법으로 각각 넣고 시간에 따라 발생하는 C의 부피를 측정한다.

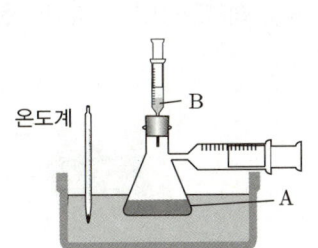

⟨실험 Ⅱ⟩
(가) 농도가 서로 다른 B를 각각의 플라스크에 같은 부피씩 넣는다.
(나) 일정량의 A를 과정 (가)의 플라스크에 그림과 같은 방법으로 각각 넣고 시간에 따라 발생하는 C의 부피를 측정한다.

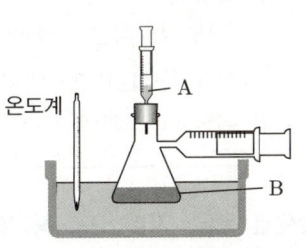

이 실험에 대한 설명으로 옳은 것을 ⟨보기⟩에서 모두 고른 것은?

⟨보기⟩
ㄱ. C가 물에 잘 녹으면 이와 같은 실험을 설계할 수 없다.
ㄴ. 실험 Ⅰ의 결과로부터 B에 대한 반응 차수를 결정할 수 있다.
ㄷ. 실험 Ⅰ과 Ⅱ에서 결정된 반응 차수가 각각 1차이면 전체 반응 차수는 2차이다.

① ㄱ   ② ㄴ   ③ ㄱ, ㄷ
④ ㄴ, ㄷ   ⑤ ㄱ, ㄴ, ㄷ

298. 2014학년도 4월 전국연합학력평가

다음은 이산화탄소의 분자량을 구하는 실험이다.

(가) 공기로 채워진 삼각 플라스크에 작은 구멍을 뚫은 알루미늄박 뚜껑을 덮은 후 질량을 측정하였더니 w_1 g이었다.
(나) 삼각 플라스크에 드라이아이스를 넣고 뚜껑으로 막았다.
(다) 드라이아이스가 모두 승화된 후, 이산화탄소의 온도가 실험실의 온도와 같아졌을 때 표면의 물기를 닦고 질량을 측정하였더니 w_2 g이었다.

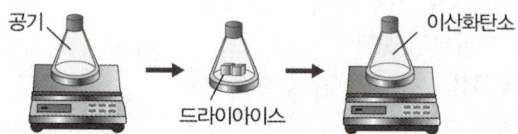

(라) 실험실의 온도, 압력 및 삼각 플라스크의 부피를 측정한 후, 이상 기체 상태 방정식을 이용하여 삼각 플라스크에 채워진 공기의 몰수를 계산하였더니 n 몰이었다.
(마) 이산화탄소의 분자량을 계산하였더니 M 이었다.

M으로 옳은 것은? (단, 공기의 평균 분자량은 29이다.)

① $\dfrac{w_2 - w_1}{n}$ ② $\dfrac{w_2 - w_1}{29n}$ ③ $\dfrac{w_2 - w_1 + 29n}{29n}$

④ $\dfrac{w_2 - w_1 + 29n}{n}$ ⑤ $\dfrac{w_1 + w_2 - 29n}{n}$

299. 2018학년도 6월 대학수학능력시험 모의평가

다음은 2가지 화학 반응식과 실험이다.

⟨화학 반응식⟩
- $M(s) + 2HCl(aq) \rightarrow MCl_2(aq) + H_2(g)$
- $C(s) + 2H_2(g) \rightarrow CH_4(g)$

⟨실험 Ⅰ⟩
(가) 금속 $M(s)$ w mg을 충분한 양의 $HCl(aq)$과 모두 반응시킨다.
(나) (가)의 $H_2(g)$와 a mg의 $C(s)$를 혼합하여 어느 한 반응물이 모두 소모될 때까지 반응시킨다.

⟨실험 Ⅱ⟩
- $M(s)$ $2w$ mg에 대하여 (가), (나)를 수행한다.

⟨실험 결과 및 자료⟩
- 실험 Ⅰ에서 $C(s)$는 12 mg 남았고, $CH_4(g)$이 $t\,°C$, 1기압에서 48 mL 생성되었다.
- 실험 Ⅱ에서 $CH_4(g)$이 $x \times 10^{-3}$몰 생성되었다.
- $t\,°C$, 1기압에서 기체 1몰의 부피 : 24 L

$\dfrac{a}{x} \times$ (M의 원자량)은? (단, C의 원자량은 12이다.)

① $3w$ ② $2w$ ③ $\dfrac{3}{2}w$

④ w ⑤ $\dfrac{1}{2}w$

300. 2014학년도 9월 대학수학능력시험 모의평가

다음은 철수가 1.0×10^{-3} M의 NaOH 수용액을 만드는 실험 과정이다.

〈실험 과정〉

(가) 250 mL의 부피 플라스크에 순도가 99%인 NaOH x g을 넣고, 수용액의 부피가 250 mL가 될 때까지 증류수를 넣어 0.10 M NaOH 수용액을 만든다.
(나) 피펫으로 과정 (가)의 수용액 y mL를 취하여 다른 250 mL의 부피 플라스크에 넣는다.
(다) 과정 (나)의 부피 플라스크에 수용액의 부피가 250 mL가 될 때까지 증류수를 넣어 1.0×10^{-3} M의 NaOH 수용액을 만든다.

이에 대한 설명으로 옳은 것만을 〈보기〉에서 있는 대로 고른 것은? (단, NaOH의 화학식량은 40이고, 0.10 M NaOH 수용액의 밀도는 1.0 g/mL이다.)

〈보기〉

ㄱ. x는 $\dfrac{100}{99}$이다.

ㄴ. y는 25이다.

ㄷ. 0.10 M NaOH 수용액의 퍼센트 농도는 0.40%이다.

① ㄴ ② ㄷ ③ ㄱ, ㄴ
④ ㄱ, ㄷ ⑤ ㄱ, ㄴ, ㄷ

MEMO

메가엠디는
당신의 꿈을 응원합니다

megaMD Roots for You, Your Victory!

빠른답 찾기

I. 화학식과 화학 반응식

001 ②	002 ⑤	003 ①	004 ①	005 ①	006 ③	007 ⑤	008 ①	009 ①	010 ②
011 ③	012 ②	013 ②	014 ③	015 ③	016 ①	017 ③	018 ④	019 ①	020 ④

II. 원자 구조와 주기적 성질

021 ⑤	022 ④	023 ⑤	024 ④	025 ③	026 ②	027 ②	028 ①	029 ①	030 ③
031 ③	032 ②	033 ⑤	034 ④	035 ①	036 ④	037 ③	038 ③	039 ④	040 ④
041 ①	042 ②	043 ④	044 ⑤	045 ①	046 ④	047 ③	048 ④	049 ⑤	050 ②
051 ③	052 ②	053 ④	054 ④	055 ①	056 ⑤	057 ②	058 ⑤	059 ③	060 ⑤

III. 화학 결합과 분자 구조

061 ②	062 ⑤	063 ②	064 ④	065 ③	066 ③	067 ①	068 ⑤	069 ②	070 ④
071 ③	072 ④	073 ②	074 ③	075 ⑤	076 ④	077 ④	078 ⑤		

IV. 기체 / 액체 / 고체 / 용액

079 ①	080 ②	081 ⑤	082 ②	083 ②	084 ②	085 ⑤	086 ②	087 ③	088 ④
089 ①	090 ④	091 ②	092 ⑤	093 ②	094 ②	095 ④	096 ④	097 ③	098 ①
099 ②	100 ⑤	101 ⑤	102 ②	103 ⑤	104 ⑤	105 ④	106 ①	107 ④	108 ④
109 ①	110 ③	111 ①	112 ⑤	113 ③	114 ②	115 ④	116 ②	117 ④	118 ②
119 ⑤	120 ②	121 ①	122 ⑤	123 ②	124 ①	125 ①	126 ②	127 ④	128 ②
129 ⑤	130 ③	131 ③	132 ②	133 ③	134 ④	135 ④	136 ④	137 ②	138 ②
139 ①	140 ②	141 ②	142 ③						

V. 열화학

143 ③	144 ②	145 ⑤	146 ③	147 ③	148 ⑤	149 ②	150 ⑤	151 ③	152 ①
153 ⑤	154 ③	155 ③	156 ⑤	157 ①	158 ①	159 ④	160 ⑤	161 ③	162 ④
163 ③	164 ①	165 ②	166 ②	167 ①	168 ③	169 ②	170 ④	171 ③	172 ④
173 ④	174 ⑤	175 ①	176 ②	177 ②	178 ⑤	179 ③			

VI. 반응 속도

180 ①	181 ③	182 ①	183 ③	184 ④	185 ①	186 ④	187 ④	188 ②	189 ④
190 ③	191 ①	192 ⑤	193 ③	194 ⑤	195 ⑤	196 ④	197 ②	198 ①	199 ⑤
200 ②									

VII. 화학 평형

201 ①	202 ⑤	203 ⑤	204 ②	205 ⑤	206 ①	207 ①	208 ②	209 ④	210 ⑤
211 ①	212 ②	213 ①	214 ②	215 ⑤	216 ⑤	217 ⑤	218 ⑤	219 ②	220 ③
221 ②	222 ②	223 ①	224 ⑤	225 ③	226 ①	227 ②	228 ①	229 ④	230 ④
231 ⑤									

VIII. 산과 염기

232 ⑤	233 ⑤	234 ②	235 ②	236 ②	237 ①	238 ③	239 ⑤	240 ④	241 ⑤
242 ②	243 ⑤	244 ④	245 ②	246 ③	247 ②	248 ③	249 ③	250 ②	251 ③
252 ④	253 ①								

IX. 산화 환원 / 전기 화학

254 ⑤	255 ②	256 ③	257 ②	258 ⑤	259 ①	260 ③	261 ⑤	262 ②	263 ②
264 ①	265 ④	266 ⑤	267 ①	268 ③	269 ⑤	270 ④	271 ①	272 ⑤	273 ②
274 ④	275 ①	276 ②	277 ①	278 ⑤	279 ③	280 ④	281 ⑤		

X. 전이 금속과 배위 화합물

282 ②	283 ④	284 ⑤	285 ②	286 ②	287 ②	288 ⑤	289 ④	290 ⑦	291 ⑦

XI. 화학 실험

292 ④	293 ②	294 ④	295 ④	296 ①	297 ③	298 ④	299 ①	300 ④

미래를 바꾸는
가치있는 도전,

메가가 여러분의 꿈을
응원합니다!

The power to change the future

mega MD

약학대학 | 의·치전원 입시전문

약학대학 합격생 10명 중 8명은
메가엠디 유료 수강생

www.megamd.co.kr

메가로스쿨

법학전문대학원 입시전문

법학전문대학원 합격생 10명 중 7명은
메가로스쿨 유료 수강생

www.megals.co.kr

mega Lawyers

one and only 법조인양성전문 브랜드

2018년 오프라인 종합반 수강생 수 1위

www.megalawyers.co.kr

mega PSAT

PSAT(공직적격성평가) 전문 브랜드

2019년 PSAT 합격예측 풀서비스 참여인원 1위

www.megapsat.co.kr

메가랜드

누구나 쉽게 공인중개사 되는 땅

메가스터디가 만든
공인중개사 | 주택관리사 | 부동산실전교육 전문 브랜드

www.megaland.co.kr

메가원격평생교육원

**사회복지사 | 보육교사 |
한국어교원 자격증 전문 교육원**

학점은행제 / 평생교육 부문 1위,
보육교사 수강생 수 1위

www.caedu.co.kr

PEET에 적합한
국가시행시험 기출문제집

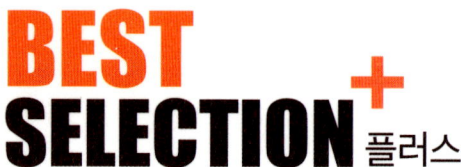

PEET 고득점을 위한 문제풀이 완성

국가시행시험 기출문제와
메가엠디 자연과학추론연구소가 만났다!

📖 기본문제　　**📦 연습문제**　　**🔍 PLUS 문제**

국가시행시험 중　　국가시행시험 중　　미출제영역 대비를 위한
PEET 유형 기본문항　핵심개념 응용문항　메가엠디 개발문항

Since 2009,
메가엠디 자연과학추론연구소

PEET 전문가, 메가엠디 자연과학추론연구소가 선별/구성한
PEET에 적합한 국가시행시험 기출문제 + 완벽해설

문제풀이 완성을 위한 특별 부록

PEET에 출제되는 주요 내용을
한눈에 볼 수 있는 "개념마인드맵"

5783

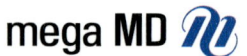

고객센터 **1661-8587**
www.megamd.co.kr

정가 **27,000원**
(문제편 + 해설편)
ISBN 978-89-6634-489-5

PHARMACY EDUCATION ELIGIBILITY TEST

개정
9판

BEST SELECTION+ 플러스

일반화학추론 300제 | 해설편

메가엠디 자연과학추론연구소 지음

PEET에 적합한
국가시행시험 기출문제집

📖 **기본문제**
국가시행시험 중
PEET 유형 기본문항

📚 **연습문제**
국가시행시험 중
핵심개념 응용문항

📓 **PLUS 문제**
미출제영역 대비를 위한
메가엠디 개발문항

mega MD

BEST SELECTION+ 플러스

일반화학추론 300제

발행	초판 1쇄 2011년 3월 31일
	9판 1쇄 2019년 11월 7일
펴낸곳	메가엠디㈜
연구개발	이승훈 김세민 이진경
편집기획	한영미 김경희 김나래 홍현정 윤솔지 정용재
판매영업	최성준 김영호 이송이 이다정 최득수 강민구 윤지윤

출판등록	2007년 12월 12일 제 322-2007-000308호
주소	(06643) 서울시 서초구 효령로 321, 덕원빌딩 8층
문의	도서 070-4014-5145 / 인·현강 1661-8587 / 팩스 02-537-5144
홈페이지	www.megamd.co.kr

ISBN	978-89-6634-489-5
정가	27,000원

Copyright ⓒ 2011 메가엠디㈜

* 이 책에 대한 저작권은 메가엠디(주)에 있습니다.
* 이 책은 저작권법에 따라 보호받는 저작물이므로 무단전재와 무단복제 및 배포를 금지하며 책 내용의 전부 또는 일부를 이용하려면 반드시 저작권자와 출판권자의 서면동의를 받아야 합니다.

BEST SELECTION+ 플러스

일반화학추론 300제

메가엠디 자연과학추론연구소 지음

mega MD

메가엠디는
당신의 꿈을 응원합니다

megaMD Roots for You, Your Victory!

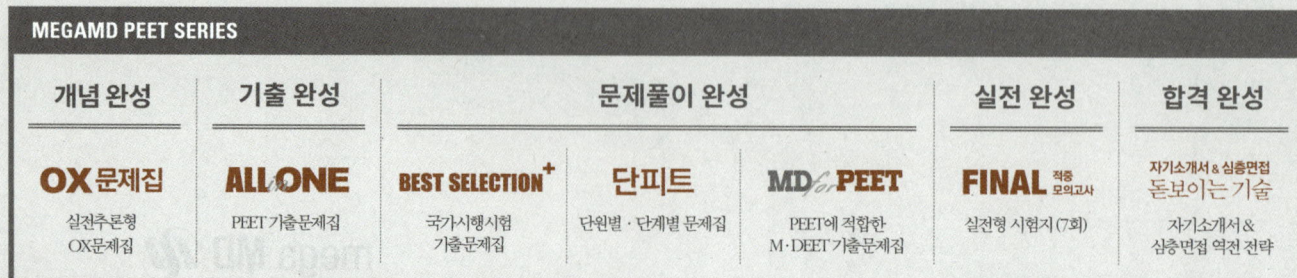

정답과 해설
빠른답 찾기

Ⅰ. 화학식과 화학 반응식
001 ② 002 ⑤ 003 ① 004 ① 005 ① 006 ③ 007 ⑤ 008 ① 009 ② 010 ②
011 ③ 012 ② 013 ② 014 ③ 015 ③ 016 ① 017 ③ 018 ④ 019 ① 020 ④

Ⅱ. 원자 구조와 주기적 성질
021 ⑤ 022 ④ 023 ⑤ 024 ④ 025 ③ 026 ② 027 ② 028 ① 029 ① 030 ③
031 ③ 032 ③ 033 ⑤ 034 ④ 035 ① 036 ④ 037 ③ 038 ③ 039 ④ 040 ④
041 ③ 042 ③ 043 ④ 044 ⑤ 045 ① 046 ③ 047 ③ 048 ① 049 ⑤ 050 ④
051 ③ 052 ③ 053 ④ 054 ① 055 ① 056 ① 057 ② 058 ① 059 ③ 060 ⑤

Ⅲ. 화학 결합과 분자 구조
061 ② 062 ④ 063 ① 064 ① 065 ③ 066 ② 067 ① 068 ⑤ 069 ① 070 ④
071 ⑤ 072 ⑤ 073 ① 074 ⑤ 075 ⑤ 076 ④ 077 ④ 078 ⑤

Ⅳ. 기체 / 액체 / 고체 / 용액
079 ① 080 ① 081 ⑤ 082 ② 083 ② 084 ⑤ 085 ⑤ 086 ① 087 ③ 088 ④
089 ① 090 ④ 091 ③ 092 ⑤ 093 ② 094 ② 095 ④ 096 ④ 097 ④ 098 ①
099 ② 100 ⑤ 101 ② 102 ⑤ 103 ③ 104 ④ 105 ④ 106 ① 107 ④ 108 ④
109 ① 110 ③ 111 ① 112 ⑤ 113 ① 114 ② 115 ④ 116 ④ 117 ④ 118 ①
119 ⑤ 120 ② 121 ① 122 ④ 123 ⑤ 124 ① 125 ① 126 ② 127 ④ 128 ④
129 ⑤ 130 ① 131 ① 132 ② 133 ③ 134 ⑤ 135 ① 136 ④ 137 ② 138 ②
139 ① 140 ② 141 ① 142 ③

Ⅴ. 열화학
143 ③ 144 ② 145 ⑤ 146 ③ 147 ③ 148 ⑤ 149 ② 150 ③ 151 ③ 152 ①
153 ⑤ 154 ③ 155 ⑤ 156 ⑤ 157 ① 158 ① 159 ④ 160 ⑤ 161 ① 162 ③
163 ③ 164 ① 165 ② 166 ② 167 ① 168 ② 169 ② 170 ④ 171 ③ 172 ④
173 ④ 174 ⑤ 175 ① 176 ② 177 ② 178 ⑤ 179 ③

Ⅵ. 반응 속도
180 ① 181 ③ 182 ① 183 ③ 184 ④ 185 ① 186 ② 187 ④ 188 ② 189 ④
190 ③ 191 ① 192 ⑤ 193 ③ 194 ⑤ 195 ⑤ 196 ④ 197 ③ 198 ② 199 ⑤
200 ②

Ⅶ. 화학 평형
201 ① 202 ⑤ 203 ⑤ 204 ② 205 ⑤ 206 ① 207 ① 208 ② 209 ④ 210 ⑤
211 ① 212 ② 213 ① 214 ② 215 ⑤ 216 ① 217 ① 218 ① 219 ⑤ 220 ③
221 ② 222 ② 223 ① 224 ① 225 ③ 226 ① 227 ① 228 ① 229 ④ 230 ④
231 ⑤

Ⅷ. 산과 염기
232 ⑤ 233 ⑤ 234 ② 235 ② 236 ② 237 ① 238 ② 239 ⑤ 240 ④ 241 ⑤
242 ② 243 ⑤ 244 ④ 245 ② 246 ③ 247 ② 248 ① 249 ② 250 ② 251 ③
252 ④ 253 ①

Ⅸ. 산화 환원 / 전기 화학
254 ⑤ 255 ② 256 ③ 257 ② 258 ⑤ 259 ① 260 ③ 261 ⑤ 262 ② 263 ②
264 ① 265 ④ 266 ⑤ 267 ② 268 ③ 269 ⑤ 270 ③ 271 ① 272 ⑤ 273 ②
274 ⑤ 275 ① 276 ② 277 ① 278 ⑤ 279 ③ 280 ② 281 ⑤

Ⅹ. 전이 금속과 배위 화합물
282 ② 283 ④ 284 ⑤ 285 ④ 286 ② 287 ① 288 ⑤ 289 ④ 290 ⑦ 291 ⑦

ⅩⅠ. 화학 실험
292 ④ 293 ② 294 ④ 295 ④ 296 ① 297 ③ 298 ④ 299 ① 300 ④

I. 화학식과 화학 반응식   1. 화학식과 화학 반응식

001. 기본   정답 ②

| 자료해석 |

각 분자 1몰에 해당하는 수소의 질량은 다음과 같다.

분자식	H_2	CH_4	NH_3
분자 1몰당 수소의 질량	2 g	4 g	3 g

(가)~(다)에 각각 포함된 수소 원자의 전체 질량이 동일하므로 존재하는 기체 분자의 몰수비는 6:3:4이다. (나)의 기체의 양이 $\frac{1}{2}$몰($=\frac{1}{2}N_A$개)이므로 (가), (다)의 몰수는 각각 1몰과 $\frac{2}{3}$몰이다.

| 정답해설 |

ㄴ. 일정한 온도와 압력에서 기체의 부피는 몰수에 비례한다. (나)의 부피를 a라고 하면
$\frac{3}{4} = \frac{a}{V \text{L}}$ 이므로 $a = \frac{3V}{4}$ L이다.

| 오답해설 |

ㄱ. H_2 1몰은 2 g이다.

ㄷ. (다)는 $\frac{2}{3}$몰이고, 분자 1몰당 원자 수는 4몰이므로 (다)에 존재하는 원자의 몰수는 $\frac{8}{3}$몰이고 총 원자 수는 $\frac{8}{3}N_A$이다.

002. 기본   정답 ⑤

| 자료해석 |

배수비례법칙으로부터 일정량의 A와 결합한 B의 질량이 1:4:3이므로, 같은 수의 A 원자와 결합한 B 원자의 수가 1:4:3이다.
따라서 X~Z의 실험식을 알 수 있고, 분자당 구성 원자의 수로부터 분자식을 알 수 있다.

	X	Y	Z
실험식	A_xB_1	A_xB_4	A_xB_3
분자식	A_2B	AB_2	A_2B_3

| 정답해설 |

ㄴ. Z의 분자식은 A_2B_3이다.

ㄷ. 분자식과 분자량으로부터, 다음과 같이 계산된다.

	X	Y
분자식	A_2B	AB_2
분자량(상댓값)	22	23
1 g 당 분자의 몰수	$\frac{1}{22}$	$\frac{1}{23}$

따라서 (X 1g당 A 원자의 몰수):(Y 1g당 B 원자의 몰수)
$= \frac{1}{22} \times 2 : \frac{1}{23} \times 2$ 이므로, X 1g당 A원자의 몰수가 더 크다.

| 오답해설 |

ㄱ. X의 화학식은 A_2B이고 질량비는 7:4이므로 원자량은 A:B = 7:8이다.

003. 기본   정답 ①

| 정답해설 |

ㄱ. (가)와 (다)에서 기체의 질량은 같으나 부피는 (가) > (다)이다. 같은 온도와 압력에서 기체의 몰수는 기체의 부피에 비례한다. 따라서 기체의 몰수는 (가) > (다)이므로 같은 몰수일 때 기체의 질량은 (가) < (다)이다. 따라서 분자량은 $XY_4 < XZ_2$이다.

| 오답해설 |

ㄴ. 질량이 같은 기체 (가)와 (나)에서 분자 수는 (가)가 (나)의 2배이다. 1분자 당 원자 수는 (가)는 5개, (나)는 2개이므로 1g에 들어 있는 원자 수비는
(가) : (나) = 2×5 : 1×2 = 5 : 1 이다.

ㄷ. (나)와 (다)의 분자량 비는 $Z_2 : XZ_2 = \dfrac{1}{11} : \dfrac{1}{8} = 8 : 11$이다. 따라서 원자량 비는 X : Z = 3 : 4이다.

004. 기본   정답 ①

| 자료해석 |

분자식은 실험식의 정수배로 (다)의 분자식을 A_2B_4로 가정 시 이는 (가)의 분자량과 비교하여 더 작은 값을 가지므로 어긋남을 알 수 있다. 따라서 (다)의 분자식은 실험식과 동일하다.

| 정답해설 |

ㄱ. (가)와 (다)의 분자량의 차이로부터 C 원자량을 구할 수 있다. C의 원자량은 65 − 46 = 19이다. 이를 (나)에 대입시 B의 원자량은 $\dfrac{70-2(19)}{2} = 16$이다. (가)에 이를 대입하면, A의 원자량은 14이다. 따라서 원자량은 B가 A보다 크다.

| 오답해설 |

ㄴ. 실험식량은 다음과 같다.

	가	나	다
실험식	AB_2C	CB	AB_2
실험식량	65	35	46

따라서 실험식량은 (가)가 가장 크다.

ㄷ. 1몰에 들어있는 B의 원자수는 (가)와 (다)가 같다.

I. 화학식과 화학 반응식

005. 기본   정답 ①

| 자료해석 |

같은 질량 당 분자수는 분자량에 반비례하므로, (가)는 AB_3이고 (나)는 AB_2이다. 분자량 비는 (가) : (나) = 5 : 4이므로 A의 원자량을 M_A B의 원자량을 M_B라 하면 $M_A + 3M_B = 5a$, $M_A + 2M_B = 4a$이고 두 식을 연립하면 $M_A = 2a$, $M_B = a$이다.

| 정답해설 |

ㄱ. 자료해석에 의하면 원자량은 A가 B보다 크다.

| 오답해설 |

ㄴ. (가)는 AB_3이고 (나)는 AB_2이므로 1g당 원자수는 (가)가 $4N \times 4 = 16N$, (나)가 $5N \times 3 = 15N$이다. 따라서 (가)가 (나)보다 크다.

ㄷ. 같은 온도와 압력에서 기체의 밀도비는 분자량비와 같다. 따라서 (가)가 (나)보다 크다.

006. 기본   정답 ③

| 정답해설 |

X_2Y의 질량비는 (가):(나) = 1 : 2이므로 분자의 몰수비도 1 : 2이다.

X_2Y_2의 질량비는 (가):(나) = 2 : 1이므로 분자의 몰수비도 2 : 1이다.

X_2Y의 분자수를 (가), (나)에서 각각 p, $2p$라하고, X_2Y_2의 분자수를 (가), (나)에서 각각 $2q$, q라 하면 다음과 같다.

용기	X_2Y 분자수	X_2Y 원자수	X_2Y_2 분자수	X_2Y_2 원자수	용기 내 전체 원자 수
(가)	p	$3p$	$2q$	$8q$	$19N = 3p + 8q$
(나)	$2p$	$6p$	q	$4q$	$14N = 6p + 4q$

따라서 $p = N$, $q = 2N$이다.

X_2Y에서 Y 원자수는 전체 원자 수의 $\frac{1}{3}$이고, X_2Y_2는 $\frac{1}{2}$이다.

$\dfrac{(가)에서\ Y의\ 원자수}{(나)에서\ Y의\ 원자수} = \dfrac{p+4q}{2p+2q} = \dfrac{N+8N}{2N+4N} = \dfrac{3}{2}$이다.

007. 기본   정답 ⑤

| 정답해설 |

ㄱ. AB_2는 한 분자 당 B 원자가 2개 들어 있고 1g에 들어 있는 전체 원자 수는 N이므로 1g에 들어 있는 B 원자 수는 $\frac{2N}{3}$이다.

ㄴ. AB_2 1g의 몰수는 $\frac{1}{M}$이고 부피는 2L이므로 AB_2 1몰의 부피는 $2M$ L이다.

ㄷ. AB_2 $\frac{1}{M}$몰의 전체 원자 수는 N이므로 분자 수는 $\frac{N}{3}$이다. 따라서 1몰에 해당하는 분자 수는 $\frac{MN}{3}$이다.

008. 기본   정답 ①

| 정답해설 |

ㄱ. (가)의 화학 반응식을 완성하면 다음과 같다.
$$CaCO_3(s) + 2HCl(aq) \rightarrow CaCl_2(aq) + H_2O(l) + CO_2(g)$$
따라서 ㉠은 CO_2이다.

| 오답해설 |

ㄴ. ㉠은 CO_2이므로 (나)의 화학 반응식을 완성하면 다음과 같다.
$$Fe_2O_3(s) + 3CO(g) \rightarrow 2Fe(s) + 3CO_2(g)$$
따라서 $a=3$, $b=2$, $c=3$이고 $\frac{a+c}{b}=3$이다.

ㄷ. (나)에서 반응물 중 기체는 $CO(g)$이고 생성물 중 기체는 $CO_2(g)$이다. 기체의 반응 계수비가 3:3이므로 반응 전과 반응 후 기체의 몰수는 동일하다.

I. 화학식과 화학 반응식

009. 기본   정답 ②

| 정답해설 |

ㄴ. 반응 전후에 원자의 종류와 수는 같으므로 (나)의 화학 반응식을 완성하면 다음과 같다.
$$Ca(HCO_3)_2 \rightarrow CaCO_3 + CO_2 + H_2O$$
따라서 ㉠은 $CaCO_3$이다.

| 오답해설 |

ㄱ. 반응 전후에 원자의 종류와 수는 같으므로 (가)의 화학 반응식을 완성하면 다음과 같다.
$$2NaHCO_3 \rightarrow Na_2CO_3 + CO_2 + H_2O$$
따라서 반응 계수 $a=2$, $b=1$이므로 $a+b=3$이다.

ㄷ. (가)와 (나)의 각 반응에서 반응물 1몰을 반응시켰을 때 생성되는 CO_2의 몰수는 반응물과 생성물의 반응 계수에 비례하므로 (가)에서 0.5몰, (나)에서 1몰이다.

010. 기본   정답 ②

| 자료해석 |

모형의 분자 1개를 1몰이라 가정하면 반응 전에는 XY가 3몰, Y_2가 1몰 존재한다. 반응 후에는 XY_2가 2몰, XY가 1몰 존재한다. 양적 관계는 다음과 같다.

2XY	+	Y_2	→	$2XY_2$
3		1		
−2		−1		+2
1		0		2

| 정답해설 |

ㄷ. 질량 보존의 법칙에 따라 반응 전후 총 질량은 동일하다.

| 오답해설 |

ㄱ. 생성물의 종류는 XY_2 1가지이다.

ㄴ. 반응하는 XY와 Y_2의 몰수비는 2 : 1이다.

011. 기본   정답 ③

| 정답해설 |

ⓒ은 X를 포함하는 3원자 분자이므로 XY_2 또는 X_2Y이다. ⓒ이 X_2Y라면 화학 반응식은 $aXY + bY_2 \rightarrow cX_2Y$ (a, b, c는 반응 계수)으로서 계수를 만족하는 화학 반응식이 성립되지 않는다. 반면에 ⓒ이 XY_2라면 화학 반응식은 $2XY + Y_2 \rightarrow 2XY_2$이므로 주어진 조건을 만족한다. 반응 몰수 비는 $XY:Y_2 = 2:1$이므로 반응 후 남아 있는 기체 ㉠은 Y_2이다.

012. 기본   정답 ②

| 자료해석 |

탄화수소 C_xH_y의 연소반응은 다음과 같다.

$$C_xH_y \rightarrow xCO_2 + \frac{y}{2}H_2O$$

| 정답해설 |

일정성분비법칙에 의해 C_xH_y의 질량이 $2a$일 때 생성물의 CO_2의 질량이 4.4이므로, C_xH_y의 질량이 $3a$일 때 생성물의 CO_2의 질량 $w_1 = 4.4 \times 1.5 = 6.6$이다. 따라서 질량이 $3a$일 때 생성물의 C의 질량은 $6.6 \times \frac{12}{44} = 1.8$이고, 생성물 H의 질량은 $5.4 \times \frac{2}{18} = 0.6$이다.

생성되는 C의 몰수와 CO_2몰수는 동일하고, 생성되는 H의 몰수는 H_2O의 몰수의 $\frac{1}{2}$배이므로 생성되는 C의 몰수비와 생성되는 H의 몰수비는 x와 y의 비와 같다.

따라서 $x:y = \frac{1.8}{12} : \frac{0.6}{1} = 1:4$이므로 $x+y=5$이다.

I. 화학식과 화학 반응식

013. 연습
정답 ②

| 자료해석 |

CO_2를 구성하는 탄소와 산소의 질량비는 $3:8$이다.
H_2O를 구성하는 수소와 산소의 질량비는 $1:8$이다.
따라서 CO_2와 H_2O에 포함된 탄소와 수소의 질량은 다음과 같다.

CO_2에 포함된 탄소(C)의 질량(mg)	H_2O에 포함된 수소(H)의 질량(mg)
$\frac{3}{5}w$	$\frac{2}{45}w$

| 정답해설 |

시료의 질량이 $w\,\mathrm{mg}$이므로 시료에 포함된 산소(O)의 질량은
$w - \frac{3}{5}w - \frac{2}{45}w = \frac{16}{45}w(\mathrm{mg})$ 이다.
시료를 구성하는 원자의 질량비는 $C:H:O = 27:2:16$이다.
원자의 몰수비는 $C:H:O = \frac{27}{12}:\frac{2}{1}:\frac{16}{16} = 9:8:4$이다.
시료의 실험식이 $C_9H_8O_4$이므로 $x=9, y=8, z=4$이고
$x+y+z=21$이다.

014. 연습
정답 ③

| 자료해석 |

단위 질량 당 부피(L/g)=
$\frac{1}{\text{단위 부피당 질량(g/L)}} = \frac{1}{\text{기체의 밀도(g/L)}}$ 이다.
이상기체 상태 방정식에 의하면, 온도와 압력이 일정할 때 부피는 몰수에 비례한다. 몰수$=\frac{\text{질량}}{\text{분자량}}$이므로,
분자량$\propto \frac{\text{질량(g)}}{\text{부피(L)}} = $ 밀도이다. 따라서 단위 질량 당 부피는 분자량에 반비례함을 알 수 있다.
단위 질량 당 원자수는 원자의 몰수에 비례하고,
이는 $\frac{\text{분자 당 원자수}}{\text{분자량}}$에 비례한다.

| 정답해설 |

ㄱ. 단위 질량 당 원자수는 $\frac{\text{분자 당 원자수}}{\text{분자량}}$에 비례하므로
$3:2 = \frac{1}{4}:\frac{3}{a}$이다. 따라서 $a=18$이다.

ㄴ. 분자량의 비가 $X_2:Y = 1:2$이므로 단위 질량 당 부피는
$X_2:Y = 2:1$이다. 단위 질량 당 부피는 분자량에 반비례하므로 $b=9$이다.

| 오답해설 |

ㄷ. 단위 질량 당 원자수는 $\frac{\text{분자 당 원자수}}{\text{분자량}}$에 비례하므로
$d:3 = \frac{2}{2}:\frac{1}{4}$이다. 따라서 $d=12$이다. 단위 질량 당 부피는 분자량에 반비례하고 X_2와 X_2Z의 분자량의 비가 $1:9$이므로 단위 질량 당 부피는 X_2가 X_2Z의 9배이다. 따라서 c는 18의 $\frac{1}{9}$배인 2이다. 따라서 $d=6c$이다.

015. 연습   정답 ③

| 자료해석 |

주어진 화학 반응식을 완성하면 다음과 같다.
$4NH_3(g) + 5O_2(g) \rightarrow 4NO(g) + 6H_2O(g)$

실험 I에서 반응은 다음과 같다.

(mol)	$4NH_3(g)$	+	$5O_2(g)$	→	$4NO(g)$	+	$6H_2O(g)$
i	$\frac{34}{17}=2$		$\frac{100}{32}=\frac{25}{8}$				
c	-2		-2.5		$+2$		$+3$
e	0		$\frac{25}{8}-2.5$		2		3

실험 II에서 반응은 다음과 같다.

(mol)	$4NH_3(g)$	+	$5O_2(g)$	→	$4NO(g)$	+	$6H_2O(g)$
i	4		2.5				
c	-2		-2.5		$+2$		$+3$
e	2		0		2		3

| 정답해설 |

ㄱ. 자료해석에 의하면 $a=4, b=5, c=4, d=6$으로 $a+b < c+d$이다.

ㄴ. ㉠ $= 3\,\text{mol} \times \frac{18\,\text{g}}{1\,\text{mol}} = 54\,\text{g}$이다.

| 오답해설 |

ㄷ. t℃, 1기압에서 생성물 $NO(g)$는 2몰이므로
㉡ $= 2\,\text{mol} \times \frac{24\,\text{L}}{1\,\text{mol}} = 48\,\text{L}$이다.

016. 연습   정답 ①

| 자료해석 |

A관의 증가한 질량과 H_2O의 분자량으로부터 H의 질량을 알 수 있고 B관의 증가한 질량과 CO_2의 분자량으로부터 C의 질량을 알 수 있다.

과정 (가)

A관에서 H의 질량수 $= 27 \times \frac{2}{18} = 3$ mg,

B관에서 C의 질량수 $= 66 \times \frac{12}{44} = 18$ mg,

X 45 mg 중 H와 C의 질량을 제외한 24 mg은 O의 질량이다.

C 몰수 : H 몰수 : O 몰수 $= \frac{18}{12} : 3 : \frac{24}{16} = 1:2:1$

X의 실험식은 CH_2O이다.

| 정답해설 |

과정 (나)

A관에서 H의 질량수 $= 36 \times \frac{2}{18} = 4$ mg

B관에서 C의 질량수 $= 88 \times \frac{12}{44} = 24$ mg

혼합물 40 mg 중 H와 C의 질량을 제외한 12 mg은 O의 질량이므로 O의 몰수는 $\frac{12}{16} = 0.75$ mmol 이다. O는 X에만 포함되어 있으므로 X에 포함된 C의 몰수와 질량은 각각 0.75 mmol, 9 mg, H의 몰수와 질량은 1.5 mmol, 1.5 mg이다. Y를 구성하는 C와 H의 질량은 다음과 같다.

C의 질량 : $24 - 9 = 15$ mg

H의 질량 : $4 - 1.5 = 2.5$ mg

C 몰수 : H 몰수 $= \frac{15}{12} : \frac{2.5}{1} = 1:2$ 이므로 Y의 실험식은 CH_2 이다.

I. 화학식과 화학 반응식

017. 연습   정답 ③

| 자료해석 |

실험 Ⅰ과 Ⅱ에서 생성되는 H_2O와 CO_2의 몰수비는 동일하다. 따라서 $a:8=7.5:10$이므로 $a=6$이다.
X 51 mg으로부터 생성된 H_2O의 몰수는 $7.5-6=1.5$ mmol이고 H의 몰수는 $1.5\times 2=3$ mmol이다. 생성된 CO_2의 몰수는 $8-10=2$ mmol이고 C의 몰수도 동일한 2 mmol이다. 이로부터 X 51 mg에 존재하는 O의 몰수를 구하면 다음과 같다.

X 51 mg	C: 2 mmol = 24 mg
	H: $1.5\times 2=3$ mmol = 3 mg
	O: $51-(24+3)=24$ mg = 1.5 mmol

따라서 X의 실험식은 $C_4H_6O_3$이다.

| 정답해설 |

$x=4$, $y=6$, $z=3$이다.
$(x+y)\times z=(4+6)\times 3=30$이다.

018. 연습   정답 ④

| 자료해석 |

- 실험 Ⅰ에서 A가 모두 반응한다면, 실험 Ⅱ에서도 A가 모두 반응할 수 있다. 그렇다면 $\dfrac{\text{전체 기체의 몰수}}{\text{C의 몰수}}$가 실험 Ⅱ에서 증가해야 하는데 그렇지 않으므로 실험 Ⅰ에서 모두 반응하는 것은 B이다.
- 실험 Ⅱ에서 B가 모두 반응한다면 $\dfrac{\text{전체 기체의 몰수}}{\text{C의 몰수}}$가 4가 될 수 없다. 따라서 실험 Ⅱ에서 모두 반응하는 것은 A이다.
- 온도와 압력이 일정하므로 기체의 몰수는 부피에 비례한다.

| 정답해설 |

부피를 몰수로 가정하여 실험 Ⅰ의 양적 관계는 다음과 같다.

(mol)	$2A(g)$	$+\ bB(g)$	$\to$	$C(g)$	$+\ 2D(g)$
i	x	4			
c	$-\dfrac{8}{b}$	-4		$+\dfrac{4}{b}$	$+\dfrac{8}{b}$
e	$x-\dfrac{8}{b}$	0		$\dfrac{4}{b}$	$\dfrac{8}{b}$

$\dfrac{\text{전체 기체의 몰수}}{\text{C의 몰수}}=4$이므로 $\dfrac{4}{b}\times 4=x-\dfrac{8}{b}+\dfrac{4}{b}+\dfrac{8}{b}$이다.
$bx=12$이다.

실험 Ⅱ의 양적 관계는 다음과 같다.

(mol)	$2A(g)$	$+\ bB(g)$	$\to$	$C(g)$	$+\ 2D(g)$
i	x	9			
c	$-x$	$-\dfrac{b}{2}x$		$+\dfrac{1}{2}x$	$+x$
e	0	$9-\dfrac{b}{2}x$		$\dfrac{1}{2}x$	x

$\dfrac{\text{전체 기체의 몰수}}{\text{C의 몰수}}=4$이므로 $\dfrac{1}{2}x\times 4=9-\dfrac{b}{2}x+\dfrac{1}{2}x+x$이다.

$bx=12$를 대입하면 $x=6$, $b=2$이다. $\dfrac{x}{b}=3$이다.

019. 연습   정답 ①

| 정답해설 |

기체의 온도와 압력이 같을 때 기체의 몰수는 기체의 부피에 비례하므로 (가)와 (다)에서 기체의 총 몰수 비는 $2:5$이다. 화학 반응식에서 반응 계수 비는 반응한 몰수 비와 같으므로 2몰의 A가 반응하면 C는 1몰 생성된다. 따라서 (다)에서 B와 C가 총 5몰이 생성되면 그중 B는 4몰이므로 반응 계수 $b=4$이다.

A와 C의 분자량 비는 $A:C=27:8$이므로 A의 분자량이 $27M$이라면 C의 분자량은 $8M$이다. 반응 전후 질량의 합은 같으므로 B의 분자량을 M_B이라고 하면
$2\times 27M = 4\times M_B + 1\times 8M$이고 $M_B = 11.5M$이다.

반응 전후 질량의 합이 같으므로 (가)와 (나)의 질량은 같고 (나)에서 생성된 C의 몰수가 a몰이므로 생성된 B의 몰수는 $4a$몰임을 적용하면 다음과 같이 나타낼 수 있다.

$w = a\times 27M + 4a\times 11.5M + a\times 8M$, $aM = \dfrac{w}{81}$

(나)에서 B의 몰수는 $4a$, 질량은 x, 분자량 $M_B = 11.5M$을 적용하면 $4a = \dfrac{x}{11.5M}$, $x = 46aM = \dfrac{46}{81}w$이다.

020. 연습   정답 ④

| 자료해석 |

t℃, 1 기압에서 기체 1몰의 부피가 30 L이므로, 3 L의 $A(g)$는 0.1 몰이다. 실험 I에서 B $w(g)$을 넣을 때까지 부피 변화가 없으므로 반응 계수 $a=c$이다. 반응 계수비는 반응하는 몰수 비이므로 B의 화학식량을 M_B라 하면 $a:b=0.1:\dfrac{w}{M_B}$이고 $M_B = 10\dfrac{aw}{b}$이다.

| 정답해설 |

2 L의 $A(g)$는 $\dfrac{1}{15}$ 몰이다.

실험 Ⅱ의 양적 관계는 다음과 같다.

(mol)	$aA(g)$	$+$	$bB(g)$	$\rightleftarrows$	$aC(g)$
i	$\dfrac{1}{15}$		$\dfrac{2w}{M_B}$		
c	$-\dfrac{1}{15}$		$-\dfrac{b}{15a}$		$+\dfrac{1}{15}$
e	0		$\dfrac{2w}{M_B}-\dfrac{b}{15a}$		$\dfrac{1}{15}$

반응 후 $C(g)$의 몰분율이 0.5이므로 $\dfrac{2w}{M_B}-\dfrac{b}{15a}=\dfrac{1}{15}$ 이다.

여기에 $M_B = 10\dfrac{aw}{b}$를 대입하면 $\dfrac{a}{b}=2$이다.

따라서 $M_B \times \dfrac{a}{b} = 10\times 2w\times 2 = 40w$이다.

021. 기본　　　정답 ⑤

| 자료해석 |

ⓒ이 ⓒ(○)과 결합하여 $^4_2He^{2+}$가 생성되고, ◍과 결합하여 ^3_1H가 생성되므로 ○은 양성자이고, ◍는 전자이다. ●은 중성자이다. 따라서 ㉠은 $^2_1H^+$이고 ㉡은 ^3_1H이다.

| 정답해설 |

ㄱ. ㉠과 ㉡은 ^1_1H와 양성자수는 1로 동일하고, 중성자수는 다르므로 ^1_1H의 동위원소이며 전자는 존재하지 않으므로 원자핵이다.

ㄴ. ㉡은 $^3_1H^+$이므로 ^3_1H과 질량수가 3으로 동일하다.

ㄷ. ⓒ(○)은 양성자이므로 $^1_1H^+$이다.

022. 기본　　　정답 ④

| 자료해석 |

질량수는 양성자 수와 중성자 수의 합과 같으므로 제시된 표의 값은 다음과 같다.

동위 원소	^{12}C	^{13}C
질량수	12	13
양성자 수	$a=6$	$b=6$
중성자 수	$c=6$	$d=7$

| 정답해설 |

ㄴ. 동위 원소의 중성자수를 비교하면, $d > c$이다.

ㄷ. 주기율표에 제시된 원자량은 동위 원소의 원자량과 존재 비율을 고려한 평균값으로 C의 평균 원자량은 다음과 같이 구할 수 있다.

C의 원자량 = (^{12}C원자량 × ^{12}C존재비) + (^{13}C원자량 × ^{13}C존재비)

만약 둘의 존재비가 같다면 평균 원자량은 12.5가 된다. 하지만 12.01이므로 자연계서 ^{12}C의 존재 비율은 ^{13}C보다 크다.

| 오답해설 |

ㄱ. 동위 원소의 양성자 수는 같다. 따라서 $a=b$이다.

023. 기본   정답 ⑤

| 자료해석 |

질량분석계는 원자나 분자의 정확한 질량을 측정하고, 동위 원소의 조성을 결정하는 데 쓰인다. 질량스펙트럼에서 피크의 면적 또는 막대의 높이는 동위원소 각각의 상대적 존재량을 의미한다.

| 정답해설 |

⑤ 이원자 분자 A_2의 질량수가 3가지가 되기 위해서는 $A'-A'$, $A'-A''$, $A''-A''$와 같은 조합을 가져야 한다. A의 동위원소 중 질량수가 작은 것을 A', 큰 것을 A''라고 하면, $A'-A'$의 질량수는 2M, $A''-A''$의 질량수는 $(2M+4)$이므로 A의 동위원소 A'의 질량수는 M, A''의 질량수는 $(M+2)$이다. 따라서 $(2M+2)$에 해당하는 피크는 $A'(M)$와 $A''(M+2)$로 이루어진 A_2에서 발생한 것이다.

| 오답해설 |

① A의 동위원소는 2가지 $A'(M)$, $A''(M+2)$이다.

② 동위원소의 존재 비의 곱은 질량스펙트럼의 상대 세기와 비례한다. 그래프에서 질량수와 상대세기를 이용하여 A_2의 조합 종류와 존재 비를 구하면

$A'-A' : A'-A'' : A''-A'' = \dfrac{9}{16} : \dfrac{6}{16} : \dfrac{1}{16}$ 이다.

$A'-A'$의 경우 A'의 존재 비를 x라고 하면 $x^2 = \dfrac{9}{16}$, $x = \dfrac{3}{4}$이고, $A''-A''$에서 A''의 존재 비를 y라고 하면 $y^2 = \dfrac{1}{16}$, $y = \dfrac{1}{4}$이다. 따라서 자연계 존재량이 많은 것은 질량수가 작은 동위원소 A'이다.

③ 평균 원자량은 $\sum$ {동위원소의 질량수 × 상대적 존재량}이다. 따라서 A의 평균 원자량은

$\left\{ M \times \dfrac{3}{4} + (M+2) \times \dfrac{1}{4} \right\}$이다.

④ A의 동위원소 2가지 $A'(M)$와 $A''(M+2)$의 질량수 차는 2이다.

024. 기본   정답 ④

| 자료해석 |

Z^-는 양성자수보다 전자수가 1개 더 많다. 따라서 ⓒ이 양성자이다. 만약 ⓐ이 중성자, ⓒ이 전자라면 $a=4$, $b=12$가 되어 Z가 3주기 원소인 Mg가 되므로 2주기 원소라는 조건과 모순이다. ⓐ이 전자, ⓒ이 중성자이고 $a=5$, $b=9$이다.

	X	Y	Z^-
전자	$a=5$	7	$b+1=10$
양성자	5	$\dfrac{1}{2}(a+b)=7$	$b=9$
중성자	$a+1=6$	8	$b+1=10$
	$^{11}_{5}\text{B}$	$^{15}_{7}\text{N}$	$^{19}_{9}\text{F}^-$

| 정답해설 |

ㄴ. 질량수는 양성자수와 중성자수의 합이다. X의 양성자수는 5, 중성자수는 6이므로 질량수는 11이다.

ㄷ. 중성자수는 X < Y < Z이다.

| 오답해설 |

ㄱ. ⓐ은 전자이다.

025. 기본   정답 ③

| 자료해석 |

만약 (가)가 양성자 수라면 ㉢은 $_{20}$Ca으로 4주기 원자가 된다. 이는 3주기 원자라는 문제 상황과 모순이다. 따라서 (가)가 중성자 수, (나)가 양성자 수이다.

㉠, ㉡, ㉣는 원자 번호가 서로 다르므로 동위원소 관계가 될 수 없다. 따라서 ㉢이 ㉠, ㉡, ㉣ 중 하나와 동위 원소이다. $\frac{중성자\ 수}{전자\ 수}=1$의 가능 성이 있는 원자는 ㉡, ㉣이다. 따라서 A, B가 될 수 있는 원자는 ㉠, ㉢이고, C, D가 될 수 있는 원자는 ㉡, ㉣이다 질량수의 크기를 통해 A~D를 정리하면 다음과 같다.

	㉠	㉡	㉢	㉣
중성자 수	18	18	20	16
양성자 수	17	18	17	16
질량수	35	36	37	32
	A	C	B	D

| 정답해설 |

ㄱ. 자료해석에 의해 (가)는 중성자 수이다.
ㄴ. B의 질량수는 20+17=37이다.

| 오답해설 |

ㄷ. D는 양성자 수가 16이므로 원자 번호는 16이다.

026. 기본   정답 ②

| 자료해석 |

수소원자의 전자가 전이할 때 방출하는 빛 에너지는 전자껍질의 에너지 준위차이가 클수록 크다.

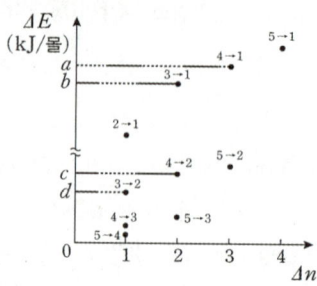

| 정답해설 |

ㄴ.
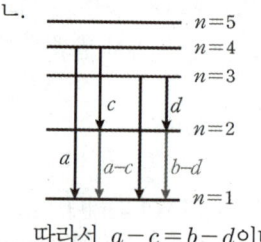

따라서 $a-c=b-d$이다.

| 오답해설 |

ㄱ. d kJ/mol에 해당하는 빛은 $n=3 \to n=2$가 될 때 방출하는 빛의 에너지로, 가시광선이다.
ㄷ.
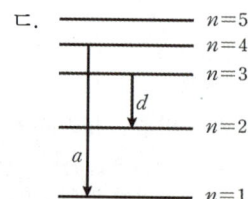

수소원자의 전자는 핵 주변의 어떤 허용된 원형궤도를 따라서만 움직이므로, $(a-d)$ kJ/mol에 해당하는 빛을 방출하는 전자전이가 일어날 수 없다.

027. 기본   정답 ②

| 정답해설 |

ㄷ. a는 $n=3 \to n=1$의 전자 전이에서 방출되는 빛의 에너지, b는 $n=2 \to n=1$의 전자 전이에서 방출되는 빛의 에너지, c는 $n=3 \to n=2$의 전자 전이에서 방출되는 빛의 에너지이므로 $a=b+c$이다.

| 오답해설 |

ㄱ. B는 $n=2 \to n=1$의 전자 전이로서 방출되는 빛은 자외선이다.

ㄴ. 수소 원자의 이온화 에너지의 크기는 $n=\infty \to n=1$의 전자 전이에서 방출되는 빛과 같다. 하지만 a는 $n=3 \to n=1$의 전자 전이에서 방출되는 빛의 에너지이므로 수소 원자의 이온화 에너지와 다르다.

028. 기본   정답 ①

| 자료해석 |

a_4는 라이먼 계열 중 네 번째로 작은 에너지이다. 따라서 $\Delta E_{5 \to 1}$이다.

| 정답해설 |

$\Delta E_{5 \to 1}$를 발머 계열과 라이먼 계열의 합으로 나타내면 $\Delta E_{5 \to 2} + \Delta E_{2 \to 1}$이다. $\Delta E_{5 \to 2}$는 발머 계열 중 세 번째로 작은 에너지이므로 b_3이다. $\Delta E_{2 \to 1}$은 라이먼 계열 중 가장 작은 에너지이므로 a_1이다.

II. 원자 구조와 주기적 성질

029. 기본   정답 ①

| 자료해석 |

주양자수(n) 4 이하에서 전이할 때 방출하는 모든 빛 에너지는 아래 그림과 같고 빛의 파장과 에너지는 반비례하므로 가장 단파장인 a가 $n=2 \rightarrow n=1$로 전이할 때 에너지이고, 중간값의 b가 $n=3 \rightarrow n=2$로 전이할 때 에너지이며, 가장 장파장인 c가 $n=4 \rightarrow n=3$로 전이할 때 에너지이다. 수소 원자의 에너지 준위 $E_n \propto -\frac{1}{n^2}$이므로 $E_n = -\frac{k}{n^2}$이라 하면, $n=1$로 전자가 전이되는 라이먼 계열의 최솟값은 $\frac{3}{4}k$이고 $n=2$로 전자가 전이되는 발머 계열의 최댓값은 $\frac{1}{4}k$이므로 라이머 계열이 발머 계열보다 항상 큰 에너지를 가진다. 마찬가지로 발머 계열은 파셴 계열보다 항상 큰 에너지를 가진다.

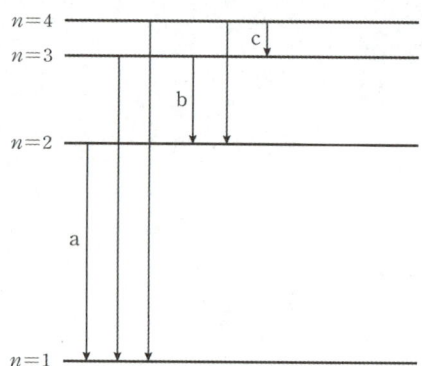

| 정답해설 |

자료해석에 의해 양자수(n) 4 이하에서 전이할 때 방출하는 모든 빛 에너지의 에너지 크기 순서는 ($n=4 \rightarrow n=1$) > ($n=3 \rightarrow n=1$) > a > ($n=4 \rightarrow n=2$) > b > c이므로 이에 적합한 그림은 ①이다.

030. 기본   정답 ③

| 정답해설 |

ㄱ. $b = \left| \left(-\frac{k}{2^2}\right) - \left(-\frac{k}{3^2}\right) \right| = \frac{5}{36}k$이다. 따라서 $b < \frac{3}{4}k$이다.

ㄴ. 수소 원자의 이온화 에너지는 전자가 $n=\infty \rightarrow n=1$로 전이될 때 방출하는 에너지와 같다. 따라서 전자가 $n=\infty \rightarrow n=2$로 전이될 때 방출하는 에너지와 $n=2 \rightarrow n=1$로 전이될 때 방출하는 에너지의 합과 같다. 즉, 수소 원자의 이온화 에너지는 $\left(a + \frac{3}{4}k\right)$ kJ/몰이다.

| 오답해설 |

ㄷ. 빛의 파장은 에너지에 반비례하고 방출되는 에너지(ΔE)는 $a > b$이므로 파장은 $\lambda_a < \lambda_b$이다.

031. 기본 정답 ③

| 정답해설 |

ㄱ. $n > 2 \to n = 2$로 전자 전이가 일어날 때 가시광선 영역에 해당하는 에너지가 방출된다. b는 $n=3 \to n=2$, d는 $n=4 \to n=2$에서 방출하는 빛의 에너지이므로 모두 가시광선 영역에 해당한다.

ㄷ. $a-b$는 $n=2 \to n=1$, $c-d$는 $n=2 \to n=1$로 $a-b=c-d$와 같다. 따라서 $a+d=b+c$이다.

| 오답해설 |

ㄴ. b는 $n=3 \to n=2$, e는 $n=4 \to n=3$에서 방출하는 빛의 에너지로서 각각의 에너지는 다음과 같다.

$$b = \left(-\frac{1}{2^2}\right) - \left(-\frac{1}{3^2}\right) = -\frac{5}{36}$$

$$e = \left(-\frac{1}{3^2}\right) - \left(-\frac{1}{4^2}\right) = -\frac{7}{144}$$

따라서 $\dfrac{b}{e} = \dfrac{20}{7}$이므로 3보다 작다.

032. 기본 정답 ③

| 자료해석 |

선 Ⅰ과 Ⅱ는 색깔을 나타내므로 가시광선 영역에서 빛을 방출함을 알 수 있다.

따라서 선 Ⅱ는 $n=4 \to n=2$ 또는 $n=3 \to n=2$의 전자전이가 일어난다.

에너지가 $E_\text{Ⅱ} > E_\text{Ⅲ}$이므로 선 Ⅱ는 $n=4 \to n=2$의 전자전이를 선 Ⅲ은 $n=3 \to n=2$의 전자전이를 한다.

| 정답해설 |

ㄱ. 자료해석에 의하면 (가)는 $n=4 \to n=2$이다.

ㄷ. $E_\text{Ⅳ} > E_\text{Ⅱ}$이므로 $b=1$이다.

| 오답해설 |

ㄴ. 수소원자에서 n번째 껍질의 에너지는
$E_n = -\dfrac{A}{n^2}$ (A는 상수)이므로
$|E_\text{Ⅱ} - E_\text{Ⅲ}| < |E_\text{Ⅰ} - E_\text{Ⅲ}|$ 이다.

033. 기본 정답 ⑤

| 정답해설 |

ㄱ. (가)의 A에 해당하는 에너지는 $n=1$에서 $n=\infty$로 전자 전이가 일어날 때 흡수하는 에너지이므로 수소 원자의 이온화 에너지와 같다.

ㄴ. (가)의 B는 주양자수가 높은 $n=2$에서 주양자수가 보다 낮은 $n=1$로의 전자 전이이므로 에너지가 방출되며 자외선 영역에 해당하는 빛을 방출한다.

ㄷ. 전자가 1개인 수소 원자의 오비탈의 에너지 준위는 주양자수에만 의존하며 $2s$ 오비탈과 $2p$ 오비탈은 주양자수(n)$=2$에 해당하는 오비탈이다. 따라서 수소 원자의 $2s$ 오비탈과 $2p$ 오비탈의 에너지 준위는 동일하며 (가)에서 $n=2$의 에너지 준위와 같다.

034. 기본 정답 ④

| 자료해석 |

제시된 전자 배치는 $2s^2 2p^6$로서 총 전자수가 8개이므로 A는 산소 원자이다. 쌓음 원리에 위배되므로 해당 전자 배치는 바닥 상태가 아닌 들뜬 상태의 산소 원자의 전자 배치이다.

| 정답해설 |

ㄱ. 산소는 16족 원소이므로 비금속 원소이다.

ㄴ. 산소는 2주기 원소이다.

| 오답해설 |

ㄷ. 산소는 16족 원소이다.

035. 기본 정답 ①

| 정답해설 |

ㄱ. 발머 계열 중 $n=3 \to n=2$를 비롯하여 $n=4 \to n=2$, $n=5 \to n=2$, $n=6 \to n=2$에 해당하는 빛은 가시광선이다.

| 오답해설 |

ㄴ. $y+z$는 $n=3 \to n=1$의 전자 전이에 해당하는 에너지이다. 이 에너지는 $n=4 \to n=1$의 전자 전이에 해당하는 에너지인 x보다 작다.

ㄷ. Ⅱ는 ㉠에 따라 에너지가 결정되는데 Ⅱ가 가질 수 있는 최대 에너지는 ㉠$=\infty$일 때이다. ㉠$=\infty$으로 가정하고 Ⅱ와 Ⅳ의 에너지를 비교하면 $\dfrac{E_{\text{Ⅱ}}}{E_{\text{Ⅳ}}} = \dfrac{\frac{1}{4}}{\frac{3}{4}} = \dfrac{1}{3}$이다. 따라서 ㉠과 무관하게 Ⅱ의 에너지가 더 작고 파장은 더 길다.

036. 기본 정답 ④

| 자료해석 |

바닥 상태 전자 배치는 쌓음 원리, 파울리의 배타 원리, 훈트 규칙을 모두 만족한다.

| 정답해설 |

학생 B : (나)는 쌓음 원리와 훈트 규칙을 모두 만족하고 있으므로 바닥 상태 전자 배치이다.

학생 C : (다)에서 $3s$ 오비탈에 있는 전자 2개의 스핀 방향이 평행하므로 파울리의 배타 원리에 어긋난다.

| 오답해설 |

학생 A : (가)에서 에너지 준위가 낮은 $2s$ 오비탈에 전자가 1개만 배치되고 에너지 준위가 높은 $2p$ 오비탈에 전자 1개가 배치되었으므로 쌓음 원리에 어긋난다.

II. 원자 구조와 주기적 성질

037. 기본　　　　　　　　　　　　　　　　정답 ③

| 자료해석 |

- 훈트 규칙 : 파울리의 배타 원리가 허용하는 한, 바닥 상태 전자 배치는 특정한 세트의 축퇴된 궤도함수 안에 홀전자의 수가 최대인 배치를 갖는다.
- 파울리 배타 원리 : 한 원자에서 네 가지 양자수 (n, l, m_l, m_s)가 같은 전자는 존재할 수 없다.
- 쌓음 원리 : 전자는 훈트 규칙과 파울리 배타 원리를 만족하며 원자의 전체 에너지가 가장 낮은 궤도함수에 들어간다.

| 정답해설 |

ㄱ. (가)에서 $3p$ 궤도함수의 두 전자는 각기 다른 궤도함수에 채워져 홀전자 수가 최대인 배치이므로 훈트 규칙을 만족한다.

ㄴ. (나)는 $3p$ 궤도함수 중 하나의 궤도함수 안에 같은 스핀 방향으로 배치된 두 개의 전자(↑↑)로 인해 파울리의 배타 원리에 어긋난다.

| 오답해설 |

ㄷ. 바닥 상태 전자 배치는 원자나 이온이 가장 낮은 에너지 상태의 전자 배치를 갖는 것이다. (다)는 $3p$ 궤도함수에 채워질 수 있는 전자가 더 높은 에너지를 갖는 $4s$ 궤도함수에 채워졌으므로 들뜬 상태 전자 배치이다.

038. 기본　　　　　　　　　　　　　　　　정답 ③

| 자료해석 |

- (가)와 (나)는 모양이 같으므로 구형의 s오비탈이다.
- (가)와 (다)는 원자가 전자가 들어있으므로 가장 바깥 껍질에 해당하는 $2s$ 혹은 $2p$ 오비탈이다.

따라서 (가)=$2s$, (나)=$1s$, (다)=$2p$ 오비탈이다.

| 정답해설 |

ㄱ. (다)는 아령 모양의 p오비탈이므로 핵으로부터의 거리와 방향에 따라 전자가 발견될 확률이 변한다. 반면 s오비탈의 전자 발견 확률은 핵으로부터의 거리에만 영향을 받는다.

ㄴ. s오비탈의 크기는 주양자수가 큰 $2s$가 $1s$보다 크므로 (가)>(나)이다.

| 오답해설 |

ㄷ. 다전자 원자에서 오비탈의 에너지 준위는 $2p>2s>1s$이므로 (다)>(가)>(나)이다.

039. 기본   정답 ④

| 정답해설 |

④ 3개의 $2p$ 오비탈은 에너지 준위가 같다. 따라서 (나)에서 각각의 $2p$ 오비탈에 들어있는 두 전자의 에너지는 같다.

| 오답해설 |

① (가)는 쌓음 원리에 위배되고 (다)는 훈트 규칙에 위배되므로 모두 들뜬 상태 전자 배치이다. (나)만 바닥 상태 전자 배치이다.
② 전자가 들어 있는 오비탈 수는 (가) 3개, (나)와 (다)가 4개이다.
③ (가)의 $2p$ 오비탈에 배치된 전자가 낮은 에너지 준위인 $2s$ 오비탈에 배치되어야 쌓음 원리를 만족한다.
⑤ 에너지 준위가 같은 3개의 $2p$ 오비탈에 전자가 1개씩 배치되어야 홀전자 수가 가장 많으므로 (다)는 훈트 규칙에 위배된다.

040. 기본   정답 ④

| 자료해석 |

$n+l=3$인 오비탈은 $2p(n=2, l=1)$, $3s(n=3, l=0)$ 오비탈이다. 두 오비탈에 존재하는 전자 수가 7이므로 $2p$ 오비탈 3개에는 모두 전자가 채워져 있고, $3s$ 오비탈에 1개의 전자가 존재한다. 따라서 원자 A는 Na이고 바닥상태 원자의 전자 배치는 $1s^2 2s^2 2p^6 3s^1$이다.

| 정답해설 |

④ $m_l=0$인 오비탈은 $1s$, $2s$, $3s$ 오비탈과 3개의 $2p$ 오비탈 중 1개이다. $m_l=0$인 오비탈에 존재하는 전자 수는 7이다.

| 오답해설 |

① Na는 3주기 원소이다.
② $3s$ 오비탈에 존재하는 전자 1개만이 홀전자이다.
③ $n+l=2$인 오비탈은 $2s$ 오비탈이고 전자 수는 2이다.
⑤ 전자가 채워져 있는 오비탈 중 가장 큰 n은 3이다.

041. 기본   정답 ①

| 자료해석 |

오비탈의 에너지 준위는 $2p < 3s < 3p$이고, 오비탈에 들어갈 수 있는 최대 전자수는 $2p$, $3p$는 6개, $3s$는 2개이다. 오비탈 (나)와 (다)는 3개 이상의 전자가 채워진 경우가 있으므로 오비탈 (가)가 $3s$이다. 원자 A, B, C 모두 오비탈 (나)의 전자수가 (다)의 전자수보다 많으므로 오비탈 (나)가 (다)보다 에너지 준위가 낮다. 따라서 (나)는 $2p$, (다)는 $3p$ 오비탈이다.
제시되지 않은 오비탈($1s$, $2s$)에 채워진 전자 수까지 고려해보면 A의 전자 수는 17, B는 7, C는 15이다. 따라서 A는 Cl, B는 N, C는 P이다.

| 정답해설 |

ㄱ. 홀전자 수는 A가 1개, B, C가 3개이다.

| 오답해설 |

ㄴ. 에너지 준위는 (가)($3s$) < (다)($3p$)이다.
ㄷ. C와 B의 원자가 전자 수는 5로 동일하다.

042. 기본   정답 ③

| 자료해석 |

- 전자가 들어 있는 전자 껍질 수가 X, Y에서 동일하므로 최외각 전자가 속해 있는 전자의 주양자수가 X, Y에서 동일하다.
- p 오비탈에 들어 있는 전자 수가 X가 Y의 5배인 경우, 바닥 상태의 전자 배치는 다음과 같다.

X	$1s^22s^22p^5$	$1s^22s^22p^63s^23p^4$	...
Y	$1s^22s^22p^1$	$1s^22s^22p^2$	...

X, Y의 주양자수는 동일하므로 X는 $1s^22s^22p^5$의 전자 배치를 가지는 F이고, Y는 $1s^22s^22p^1$의 전자 배치를 가지는 B이다.

- X^-와 Z^+의 전자 수가 같으므로 Z는 Na이다.

X	Y	Z
F	B	Na

| 정답해설 |

ㄱ. Y(B)는 2주기 13족 원소이다.
ㄷ. X~Z는 모두 1개의 홀전자를 가진다.

| 오답해설 |

ㄴ. Z는 $1s^22s^22p^63s^1$의 전자 배치를 가진다. 전자가 들어 있는 오비탈 수는 $1+1+3+1=6$이다.

043. 연습   정답 ④

| 정답해설 |

용기 속에 들어 있는 ^{12}C와 ^{13}C의 원자 수 비가 1:1이므로 용기 속 $^{12}CH_4$와 $^{13}CH_4$은 각각 0.2몰이다. 각 분자들의 양성자 수와 중성자 수는 다음과 같다.

		양성자 수	중성자 수
^4_2He 0.1몰		2×0.1	2×0.1
$^{12}CH_4$ 0.2몰	$^{12}_6C$	6×0.2	6×0.2
	$^1H \times 4$	$1 \times 4 \times 0.2$	—
$^{13}CH_4$ 0.2몰	$^{13}_6C$	6×0.2	7×0.2
	$^1H \times 4$	$1 \times 4 \times 0.2$	—
총 합		4.2	2.8

따라서 용기 속 $\dfrac{\text{전체 중성자 수}}{\text{전체 양성자 수}} = \dfrac{2.8}{4.2} = \dfrac{2}{3}$이다.

044. 연습   정답 ⑤

| 자료해석 |

- $n \leq 4$이므로 x는 1 또는 2이고 y는 3 또는 4이다.
- 방출되는 전자 전이가 3가지이므로 $x=2$, $y=3$이다.

| 정답해설 |

ㄱ. λ_d는 $n_{전이 전} = 4 \rightarrow n_{전이 후} = 1$에 해당하는 빛이므로 자외선이다.

ㄴ. λ_b는 $n_{전이 전} = 4 \rightarrow n_{전이 후} = 3$에 해당하는 빛이다.
λ_c는 $n_{전이 전} = 2 \rightarrow n_{전이 후} = 1$에 해당하는 빛이다.
에너지는 b가 c보다 작고 파장은 반대이다. $\lambda_b > \lambda_c$이다.

ㄷ. $n_{전이 전} = (x+2) \rightarrow n_{전이 후} = (y-1)$은
$n_{전이 전} = 4 \rightarrow n_{전이 후} = 2$에 해당하는 빛이다.
d는 $n_{전이 전} = 4 \rightarrow n_{전이 후} = 1$에 해당하는 빛이고
c는 $n_{전이 전} = 2 \rightarrow n_{전이 후} = 1$에 해당하는 빛이므로
$d-c$는 $n_{전이 전} = 4 \rightarrow n_{전이 후} = 2$에 해당하는 에너지이다.

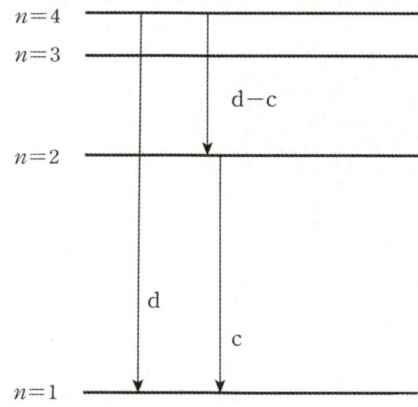

II. 원자 구조와 주기적 성질

045. 연습 정답 ①

| 자료해석 |

2, 3주기 바닥 상태 원자 중 홀전자가 3인 원자는 N 혹은 P이다. N은 $\dfrac{s \text{ 오비탈의 전자 수}}{\text{전체 전자 수}} = \dfrac{4}{7}$ 이다. 따라서 X가 N이라면 Y, Z의 $\dfrac{s \text{ 오비탈의 전자 수}}{\text{전체 전자 수}}$ 은 각각 $\dfrac{8}{7}, \dfrac{10}{7}$ 이다. 이를 만족하는 Y, Z는 존재하지 않으므로 X는 P이다.

P는 $\dfrac{s \text{ 오비탈의 전자 수}}{\text{전체 전자 수}} = \dfrac{2}{5}$ 이다.

Y, Z의 $\dfrac{s \text{ 오비탈의 전자 수}}{\text{전체 전자 수}}$ 은 각각 $\dfrac{4}{5}$, 1이다. 이를 만족하며 홀전자 수가 Y, Z가 서로 동일하므로 Y는 B, Z는 Li이다.

| 정답해설 |

ㄱ. B, Li의 홀전자수는 1이다.

| 오답해설 |

ㄴ. X(P)는 3주기, Y(B)는 2주기 원소이다.
ㄷ. 전자가 들어 있는 오비탈 수는 Z(Li)에서 2개, Y(B)에서 3개이다.

3. 원소의 주기적 성질

046. 기본 정답 ③

| 정답해설 |

③ [탐구 결과]에서 같은 족의 원자 반지름을 비교하면 주기가 증가할수록 반지름이 증가하는 것을 알 수 있다. 가설이 옳다는 결론을 얻었으므로 가설로 적절한 것은 ③이다.

| 오답해설 |

다음과 같이 탐구 결과에 맞지 않은 반례가 존재하므로 해당 가설은 옳지 않다.

① Li과 F의 전자 수는 Li < F이지만 원자 반지름은 Li > F이다.
② Li과 F의 원자가 전자 수는 Li < F이지만 원자 반지름은 Li > F이다.
④ 같은 2주기인 Li과 F의 원자 번호는 Li < F이지만 원자 반지름은 Li > F이다.
⑤ 전자가 들어 있는 전자 껍질 수는 Li < Cl이지만 원자 반지름은 Li > Cl이다.

047. 기본   정답 ③

| 자료해석 |

기체 상태의 원자나 이온으로부터 전자 하나를 제거할 때 필요한 에너지를 이온화 에너지라고 한다. 제1 이온화 에너지는 원자에서 가장 높은 에너지 상태의 전자를 제거하는 데 필요한 에너지이다. 일반적으로 같은 주기의 원소들은 원자 번호가 증가할수록 제1 이온화 에너지 값이 증가한다. 이는 유효 핵전하량이 증가해서 전자들이 더 강하게 결합되어 있기 때문이다.

| 정답해설 |

③ 결과를 보면, 제1 이온화 에너지(E_1)의 주기성이 일반적인 경향에서 벗어나는 경우는 (나)와 (다), (마)와 (바)에서 관찰된다. (나)와 (다)의 경우에는 꽉 찬 $3s$ 궤도함수의 전자들이 $3p$ 궤도함수의 전자들에 대해 핵전하를 가리기 때문이고, (마)에서 (바)로 가면서 (바)의 $3p$ 궤도함수에 전자가 짝으로 채워지기 시작해 전자 반발력이 증가했기 때문이다.

048. 기본   정답 ④

| 정답해설 |

ㄴ. $2p$ 전자의 유효 핵전하는 핵전하량이 더 큰 산소가 질소보다 크다.

ㄷ. 침투 효과가 더 큰 $1s$ 전자의 유효 핵전하가 $2p$ 전자의 유효 핵전하보다 크다.

| 오답해설 |

ㄱ. $Z_{\text{eff}} = Z - \sigma$ (Z_{eff}: 유효 핵전하, Z: 핵전하량, σ: 가리움 상수)이다. 헬륨의 핵전하량은 수소의 두 배이다. 전자 1개인 수소는 가리움 상수가 0이지만 헬륨은 가리움 상수값이 존재한다. 따라서 헬륨의 유효 핵전하는 수소의 유효 핵전하의 2배보다 작다.

II. 원자 구조와 주기적 성질

049. 기본 정답 ⑤

| 자료해석 |

원자 번호 9~13번은 각각 F, Ne, Na, Mg, Al이고, 제2 이온화 에너지의 크기는 Na > Ne > F > Al > Mg이므로 V(Mg), W(Al), X(F), Y(Ne), Z(Na)이다.

| 정답해설 |

ㄱ. Z는 Na이므로 1족 원소이다.
ㄴ. X(F)와 Y(Ne)는 2주기 원소이다.
ㄷ. 원자가 전자가 느끼는 유효 핵전하는 같은 주기에서 원자 번호가 클수록 크므로 W(Al) > V(Mg)이다.

050. 기본 정답 ④

| 자료해석 |

A~C는 18족 원소가 아니므로 원자가 전자 수는 1~7에 해당한다. $x+1 \leq 7$이고, $x-4 \geq 1$이므로 $5 \leq x \leq 6$이므로 x는 5 또는 6이다.

	A	B	C
$x=5$	O (홀전자 : 2)	Na (홀전자 : 1)	P (홀전자 : 3)
$x=6$	F (홀전자 : 1)	Mg (홀전자 : 0)	S (홀전자 : 2)

$x=5$라면 원자가 전자 수와 홀전자 수가 같은 원자는 Na 1가지로 제시된 조건에 부합한다. $x=6$라면 원자가 전자 수와 홀전자 수가 같은 원자는 없다. 따라서 x는 5이다.

| 정답해설 |

ㄱ. 주기율표에서 왼쪽 아래로 갈수록 원자 반지름이 크므로 원자 반지름은 B(Na) > A(O)이다.
ㄷ. 주기율표의 같은 주기에서 원자가 전자가 느끼는 유효 핵전하는 원자 번호가 클수록 크다. 따라서 C(P) > B(Na)이다.

| 오답해설 |

ㄴ. 주기율표에서 전기 음성도는 오른쪽 위로 갈수록 크므로 A(O) > C(P)이다.

051. 기본   정답 ③

| 자료해석 |

2주기 원자들의 바닥 상태에서 홀전자 수는 다음과 같다.

Li	Be	B	C	N	O	F	Ne
1	0	1	2	3	2	1	0

2주기 원소들의 제1 이온화 에너지의 크기는 다음과 같다.
Li < B < Be < C < O < N < F < Ne
Y의 홀전자 수는 2이므로 C, O 중 하나이다. 그런데 Y가 O라면 X는 B 또는 F이다. X=B일 경우 연속한 네 원자 중 홀전자 수가 0인 원소가 존재하지 않는다. X=F일 경우 제1 이온화 에너지의 크기에서 모순이 발생한다. 따라서 Y=C이다.
W의 홀전자수가 0이므로 W~Z의 가능한 조합은 Be, B, C, N 혹은 Be, Li, C, B이다. 그런데 Z가 N이라면 제1 이온화 에너지가 Y보다 작을 수 없다. 따라서 W~Z는 Be, Li, C, B이다.

| 정답해설 |

ㄱ. Z는 B이므로 바닥 상태 원자에서 홀전자 수는 1이다.
ㄷ. W(Be)는 2주기에서 제2 이온화 에너지가 가장 작다.

| 오답해설 |

ㄴ. W는 Be이므로 Z(B)의 제1 이온화 에너지보다 큰 값을 갖는다. 따라서 $b > 1.5$이다.

052. 기본   정답 ③

| 자료해석 |

제1 이온화 에너지 크기는 F > O > Na이고, 제2 이온화 에너지 크기는 Na > O > F이다. 따라서 $\dfrac{제2\ 이온화\ 에너지}{제1\ 이온화\ 에너지}$의 크기는 Na > O > F이다.
따라서 A는 F, B는 O, C는 Na이다.

| 정답해설 |

ㄱ. 자료해석에 의하면 C는 Na이다.
ㄴ. 원자가 전자가 느끼는 유효 핵전하는 같은 주기에서 원자번호가 커질수록 크다. 따라서 원자가 전자가 느끼는 유효핵전하가 A가 B보다 크다.

| 오답해설 |

ㄷ. 등전자 이온에서 반지름은 원자번호가 클수록 작으므로 원자번호가 가장 작은 B이온의 이온 반지름이 가장 크다.

053. 기본 정답 ④

| 자료해석 |

- A는 원자가 전자 수와 전자 껍질 수가 동일하므로 2주기 2족 원소인 Be 혹은 3주기 13족 원소인 Al이다.
- A와 B는 같은 족 원소이므로 A가 Be라면 B는 3주기 2족 원소인 Mg이고, A가 Al이라면 B는 2주기 13족 원소인 B이다. 그런데 이온화 에너지가 A > B이므로 A는 Be, B는 Mg이다.
- B, C는 같은 주기이고 전기음성도는 B가 더 크므로 C는 Na이다.

A	B	C
Be	Mg	Na

| 정답해설 |

ㄱ. A~C의 원자 반지름은 A(Be) < B(Mg) < C(Na)이다.
ㄷ. 2주기에서 A(Be)보다 이온화 에너지가 작은 것은 Li, B 2가지이다.

| 오답해설 |

ㄴ. 원자가 전자가 느끼는 유효 핵전하는 원자 번호가 더 큰 B(Mg)가 더 크다.

054. 기본 정답 ④

| 자료해석 |

원자 번호 15, 16, 17번은 3주기 비금속 원소이고 원자 번호 19, 20번은 4주기 금속 원소이다. 원자 반지름은 주양자수가 클수록, 같은 주기에서 원자 번호가 작을수록 크므로 원자 반지름의 크기는 19 > 20 > 15 > 16 > 17이다.
한편, Ar의 전자 배치를 갖는 이온이 되면 원자 번호가 클수록 유효 핵전하가 증가하여 이온 반지름의 크기는 작아진다. 따라서 이온 반지름의 크기는 15 > 16 > 17 > 19 > 20이다.
그림에서 A, B는 C, D, E와 경향성이 반대가 되므로 원자 번호 19, 20번에 해당한다. 반지름의 크기는 19 > 20이므로 A는 원자 번호 20번(Ca)이고, B는 원자 번호 19번(K)이다. 한편, C, D, E는 원자 번호 15, 16, 17번에 해당한다. 원자 반지름 크기는 15 > 16 > 17이므로 C는 15번(P), D는 16번(S), E는 17번(Cl)이다.

| 정답해설 |

ㄴ. A는 원자 번호 20번 Ca이므로 A의 이온은 $A^{2+}(Ca^{2+})$이다.
ㄷ. 3, 4주기 원소 중 전기 음성도는 3주기 17족인 E(Cl)가 가장 크다.

| 오답해설 |

ㄱ. 금속 원소인 A(Ca), B(K)의 반지름에서 (나)가 (가)보다 크므로 (가)는 이온 반지름이다.

055. 기본   정답 ①

| 자료해석 |

제시된 원자 번호에 해당하는 원자는 각각 3(Li), 4(Be), 11(Na), 12(Mg), 13(Al)이다. 제1 이온화 에너지의 크기를 비교하면 Be > Li, Mg > Al > Na이며, 같은 2족 원소인 Be > Mg이므로 제1 이온화 에너지가 가장 큰 E는 Be이다. 또한 제2 이온화 에너지는 Li이 가장 크므로 A, Na이 두 번째로 크므로 B이다. 따라서 A(Li), B(Na), C(Al), D(Mg), E(Be)이다.

| 정답해설 |

ㄱ. 원자 번호는 A(Li)가 3, B(Na)가 11이므로 B > A이다.

| 오답해설 |

ㄴ. D(Mg)는 3주기 원소, E(Be)는 2주기 원소이며 같은 2족 원소이다.

ㄷ. 제2 이온화 에너지는 C(Al) > D(Mg)이고, 제3 이온화 에너지는 C(Al) < D(Mg)이므로 $\dfrac{\text{제3 이온화 에너지}}{\text{제2 이온화 에너지}}$ 는 C(Al) < D(Mg)이다.

056. 기본   정답 ⑤

| 자료해석 |

- 원자 반지름 크기 : Na > Al > O
- 이온 반지름 크기 : O > Na > Al
- |이온의 전하| : Al(+3) > Na(+1) > O(−2)

Na과 Al은 원자 반지름이 이온 반지름보다 크고, O는 원자 반지름보다 이온 반지름이 크다. 따라서 첫 번째 그림의 $\dfrac{\text{원자 반지름}}{\text{이온 반지름}}$ (상댓값)에서 Na과 Al은 A 또는 B에 해당하고 O는 C임을 알 수 있다. 두 번째 그림의 $\dfrac{\text{이온 반지름}}{|\text{이온의 전하}|}$ (상댓값)에서 A가 B보다 매우 작은 값을 가지므로 A는 이온의 전하가 큰 Al이고 B는 Na임을 알 수 있다. 정리하면 A = Al, B = Na, C = O이다.

- 원자가 전자가 느끼는 유효 핵전하는 주기율표에서 오른쪽에 있는 원자일수록 크고(Na < Al < O), 같은 오비탈에서 느끼는 유효 핵전하는 양성자가 많을수록 크다(2p 오비탈의 경우 : O < Na < Al).

| 정답해설 |

ㄴ. C 이온과 A 이온의 전자 배치는 모두 Ne과 같고, 유효 핵전하의 크기가 A > C이므로 이온 반지름은 C 이온이 A 이온보다 크다.

ㄷ. 원자가 전자 수는 C는 6개, B는 1개이다. 즉, C > B이다.

| 오답해설 |

ㄱ. 원자가 전자가 느끼는 유효 핵전하는 주기율표에서 오른쪽으로 갈수록 크므로 A > B이다.

II. 원자 구조와 주기적 성질

057. 연습
정답 ②

| 자료해석 |

원자 번호가 17, 19 20인 원자는 $_{17}Cl$, $_{19}K$, $_{20}Ca$이다.

$\dfrac{\text{이온 반지름}}{\text{원자 반지름}} > 1$인 C가 비금속 원소인 Cl이다.

등전자 이온에서 원자 번호가 클수록 이온 반지름이 작고, 같은 주기에서 유효 핵전하 원자 번호가 클수록 크므로 $\dfrac{\text{이온 반지름}}{Z^*}$가 더 큰 B가 K, A가 Ca이다.

A	B	C
Ca	K	Cl

| 정답해설 |

ㄴ. 같은 주기에서 유효 핵전하 원자 번호가 클수록 크므로 A(Ca)가 B(K)보다 크다.

| 오답해설 |

ㄱ. 원자 반지름은 B(K)가 가장 크다.

ㄷ. B(K)와 C(Cl)은 1 : 1로 결합하여 안정한 이온 결합 화합물(KCl)을 생성한다.

058. 연습
정답 ⑤

| 자료해석 |

원자 번호가 8, 9, 11, 12인 원자는 O, F, Na, Mg이다.

전기음성도의 크기는 Na < Mg < O < F이다.

$\dfrac{\text{이온 반지름}}{|q|}$이 가장 작은 원자는 Mg이다. 따라서 A는 Mg이다.

$\dfrac{\text{이온 반지름}}{|q|}$은 Na < F이므로 F는 C 혹은 D인데 전기음성도가 B > C이므로 F는 D이다. B는 O , C는 Na이다.

따라서 A~D는 다음과 같다.

A	B	C	D
Mg	O	Na	F

| 정답해설 |

ㄱ. B는 O이므로 Ne의 전자 배치를 갖는 이온은 음이온이다. 따라서 $\dfrac{\text{이온 반지름}}{\text{원자 반지름}} > 1$이다.

ㄴ. 전기음성도는 F > O이다.

ㄷ. 원자가 전자가 느끼는 유효 핵전하 원자 번호가 큰 Mg가 Na보다 크다.

059. 연습   정답 ③

| 자료해석 |

전자가 들어 있는 p 오비탈의 수가 3이하이며 제1 이온화 에너지가 탄소보다 작으므로 V~Z는 Li, Be, B, Na, Mg 중 하나이다.

홀전자 수가 0개인 원자는 Be, Mg이고 제1 이온화 에너지는 Be > Mg이므로 V = Be, W = Mg이다.

홀전자 수가 1개인 원자는 Li, B, Na이다. 제1 이온화 에너지는 B > Li > Na이므로 X = B, Y = Li, Z = Na이다.

| 정답해설 |

ㄱ. X(B)는 13족 원소이다.
ㄷ. B, Li, Na의 제2 이온화 에너지의 대소 관계는 Be, He, Ne의 대소 관계와 동일하다.
   따라서 Y(Li) > Z(Na) > X(B)이다.

| 오답해설 |

ㄴ. 원자 반지름은 W(Mg) > V(Be) > X(B)이다.

060. 연습   정답 ⑤

| 자료해석 |

- 가리움 효과로 인해 유효 핵전하(Z^*)가 핵전하(Z)보다 작은 값을 갖는다.
- (가)에서 원자 번호가 증가할수록 $Z-Z^*$가 증가함을 알 수 있다.
- 2주기 원소들의 홀전자 수는 아래와 같다.

	Li	Be	B	C	N	O	F	Ne
홀전자수	1	0	1	2	3	2	1	0

- A는 홀전자 수가 1이면서 $Z-Z^*$가 B보다 큰 원자이므로 A = F, B = B or Li 혹은 A = B, B = Li이다. 그런데 A의 $Z-Z^*$값은 C, D, E보다 작으므로 A는 F가 아닌 B(붕소)이다.

따라서 A~D에 해당하는 원자는 아래와 같다.

	A	B	C	D	E
원자	B	Li	O	C	N

| 정답해설 |

ㄴ. 제1 이온화 에너지는 질소(N)가 산소(O)보다 크므로 E > C이다.
ㄷ. 탄소(C)의 바닥 상태 전자 배치는 $1s^2 2s^2 2p^2$이고, 리튬(Li)의 바닥 상태 전자 배치는 $1s^2 2s^1$이다. 전자가 들어있는 오비탈의 수는 탄소가 4, 리튬이 2이므로 탄소가 리튬의 2배이다.

| 오답해설 |

ㄱ. 자료해석에 따르면 A는 플루오린(F)이 아닌 붕소(B)이다.

061. 기본   정답 ②

| 자료해석 |

AB에서 A^+는 +1가 양이온이므로 A는 전자 수가 3인 Li(2주기 원소)이고 B^-는 -1가의 음이온이므로 B는 전자 수가 17인 Cl(3주기 원소)이다.
CDB에서 C는 전자쌍 1개를 공유하였으므로 전자 수가 1인 H이고 D는 전자쌍 2개를 공유하였으므로 2주기 원소 중 원자가 전자 수가 6인 O이다.

| 정답해설 |

ㄴ. AB는 이온 결합 물질이므로 액체 상태에서 이온이 이동할 수 있으므로 전기 전도성이 있다.

| 오답해설 |

ㄱ. C는 1주기 원소인 H이지만 A는 2주기 원소인 Li이다.
ㄷ. CB는 전자쌍 1개를 공유하여 결합하고 화합물에서 B의 비공유 전자쌍은 3개이다. D_2는 전자쌍 2개를 공유하여 결합하고 각각의 D의 비공유 전자쌍은 2개이므로 총 4개의 비공유 전자쌍을 갖는다.

062. 기본   정답 ④

| 자료해석 |

XH_3에서 X는 H 3개와 공유 결합을 형성하고 있다. X의 원자가 전자수는 5이고, 2주기 원소이므로 X는 질소(N)이다. HY에서 Y는 H 1개와 공유 결합을 형성하고 있다. Y의 원자가 전자수는 7이고, 3주기 원소이므로 Y는 염소(Cl)이다. (가)는 $NH_4^+Cl^-$이다.

| 정답해설 |

ㄴ. (가)에서 X(N) 주변에는 8개의 전자가 존재하므로 옥텟 규칙을 만족한다.
ㄷ. X_2는 N_2로서 3중 결합이 있다.

| 오답해설 |

ㄱ. HY는 HCl이고 공유 결합 물질이다.

063. 기본   정답 ②

| 정답해설 |

② 결과에 따르면 HF, HCl, ClF에서 전기음성도 크기가 큰 원자에 부분적인 음전하(δ^-)가 발생하였으며 학생 A의 가설이 옳다는 결론을 얻었으므로 학생 A의 가설은 '전기음성도가 더 큰 원자가 부분적인 (−)전하를 띤다.'가 적절하다.

064. 기본   정답 ④

| 자료해석 |

제시된 화학종의 가장 타당한 루이스 구조, 중심 원소의 혼성, 기하 구조는 다음과 같다.

ClF_3	SF_4	PBr_5	I_3^+
F—Cl(F)(F)	F-S(F)(F)(F)	Br-P(Br)(Br)(Br)(Br)	[I-I-I]⁺
sp^3d	sp^3d	sp^3d	sp^3
T자형	시소형	삼각쌍뿔형	굽은형

| 정답해설 |

④ I_3^+는 2개의 원자와 결합을 형성하고 비공유 전자쌍이 2개이므로 입체수 4의 굽은형 구조이다.

| 오답해설 |

① ClF_3는 입체수 5, 비공유 전자쌍 2개인 T자형 구조이다.
② SF_4는 입체수 5, 비공유 전자쌍 1개인 시소형 구조이다.
③ PBr_5는 입체수 5의 삼각쌍뿔형이다.
⑤ ClF_3, SF_4, PBr_5의 중심 원자의 혼성은 모두 sp^3d지만 I_3^+의 중심 원자의 혼성은 sp^3이다.

065. 기본 정답 ③

| 정답해설 |

ㄱ. (나)는 극성 벡터합이 완전히 상쇄되지 않으므로 극성 분자이다.

ㄷ. 비공유 전자쌍은 (가)에서 4개, (나)에서 8개다.

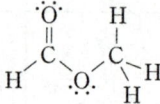 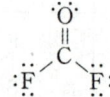

| 오답해설 |

ㄴ. (가)에서 α는 사면체 구조의 결합각인 109.5°에 가깝고, (나)의 β는 평면 삼각형 구조의 결합각인 120°에 가깝다. $\alpha < \beta$이다.

066. 기본 정답 ⑤

| 자료해석 |

$NaHCO_3$ 분해 반응의 전후에 원자의 종류와 수는 같으므로 화학 반응식은 다음과 같다.

$2NaHCO_3 \rightarrow Na_2CO_3 + H_2O + CO_2$

따라서 ㉠은 CO_2이다.

| 정답해설 |

ㄱ. ㉠은 전기 음성도가 다른 C와 O가 2중 결합을 이루고 있으므로 극성 공유 결합이 있다.

ㄴ. ㉠의 루이스 구조는 다음과 같다.

$$\ddot{\text{O}}=\text{C}=\ddot{\text{O}}$$

따라서 공유 전자쌍 수와 비공유 전자쌍 수는 4개로 같다.

ㄷ. ㉠의 분자 구조는 직선형이므로 분자의 쌍극자 모멘트는 0이다. 물은 극성 분자로 분자의 쌍극자 모멘트가 0보다 크다. 따라서 분자의 쌍극자 모멘트는 ㉠이 물보다 작다.

067. 기본   정답 ①

| 자료해석 |

(나)의 중심 원자 N는 비공유 전자쌍이 1개 있고, 공유 전자쌍이 3개 있으므로 삼각뿔 구조를 갖는다. (다)는 공유 전자쌍이 4개 있으므로 정사면체 구조를 갖는다.

| 정답해설 |

ㄱ. (가)에서 공유 전자쌍은 전기 음성도가 큰 F쪽으로 치우치므로 극성 공유 결합을 갖는 극성 분자이다.

| 오답해설 |

ㄴ. (나)의 분자 구조는 삼각뿔 구조이다.

ㄷ. 비공유 전자쌍과 공유 전자쌍 사이의 반발력은 공유 전자쌍과 공유 전자쌍 사이의 반발력보다 크다. 따라서 중심 원자에 비공유 전자쌍이 있는 (나)의 결합각(∠HNH)이 (다)의 결합각(∠HCH)보다 작다.

068. 기본   정답 ⑤

| 정답해설 |

ㄱ. (가)의 중심 원자 C는 공유 전자쌍 4개를 가지므로 분자 모양은 정사면체형이다.

ㄴ. (나)에서 C와 C 사이의 결합이 무극성 공유 결합이다.

ㄷ. (가)의 분자 모형은 정사면체형이므로 결합각 ∠HCH은 $109.5°$이다. (나)에서 C의 입체 수는 3이므로 C를 중심으로 결합한 3개의 원자는 평면 삼각형의 꼭짓점에 배열된다. 따라서 결합각 ∠HCH은 약 $120°$이므로 결합각 ∠HCH은 (나)>(가)이다.

III. 화학 결합과 분자 구조

069. 기본   정답 ②

| 자료해석 |

SCN^-의 서로 다른 3가지 루이스 점 구조식과 각 원자의 형식 전하는 다음과 같다.

$$[:\!\ddot{S}::C::\!\ddot{N}:]^- \quad [:\!S:::C:\!\ddot{N}:]^- \quad [:\!\ddot{\ddot{S}}:C:::\!N:]^-$$
$$\;\;0\;\;\;0\;-1 \quad\quad +1\;\;0\;-2 \quad\quad -1\;\;0\;\;\;0$$

단일 결합이 없는 첫 번째 구조가 (가)이다.
S의 형식 전하가 -1인 세 번째 구조가 (다)이다.
두 번째 구조가 (나)이다.

| 정답해설 |

ㄷ. (가), (나), (다) 모두 탄소의 입체수는 2이고 sp 혼성이다.

| 오답해설 |

ㄱ. (가)에서 S의 형식 전하는 0이다.
ㄴ. (나)는 (가), (다)에 비하여 형식 전하가 가장 크게 발생하므로 가장 안정한 구조가 아니다.

070. 기본   정답 ④

| 정답해설 |

ㄱ. 두 원자 사이의 결합이 극성 결합이라도, 각 결합의 쌍극자가 서로를 상쇄하는 방식으로 배열되면 쌍극자 모멘트를 갖지 않는 무극성 분자이다. (가)~(라) 중 무극성 분자는 (나)와 (다), 2가지이다.
ㄷ. (라)는 중심 원자가 비공유 전자쌍 2개와 공유 전자쌍 2개를 가지므로 굽은형 구조이다.

| 오답해설 |

ㄴ. (가)는 중심 원자가 비공유 전자쌍 1개와 공유 전자쌍 3개를 가지므로 4개의 원자는 삼각뿔 구조와 같은 입체 구조를 갖는다.

071. 기본   정답 ⑤

| 자료해석 |

제시된 물질의 루이스 구조와 기하 구조는 다음과 같다.

H_2O	BF_3	CF_4	HCN
H–Ö–H	:F:–B(–:F:)(–:F:)	:F:–C(–:F:)(–:F:)(–:F:)	H–C≡N:
굽은형	평면 삼각형	사면체	직선형

극성 공유 결합의 극성 벡터합이 상쇄되는 BF_3, CF_4는 극성 분자가 아니다. 중심 원자의 혼성 오비탈이 sp인 HCN은 직선형이다. 평면 삼각형 구조인 BF_3가 평면 구조이다.

(가)	(나)	(다)	(라)
HCN	H_2O	BF_3	CF_4

| 정답해설 |

ㄱ. 자료해석에 의해 (가)는 HCN이다.
ㄴ. B-F 공유 결합에서 결합 전자쌍은 플루오린에 치우쳐있다. 극성 공유 결합이다.
ㄷ. (나), (라)는 입체수가 모두 4이다. 사면체 구조인 (라)의 결합각이 굽은형인 (나)의 결합각보다 크다.

072. 기본   정답 ⑤

| 정답해설 |

- A=(다)
  N_2와 같이 같은 종류의 두 원자가 무극성 공유 결합을 하거나 C_2H_2와 같이 극성 공유 결합으로 이루어져도, 각 결합의 쌍극자가 서로 상쇄하는 방식으로 배열되어 쌍극자 모멘트가 0이 되는 분자를 무극성 분자라 한다. 4가지 분자 중 무극성 분자는 N_2, C_2H_2이고 극성 분자는 FCN, $COCl_2$이다.

- B=(나)
  C_2H_2는 서로 다른 두 원자가 극성 공유 결합을 한다. 반면에 N_2는 같은 종류의 두 원자가 무극성 공유 결합을 한다. 따라서 ㉠은 C_2H_2, ㉡은 N_2이다.

- C=(가)
  극성 분자 중 3중 결합이 있는 분자는 ㉢ FCN(F–C≡N)이다. ㉣ $COCl_2$는 2중 결합(C=O)과 단일 결합(C–Cl)이 있다.

073. 연습　　　정답 ⑤

| 자료해석 |

2주기 원소 중 화학 결합을 통해 옥텟 규칙을 만족할 수 있는 원자는 C, N, O, F이며 전기 음성도는 F>O>N>C이다. (나)의 분자식을 만족할 수 있는 Y는 3개의 공유 전자쌍과 1개의 비공유 전자쌍을 가질 수 있는 N이고 Z는 F이다. (다)에서 X는 2개의 공유 전자쌍과 2개의 비공유 전자쌍을 갖는 O이고, (가)에서 W는 각각의 X(O)와 2개의 전자쌍을 공유할 수 있는 C이다.

| 정답해설 |

ㄴ. (가)는 CO_2로 선형 구조로 분자의 쌍극자 모멘트가 0인 무극성 분자이다. (나)는 NF_3로 삼각뿔형 구조이고 (다)는 OF_2로 굽은형 구조이므로 분자의 쌍극자 모멘트는 0이 아니다. 따라서 (나)와 (다)는 극성 분자이다.

ㄷ. $Y_2(N_2)$에서 Y(N)의 원자가 전자 수는 5이므로 옥텟 규칙을 만족하기 위해 3중 결합을 한다.

| 오답해설 |

ㄱ. (가)에는 공유 전자쌍이 4개 있다.

074. 연습　　　정답 ③

| 자료해석 |

3개 이상의 원자로 구성되고 구성 원소 수가 2 이상인 2주기 원소로 이루어진 분자는 CO_2, N_2O, CNF, COF_2, CF_4, NF_3, OF_2 등이 있다.

(가)는 결합각이 180°이고 $\dfrac{비공유\ 전자쌍\ 수}{공유\ 전자쌍\ 수}=1$이므로

:F̈—C≡N: 이다.

(나)는 결합각이 120° 미만이고 $\dfrac{비공유\ 전자쌍\ 수}{공유\ 전자쌍\ 수}=3$이므로

(CF₄ 구조식) 이고 결합각은 약 109.5°이다.

(다)는 결합각이 (나)보다 작고 $\dfrac{비공유\ 전자쌍\ 수}{공유\ 전자쌍\ 수}=4$이므로

:F̈—Ö—F̈: 이다.

| 정답해설 |

ㄱ. (가)의 공유 전자쌍은 탄소와 플루오린 사이에 1, 탄소와 질소 사이에 3으로 총 4이다.

ㄴ. (나)는 극성 공유 결합을 가지나 정사면체 구조를 이룸으로써 결합의 쌍극자 벡터 합이 0이므로 쌍극자 모멘트는 0이다.

| 오답해설 |

ㄷ. (다)의 중심 원자는 공유 전자쌍과 비공유 전자쌍이 각 2쌍이므로 SN(Steric number)=4이며 굽은형 구조이다.

5. 분자 오비탈 이론

075. 기본   정답 ⑤

| 자료해석 |

A와 B의 원자가 전자가 채워질 수 있는 오비탈이 $2s$와 $2p$라는 것은 둘 다 2주기 원소임을 나타낸다. 같은 주기 원소는 유효 핵전하가 증가할수록 원자 오비탈의 에너지는 낮아지게 된다. 따라서 원자 번호는 A < B이다.

| 정답해설 |

ㄱ. 2주기 원소는 원자 번호가 클수록 전기 음성도가 크므로 (18족 제외) A가 B보다 작다.

ㄴ. A와 B의 원자가 전자가 11개이므로 분자 오비탈에 채워질 때 홀전자를 가지고 있어 상자기성이다.

ㄷ. 같은 종류의 결합에서 결합 길이는 결합 차수에 반비례한다. AB의 결합 차수는 $\frac{6-1}{2}=2.5$, AB^+의 결합 차수는 $\frac{6}{2}=3$이므로 결합 길이는 AB가 AB^+보다 길다.

076. 기본   정답 ④

| 자료해석 |

이원자 분자 AB의 분자 궤도 함수(MO)를 살펴 보면, A보다 B의 원자 오비탈 에너지 준위가 낮으므로 전기 음성도는 A보다 B가 크다. A와 B의 원자가 전자의 합은 11이므로, AB 분자 오비탈에서 바닥 상태 전자 배치의 일부를 나타내면 아래와 같다.

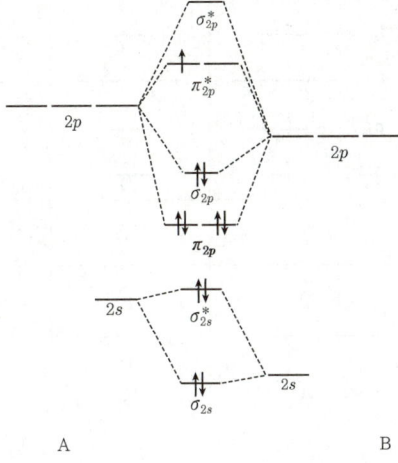

AB의 전자 배치 : $(\sigma_{2s})^2(\sigma_{2s}^*)^2(\pi_{2p})^4(\sigma_{2p})^2(\pi_{2p}^*)^1$

| 정답해설 |

ㄴ. 결합 차수
$=\frac{1}{2}$(결합성 분자 오비탈의 전자 수
         − 반결합성 분자 오비탈의 전자 수)

그러므로 AB의 결합 차수는 $\frac{1}{2}(8-3)=2.5$이다.

ㄷ. AB^+는 AB보다 하나 적은 10개의 원자가 전자를 갖는다. 일산화탄소(CO)의 원자가 전자의 합은 10이므로 AB^+와 CO는 등전자 화학종이다.

| 오답해설 |

ㄱ. AB^+의 전자 배치는 $(\sigma_{2s})^2(\sigma_{2s}^*)^2(\pi_{2p})^4(\sigma_{2p})^2$이므로 결합 차수를 구하면 $\frac{1}{2}(8-2)=3$이다. 결합 차수가 클수록 결합 세기가 커지고 결합 길이는 짧으므로 결합 차수가 2.5인 AB의 결합 길이가 AB^+의 결합 길이보다 길다.

077. 기본 정답 ④

| 자료해석 |

CO, NO, O_2의 전자 배치는 다음과 같이 나타낼 수 있다.

분자		CO	NO	O_2
MO	σ_{2p}^*	—	—	—
	π_{2p}^*	—	↑ —	↑ ↑
	σ_{2p}	↑↓	↑↓	↑↓
	π_{2p}	↑↓ ↑↓	↑↓ ↑↓	↑↓ ↑↓
	σ_{2s}^*	↑↓	↑↓	↑↓
	σ_{2s}	↑↓	↑↓	↑↓
결합 차수		3	2.5	2
π^*의 전자수		0	1	2
		↓	↓	↓
		A	B	C

| 정답해설 |

ㄴ. 전자의 수는 N = 7, O = 8이므로 NO^-와 O_2는 전자의 수가 16개로 같다.

| 오답해설 |

ㄱ. A는 CO이다. 바닥 상태에서 홀전자 수는 0이다.

ㄷ. 결합 차수는 B^+에서 3차, B^-에서 2차이므로 결합 길이는 $B^+ < B^-$이다.

078. 연습 PLUS 정답 ⑤

| 자료해석 |

C_2의 전자 배치를 보면 전자가 10개 존재하므로 C의 원자가 전자는 5개이다. 따라서 C는 질소(N)이다.

원자 A와 B는 다른 원자이고, 전기 음성도가 큰 원자가 더 낮은 에너지 준위를 가진다. 그러므로 A와 B 중 A의 전기 음성도가 더 크다. AB의 전자 배치를 보면 전자가 10개 존재한다. A와 B는 (C, O), (B, F) 두 가지 경우가 가능하다. 그러나 이온화 에너지는 C가 A보다 크다는 단서가 있다. 질소의 이온화 에너지는 플루오르(F)보다 작지만 산소(O)보다 크다. 그러므로 A와 B는 (C, O)이고, A는 전기 음성도가 더 큰 산소, B는 탄소이다.

즉, A = O, B = C, C = N이다.

| 정답해설 |

ㄱ. 자료해석에 따르면 B = C, C = N이므로 전기 음성도는 C(N)가 더 크다. 같은 $2p$ 오비탈의 에너지 준위를 비교하면, 전기 음성도가 큰 원자가 더 많이 안정화 되므로 오비탈의 에너지 준위가 낮다. 따라서 $2p$ 오비탈의 에너지 준위는 C가 B보다 낮다.

ㄷ. σ_{2p}는 결합성 MO로 전기 음성도가 큰 원자의 $2p$ 오비탈의 성분이 더 많다. BC^-는 CN^-로 전기 음성도가 더 큰 원소는 질소(N)이다. 따라서 BC^- 분자의 σ_{2p} 궤도함수에는 B의 $2p$ 오비탈 성분보다 C의 $2p$ 오비탈 성분이 많다.

| 오답해설 |

ㄴ. AC^+ 분자는 NO^+으로 원자가 전자의 수가 10개이다. 따라서 전자 배치는 AB나 C_2와 같다. $2p$ 오비탈에 의한 결합성 MO에 존재하는 전자는 6개이고 $2p$ 오비탈에 의한 반결합성 MO에 존재하는 전자는 0개이므로 결합 차수는 $\frac{6-0}{2} = 3$차이다.

MEMO

IV. 기체 / 액체 / 고체 / 용액 6. 기체

079. 기본   정답 ①

| 자료해석 |

360 K에서 Ne(g) 쪽의 수은 기둥 높이가 더 낮으므로 대기압보다 Ne(g)의 압력이 더 큼을 알 수 있다. 수은 기둥의 양쪽 높이 차가 4 cm이므로 Ne(g)의 압력은 (76+4) cmHg이다. T K에서 양쪽 수은 기둥의 높이가 같아졌으므로 T K에서 Ne(g)의 압력은 76 cmHg이다. 또한 수은 기둥의 높이 차가 4 cm에서 같아졌으므로 온도 변화 전후로 Ne(g)쪽 수은 기둥의 높이는 2 cm만큼 상승했다고 볼 수 있다. 따라서 온도 변화 후에 Ne(g)의 부피는 16 cm^{3}이다.

| 정답해설 |

이상 기체 상태 방정식에서 기체의 몰수가 일정하다면 $\dfrac{PV}{T}$가 일정함을 알 수 있다.

따라서 $\dfrac{80 \times 18}{360} = \dfrac{76 \times 16}{T}$ ∴ $T = 304$ K이다.

080. 기본   정답 ②

| 자료해석 |

이상 기체 상태 방정식 $PV = nRT$로부터 $\dfrac{P}{T} \propto \dfrac{n}{V}$이다.

(가)에서 $\dfrac{P}{T}$는 A : B = 1 : 2이고 (나)에서 $\dfrac{n}{V}$은 ㉠ < ㉡이므로 A가 ㉠, B가 ㉡이다.

| 정답해설 |

이상 기체 상태 방정식으로부터 $n \propto \dfrac{PV}{T}$이다. 따라서 A와 B의 몰수비는 $\dfrac{1 \times 2}{1} : \dfrac{4 \times 5}{2} = 1 : 5$이다.

A, B 두 기체의 질량이 동일하므로 기체의 몰수비는 분자량의 역수비이다. 두 기체의 분자량을 M_A, M_B라고 하면 $M_A : M_B = 5 : 1$이고 $\dfrac{M_B}{M_A} = \dfrac{1}{5}$이다.

081. 기본   정답 ⑤

| 자료해석 |

보일의 법칙과 돌턴의 부분압력 법칙을 잘 알고 있는지 확인하는 문제이다. 온도가 일정하게 유지되는 경우, 기체의 압력은 부피에 반비례한다.

$$PV = k \text{ (보일의 법칙)}$$

(가)에서 헬륨 기체는 외부 압력과 평형을 이루고 있으므로 피스톤 내부의 $He(g)$의 압력은 외부 압력과 같은 1기압 이다.
(나)에서 콕 a를 열면 헬륨 기체가 차지하는 전체 부피는 (피스톤의 부피 1 L + 진공 용기의 부피)가 된다.
따라서, 보일의 법칙에 따라 진공 용기의 부피를 구하면,
$PV = P'V'$
$1\,\text{atm} \times 2\,\text{L} = 1\,\text{atm} \times (1+x)\,\text{L}$
$\therefore x = 1\,\text{L}$

| 정답해설 |

ㄱ. (나)에서 보일의 법칙에 따라 진공 용기의 부피를 구하면 1 L이다.

ㄴ, ㄷ. 초기의 $N_2(g)$의 압력을 P_{N_2}라고 하자. (다)에서 콕 b를 열기 전과 연 후의 압력과 부피를 정리하면,

상태	콕 b 를 열기 전	콕 b 를 연 후
압력(P)	$P_{He} = 1\,\text{atm}$, P_{N_2}	$P_{He}{}'$, $P_{N_2}{}'$
부피(V)	$V_{He} = 2\,\text{L}$, $V_{N_2} = 3\,\text{L}$	$V_{He}{}' = V_{N_2}{}'$ = 4 L + 1 L + 3 L = 8 L

- 콕을 연 후 기체의 총 압력: $P_{tot}{}' = P_{He}{}' + P_{N_2}{}' = 1$ 기압
- 보일의 법칙 $PV = P'V'$ 에 따라,
  $1\,\text{atm} \times 2\,\text{L} = P_{He}{}' \times 8\,\text{L}$
  $\therefore P_{He}{}' = 0.25\,\text{atm}$
  $P_{N_2} \times 3\,\text{L} = P_{N_2}{}' \times 8\,\text{L}$
  $P_{N_2} = \dfrac{8}{3} P_{N_2}{}' = \dfrac{8}{3}(1 - P_{He}{}') = \dfrac{8}{3}(1 - 0.25)$
  $\therefore P_{N_2} = 2\,\text{atm}$

따라서 (가)에서 N_2의 압력은 2 atm이고, (다)에서 He의 부분 압력은 0.25 atm 이다.

082. 기본   정답 ②

| 자료해석 |

기체 A~C는 서로 반응하지 않으므로 각 기체의 몰수는 (가)와 (나)에서 동일하다.

| 정답해설 |

기체 A의 몰수는 (가)와 (나)에서 동일하고 $n \propto \dfrac{PV}{T}$ 이므로,

$\dfrac{x \times 2\,\text{L}}{T} = \dfrac{\frac{1}{5} \times 5\,\text{L}}{2T}$ 이다. 따라서 $x = \dfrac{1}{4}$ 이다.

기체의 압력은 부피에 반비례하고 온도에 비례하므로 (나)에서 기체 B의 압력은 $\dfrac{1}{2} \times \dfrac{2}{5} \times 2 = \dfrac{2}{5}$ 이다. (나)에서 기체 전체의 압력은 대기압인 1기압이므로 기체 C의 압력 y는

$1 - \dfrac{1}{5} - \dfrac{2}{5} = \dfrac{2}{5}$ 이다.

$\dfrac{x}{y} = \dfrac{\frac{1}{4}}{\frac{2}{5}} = \dfrac{5}{8}$ 이다.

IV. 기체 / 액체 / 고체 / 용액

083. 기본 정답 ②

| 자료해석 |

프로페인의 연소 반응을 반응식으로 나타내면
$C_3H_8(g) + 5O_2(g) \rightarrow 3CO_2(g) + 4H_2O(g)$이다.
반응에 참여한 $O_2(g)$의 질량은 4g이다.

| 정답해설 |

ㄴ. 자료해석에 의하면 프로페인과 산소는 1 : 5의 몰수비로 반응한다.

| 오답해설 |

ㄱ. 연소반응으로 소모된 $O_2(g)$와 $C_3H_8(g)$의 몰수는 각각 $\frac{1}{8}$ mol과 $\frac{1}{40}$ mol이다.

1 mol의 $C_3H_8(g)$의 질량은 $12 \times 3 + 1 \times 8 = 44$ g이므로 연소된 $C_3H_8(g)$의 질량은 $44 \times \frac{1}{40} = 1.1$ g이다.

ㄷ. 반응 전보다 반응 후에 기체의 몰수가 증가하였으므로 용기 내 압력은 반응 전이 반응 후 보다 작다.

084. 기본 정답 ⑤

| 정답해설 |

콕 a와 b를 열고 반응이 완결된 후 혼합 기체의 부피는 4L로 반응 전과 동일하다. 화학 반응식에서 반응물의 계수 합이 생성물의 계수 합보다 크므로 반응물이 모두 반응했다면 반응 후 혼합 기체의 부피는 4L보다 작아야 하지만 기체의 부피가 변하지 않았다. 이는 한계 반응물이 있고 한계 반응물이 생성물과 같은 비율로 소모되고 있다는 것을 의미한다. 즉, 반응 계수가 C와 같은 B가 한계 반응물이다.

기체의 몰수는 압력과 부피의 곱에 비례한다. 따라서 반응 전에 A는 $2n$몰, B는 Pn몰, C는 n몰이 있었고 반응 후 혼합 기체는 $4n$몰이 있다. 반응에서 B가 모두 반응하였다고 가정하면 화학 반응식의 양적 관계를 다음과 같이 나타낼 수 있다.

	A	+ 2B	→ 2C	총
반응 전	$2n$	Pn	n	
반응	$-\frac{Pn}{2}$	$-Pn$	$+Pn$	
반응 후	$(2-\frac{P}{2})n$		$(1+P)$	$4n$

$(3+\frac{P}{2})n = 4n$이므로 $P=2$이다. 따라서 반응 후 A는 n몰, C는 $3n$몰 있으므로 C의 몰분율 $x = \frac{3n}{4n} = \frac{3}{4}$이다.

085. 기본   정답 ⑤

| 자료해석 |

기체의 분출 속도는 $\sqrt{\dfrac{T}{M_w}} \times \dfrac{n}{V} \times A$

(T: 절대 온도, M_w: 분자량, n: 몰수, V: 부피, A: 구멍단면적)에 비례한다. 주어진 조건에서 A와 B의 분자량을 제외한 다른 조건은 동일하므로 분출 속도 $\propto \sqrt{\dfrac{1}{M_w}}$ 이다.

| 정답해설 |

동일한 양이 분출된 시간을 측정했으므로 속도는 분출 시간에 반비례한다.

따라서 $\sqrt{\dfrac{1}{M_A}} : \sqrt{\dfrac{1}{M_B}} = \dfrac{1}{t} : \dfrac{1}{4t}$ 이므로 $\dfrac{M_B}{M_A} = 16$이다.

086. 기본   정답 ③

| 자료해석 |

기체의 확산 속도는 제곱 평균근 속력으로 나타낼 수 있다.

$v_{r.m.s} = \sqrt{\dfrac{3RT}{M}}$

| 정답해설 |

ㄱ. 두 기체가 이동한 거리 l은 각각의 속력과 시간의 곱이고, X까지 도달 시간 t는 같으므로 $l_A : l_B = v_A t_1 : v_B t_1$
$= \dfrac{1}{\sqrt{M_A}} : \dfrac{1}{\sqrt{M_B}} = 1 : a(20℃)$이다.

따라서 분자량의 비는 $M_A : M_B = a^2 : 1$이다.

ㄴ. $v_{r.m.s} = \sqrt{\dfrac{3RT}{M}}$ 에서 온도 T가 높아질수록 분자의 운동 속도가 빨라지므로 X까지 도달 시간이 짧아진다. 따라서 $t_1 > t_2$이다.

| 오답해설 |

ㄷ. 특정 온도에서 기체가 이동한 거리는 속력과 시간의 곱이고, X까지 두 기체의 도달 시간은 같으므로 $l_A : l_B$는 온도에 영향을 받지 않는다. 따라서 $a = b$이다.

IV. 기체 / 액체 / 고체 / 용액

087. 기본   정답 ③

| 정답해설 |

ㄱ. (가), (나)에서 He(g)의 몰수는 일정하므로 $P \propto \dfrac{T}{V}$이다. 따라서 He(g)의 부분 압력비는
$P_{(가)} : P_{(나)} = \dfrac{3}{2} : \dfrac{2}{1} = 3 : 4$이다.

ㄴ. 기체의 평균 운동 에너지는 온도에 비례한다. (가)에서 He(g)과 Ne(g)의 온도는 300 K으로 동일하므로 평균 운동 에너지는 같다.

| 오답해설 |

ㄷ. 제곱 평균근 속력, $v_{rms} = \sqrt{\dfrac{3RT}{M}}$이다. 따라서 (가)의 Ne과 (나)의 He의 v_{rms}의 비는 $\sqrt{\dfrac{300}{20}} : \sqrt{\dfrac{200}{4}}$이므로 He이 더 빠르다.

088. 기본   정답 ④

| 자료해석 |

$\dfrac{V_X}{V}$는 압축 인자 z를 의미한다. 분자 간 인력이 반발력보다 우세한 경우 $\dfrac{V_X}{V} < 1$이고, 반발력이 인력보다 우세한 경우 $\dfrac{V_X}{V} > 1$이다. $\dfrac{V_X}{V} = 1$인 경우는 실제 기체가 이상 기체와 같은 상태가 된다.

| 정답해설 |

ㄴ. B점은 $\dfrac{V_X}{V} = 1$이므로 실제 기체가 이상 기체처럼 행동하므로 이상 기체 상태 방정식을 만족한다.

ㄷ. A점은 $\dfrac{V_X}{V} < 1$이므로 인력이 우세하고, C점은 $\dfrac{V_X}{V} > 1$이므로 반발력이 우세하다.

| 오답해설 |

ㄱ. A점은 $\dfrac{V_X}{V} < 1$이므로 $V_X < V$이다.

089. 연습   정답 ①

| 자료해석 |

이상 기체 상태 방정식에 의해 $V=\dfrac{nRT}{P}$이다. 압력이 일정한 조건에서 $V \propto nT$이다. ㉠, ㉢의 질량은 동일하고 분자량의 비는 2:1이므로 몰수비는 1:2이다. 따라서 동일한 온도에서 ㉠, ㉢의 부피비도 1:2이다. 제시된 그림의 ㉠, ㉢에 샤를의 법칙을 적용하여 직선을 그리면 다음과 같다.

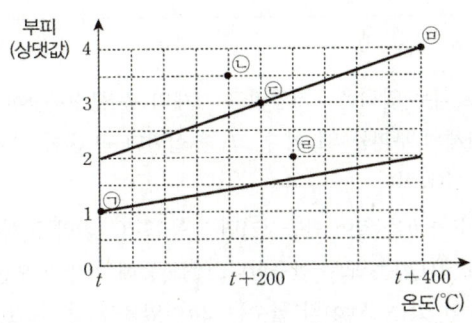

| 정답해설 |

ㄱ. 자료해석의 그래프에 따르면 t와 $t+400$에서 ㉠의 부피비는 1:2이므로 t와 $t+400$에서 절대 온도비가 1:2이다. $(t+273):(t+273+400)=1:2$이므로 $t=127$이다.

| 오답해설 |

ㄴ. $n \propto \dfrac{V}{T}$이므로 동일 온도에서 V가 가장 큰 기체가 몰수가 가장 큰 기체이다. 기체의 몰수의 크기는 ㉡>㉢=㉣>㉤>㉠이다.

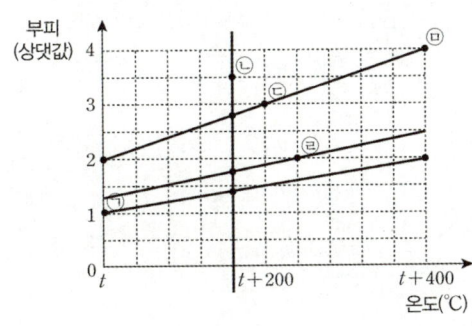

ㄷ. 기체의 질량이 모두 동일하므로 몰수는 분자량에 반비례한다. 동일 온도에서 $n \propto V$이므로 $V \propto \dfrac{1}{\text{분자량}}$이고 이는 ㄴ의 기체의 몰수 크기와 정반대의 경향성을 따른다. 따라서 분자량은 ㉡<㉢=㉣<㉤<㉠이다. ㉤의 분자량이 M이므로 분자량이 M보다 큰 기체는 ㉠, ㉤ 2가지이다.

090. 연습   정답 ④

| 자료해석 |

전 과정에서 온도는 일정하므로 이상 기체 상태 방정식으로부터 $PV \propto n$이고 $RT=1\text{L}\cdot\text{atm/mol}$로 가정하면 $PV=n$으로 나타낼 수 있다.

콕 a를 열기 전 3L 용기의 He, Ar의 몰수는 각각 15, 3몰이고 xL 용기의 He, Ar의 몰수는 각각 x, x몰이다. 콕 a를 연 후 전체 압력이 5 atm이므로
$18+2x=5\times(3+x)$ ∴ $x=1$이다.

콕 b를 열기 전 왼쪽 4L 용기의 He, Ar의 몰수는 각각 16, 4몰이고 yL 용기의 Ar의 몰수는 y몰이다. 콕 b를 연 후 전체 압력이 3 atm이므로 $20+y=3\times(4+y)$ ∴ $y=4$이다.

| 정답해설 |

$P_{\text{He}}=P_t \times \chi_{\text{He}}$ (P_t:전체 압력, χ_{He}:He의 몰분율)이고 기체 전체의 몰수는 24몰, He(g)의 몰수는 16몰이므로 $3 \times \dfrac{16}{24}=2\,\text{atm}$이다.

091. 연습   정답 ③

| 자료해석 |

실험 과정 (가)에서 실린더에 A와 B를 넣고 충분한 시간이 흐른 후 도달한 상태에서 왼쪽 피스톤의 압력은 1기압이고 오른쪽 피스톤의 압력은 2기압이다. $PV=nRT$로 온도가 일정하므로 $RT=1$이라 가정 시, 부피가 동일하므로 P값은 n에 비례한다.

| 정답해설 |

ㄱ. A의 분자량은 M_A B의 분자량을 M_B라 하면 다음과 같다.
$\frac{2}{M_A} : \frac{1}{M_B} = 1 : 2$이고 분자량은 A가 B의 4배이다.

ㄴ. (나) 과정 후 실린더 안의 모든 용기의 압력은 동일하므로, V값은 n에 비례한다.

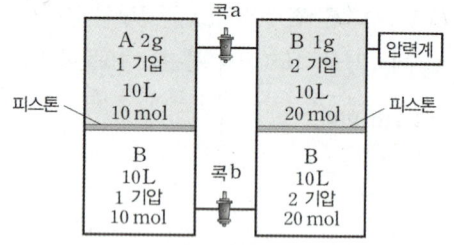

따라서 표시된 부분의 부피 합은 $40 \times \frac{30}{60} = 20$L이다. 따라서 (나) 과정 후 실린더의 압력은 다음과 같다.
$P_1(20) = 30$으로 $P_1 = 1.5$이다. 혼합기체에서 A의 부분 압력은 혼합기체에서 A의 몰분율에 비례하므로
$1.5 \times \frac{10}{20+10} = 0.5$이다.

| 오답해설 |

ㄷ. 과정 (나)이 후 실린더 안의 모든 용기의 압력은 동일하므로 콕 b를 연 후 측정한 압력은 P_1과 동일하다.
따라서 $P_1 = P_2$이다.

092. 연습   정답 ⑤

| 정답해설 |

온도가 일정하면 기체의 몰수는 기체의 압력과 부피의 곱에 비례하므로 (가)에서 A(g)는 n몰, B(g)는 $9n$몰이라고 할 때, (나)에서 콕 a를 열어 반응시키면 다음과 같이 나타낼 수 있다.

과정 (나)	A(g)	+	3B(g)	⇌	2C(g)
반응 전	n		$9n$		
반응	$-n$		$-3n$		$+2n$
반응 후	0		$6n$		$2n$

반응 후 외부 압력은 1기압이고 기체의 총 몰수는 $8n$이므로 혼합 기체의 부피는 8L이다. 그 중 실린더 속 혼합 기체의 부피 $V_1 = 5$L이다.

(다)에서 콕 b를 열어 반응시키면 반응 후 C(g)만 존재하므로 A(g)와 B(g)는 모두 반응한다. 이를 통해 콕 b의 오른쪽 용기에 들어 있는 A(g)의 몰수는 $2n$이었음을 알 수 있다.

과정 (다)	A(g)	+	3B(g)	⇌	2C(g)
반응 전	$2n$		$6n$		$2n$
반응	$-2n$		$-6n$		$+4n$
반응 후	0				$6n$

반응 후 외부 압력은 1기압이고 C(g)만 $6n$몰 존재하므로 전체 부피는 6L이다. 그 중 실린더 속 C(g)의 부피 $V_2 = 2$L이다. 따라서 $\frac{V_1}{V_2} = \frac{5}{2}$이다.

093. 연습   정답 ②

| 자료해석 |

전체 과정에서 온도가 400K로 일정하므로 기체의 몰수는 $n = \dfrac{PV}{33}$ 이다. 400K에서 $CH_4(g)$의 연소 반응식은 $CH_4(g) + 2O_2(g) \rightarrow CO_2(g) + 2H_2O(g)$ 이다.

따라서 주어진 기압과 부피에서 연소 반응은 다음과 같이 진행된다.

	$CH_4(g)$	+	$2O_2(g)$	→	$CO_2(g)$	+	$2H_2O(g)$
i	$\dfrac{2}{33}$		$\dfrac{6}{33}$		0		0
c	$-\dfrac{2}{33}$		$-\dfrac{4}{33}$		$+\dfrac{2}{33}$		$+\dfrac{4}{33}$
e	0		$\dfrac{2}{33}$		$\dfrac{2}{33}$		$\dfrac{4}{33}$

연소 반응 종결 후 기체의 전체 몰수는 $He(g)$의 몰수까지 더해준 $\dfrac{10}{33}$ mol이다.

| 정답해설 |

반응 종결 후 용기와 실린더의 압력은 외부 압력과 동일한 1기압이고, 기체의 몰수는 $\dfrac{10}{33}$ mol이므로, 용기+실린더의 전체 부피는 $V = \dfrac{\dfrac{10}{33} \times 33}{1} = 10$ L이다. 용기 부피의 합이 4L이므로 실린더의 부피는 6L이고 전체 부피의 $\dfrac{3}{5}$에 해당한다. 따라서 실린더에 존재하는 $CO_2(g)$의 몰수는 $\dfrac{2}{33} \times \dfrac{3}{5} = \dfrac{2}{55}$ mol 이다.

094. 연습   정답 ②

| 정답해설 |

기체의 분자 수는 압력과 부피의 곱에 비례하므로 (가)에서 A의 분자 수 : He의 분자 수 $= 1.25 \times 2 : 1 \times 2 = 2.5 : 2$이므로 $n_A = 2.5n$, $n_{He} = 2n$ 몰이라면, (나) 과정 후 A는 모두 반응했으므로 다음과 같은 양적 관계가 성립한다.

	aA	+	B	→	$3C$	+	$4D(g)$
반응 전	$2.5n$		n_B				
반응	$-2.5n$		$-\dfrac{2.5n}{a}$		$+\dfrac{7.5n}{a}$		$+\dfrac{10n}{a}$
반응 후			$n_B - \dfrac{2.5n}{a}$		$\dfrac{7.5n}{a}$		$\dfrac{10n}{a}$

(나) 과정 후 같은 부피에서 He과 B의 부분 압력이 같으므로 두 기체의 분자 수는 같다. 즉, 남은 B의 분자 수 $n_B - \dfrac{2.5n}{a} = 2n$이다.

(나) 과정 후 혼합 기체의 온도와 부피가 400K, 10L라면 (가)와 같은 온도 조건인 300K에서 혼합 기체의 부피는 7.5L가 된다. 300K에서 혼합 기체의 분자 수는 압력과 부피의 곱에 비례하므로 $7.5n$몰로 나타낼 수 있다.

$7.5n = (n_B - \dfrac{2.5n}{a}) + n_{He} + n_C + n_D = 2n + 2n + \dfrac{7.5n}{a} + \dfrac{10n}{a}$, $a = 5$이다.

반응한 B의 몰수는 $0.5n$몰이므로 반응 전 B의 몰수 $n_B = 2.5n$ 몰이다. 따라서 $\dfrac{n_A}{n_B} = \dfrac{2.5n}{2.5n} = 1$이다.

IV. 기체 / 액체 / 고체 / 용액

095. 연습   정답 ④

| 자료해석 |

이상 기체 상태 방정식으로부터 $n = \dfrac{PV}{RT}$이다. 전 과정에서 온도와 압력은 일정하므로 $n \propto V$이다. 따라서 표의 부피비가 몰수비이다. $B(g)$의 질량은 $1.0\,g$에서 $0.8\,g$이 되었다. $2V_1 \times 0.8 = 16V_2$이다. 따라서 $V_1 = 10V_2$이다.

초기와 평형에서 $A(g)$, $B(g)$의 부피를 V_2를 이용하여 나타내면 다음과 같다.

상태	부피	
	$A(g)$	$B(g)$
초기	$10V_2$	$20V_2$
평형	$9V_2$	$16V_2$

부피의 변화량으로부터 분출된 기체의 몰수비는 $A:B = 1:4$임을 알 수 있다. 온도와 콕의 구멍의 크기는 동일하므로 기체의 분자량의 비는 $A:B = 16:1$이다.

| 정답해설 |

초기 상태에서 기체의 몰수비와 분자량의 비로부터 w를 알 수 있다.

$1:2 = \dfrac{w}{16} : \dfrac{1}{1}$이므로 $w = 8$이다.

$A(g)$는 초기와 평형 사이의 부피비가 $10:9$이므로 질량비도 $10:9$이다. 따라서 $x = w \times \dfrac{9}{10} = 8 \times \dfrac{9}{10} = \dfrac{36}{5}$이다.

096. 연습   정답 ④

| 자료해석 |

과정 (가)~(나)에서 $A(g)$의 몰수는 일정하다. $n \propto PV$이므로 (나)에서 $A(g)$의 압력(P_A)는 $\dfrac{1}{4}$기압이다. 과정 (다)에서 용기 Ⅱ에 들어있던 $A(g)$와 Ⅲ에 들어있던 $B(g)$가 혼합된다. PV는 일정하므로 과정 (다)에서 $A(g)$는 $\dfrac{1}{6}$기압, $B(g)$는 1기압, 전체 압력은 $\dfrac{7}{6}$기압이다.

과정 (라)에서는 반응이 일어난다. $n \propto \dfrac{P}{T}$이므로 반응 전과 후의 기체 전체의 몰수비는 $n_{전} : n_{후} = \dfrac{\frac{7}{6}}{300} : \dfrac{\frac{5}{3}}{400} = 14:15$이다.

| 정답해설 |

과정 (다)에서 $A(g)$와 $B(g)$의 압력비는 $1:6$이므로 몰수비도 $1:6$이다. 반응 전/후 몰수비가 $14:15$이므로 양적 관계는 다음과 같다.

(mol)	$2A(g)$	$+$	$xB(g)$	$\to$	$4C(g)$	$+$	$6D(g)$
i	$2n$		$12n$				
c	$-2n$		$-7n$		$+4n$		$+6n$
e	0		$5n$		$4n$		$6n$

따라서 $x = 7$이다.

097. 연습   정답 ④

| 정답해설 |

온도 T에서 반응물과 생성물은 모두 기체이므로 $C_2H_4(g)$의 연소 반응식은 다음과 같이 나타낼 수 있다.

	$C_2H_4(g)$	$+ 3O_2(g)$	$\rightarrow 2CO_2(g)$	$+ 2H_2O(g)$
반응 전	0.1	0.4		
반응	-0.1	-0.3	$+0.2$	$+0.2$
반응 후	0	0.1	0.2	0.2

(가)와 (나) 과정에서는 피스톤이 고정되어 있으므로 피스톤 오른쪽에 있는 혼합 기체의 부피는 5L로 일정하다.

(다) 과정 후 He의 부피가 2L로 2배가 되었으므로 He의 압력은 $\dfrac{P_1}{2}$ 기압이다. 고정 장치를 제거했으므로 혼합 기체의 압력 또한 $\dfrac{P_1}{2}$ 기압이다. 또한 실린더 전체의 부피가 6L이므로 피스톤 오른쪽의 부피는 4L이다.

반응식에서 반응물과 생성물의 반응 계수의 합이 같으므로 반응 전후에 기체의 총 몰수는 변하지 않는다. 따라서 (나) 과정 후와 (다) 과정 후 혼합 기체의 총 몰수는 일정하므로 보일의 법칙에 따라 (나) 과정 후 혼합 기체의 압력을 구하면

$P_{(나)} \times 5 = \dfrac{P_1}{2} \times 4$, $P_{(나)} = \dfrac{2}{5}P_1$이다.

(나) 과정 후 $CO_2(g)$의 몰분율은 $\dfrac{2}{5}$이므로

부분 압력 $P_2 = \dfrac{2}{5} \times \dfrac{2}{5}P_1 = \dfrac{4}{25}P_1$ 기압이다.

따라서 $\dfrac{P_1}{P_2} = \dfrac{25}{4}$ 이다.

098. 기본   정답 ①

| 자료해석 |

기준 끓는점(=정상 끓는점)이란 액체의 증기압이 정확히 1 atm이 되는 온도를 말한다. 동일한 기압 조건에서 끓는점은 분자 간 인력이 강하게 작용할수록 높게 나타난다. 주어진 물질 중에서 CH_3OH는 분자 간 수소 결합이 가능하므로 가장 높은 끓는점을 나타내고 CH_4는 무극성 분자이므로 극성 분자인 CH_3F보다 낮은 끓는점을 나타낸다.

따라서 $X = CH_4$, $Y = CH_3F$, $Z = CH_3OH$이다.

| 정답해설 |

ㄱ. 자료해석에 의해 $Z = CH_3OH$이다.

| 오답해설 |

ㄴ. 쌍극자–쌍극자 힘은 극성 분자인 $Y(CH_3F)$가 무극성 분자인 $X(CH_4)$보다 크다.

ㄷ. 수소 결합은 전기음성도가 큰 F, O, N과 결합한 수소와 F, O, N 사이의 정전기적 인력을 말한다. 따라서 주어진 물질 중 수소 결합이 가능한 물질은 CH_3OH 1가지이다.

099. 기본   정답 ②

| 자료해석 |

용기 A, B에는 각각 액체 X와 Y에 의한 증기압이 나타난다. 액체 X에 의한 증기압 P_X는 대기압과의 수은 기둥 높이차 h_1에 의해 다음과 같이 구한다.

$P_{대기} = P_{h_1} + P_X$

$760 \text{ mmHg} = 320 \text{ mmHg} + P_X$

$P_X = 440 \text{ mmHg}$

액체 Y에 의한 증기압 P_Y는 진공관과 연결되어 있으므로 수은 기둥의 높이 h_2가 누르는 압력인 500 mmHg이 된다.

| 정답해설 |

ㄴ. 콕을 열면 액체 X의 증기가 연결관으로 이동하므로 진공이었던 연결관에도 X에 의한 증기압이 작용하게 된다. 증기압은 액체의 양, 용기의 부피에 관계없이 항상 일정하므로 대기압과의 압력차이 역시 일정하게 유지된다. 따라서 h_1은 변하지 않는다.

| 오답해설 |

ㄱ. 액체의 증기압은 분자 간 인력이 작을수록 크다. $P_X^\circ < P_Y^\circ$이므로 분자 간 인력은 X>Y이다.

ㄷ. 콕을 열면 진공이었던 연결관에 X의 증기압 $P_X = 440$ mmHg 만큼이 작용하여 수은 기둥 h_2을 누르게 된다. 수은 기둥의 높이차는 X, Y 증기의 압력차에 해당하므로 $P_Y - P_X = 500 \text{ mmHg} - 440 \text{ mmHg} = 60 \text{ mmHg}$이다. 따라서 h_2는 60 mm로 변하게 된다.

100. 기본   정답 ⑤

| 자료해석 |

O_2는 선형 대칭 분자로서 무극성 분자이다. NO는 질소와 산소의 전기음성도 차이로 인해 쌍극자 모멘트가 발생하는 극성 분자이다. CH_3OH는 $-OH$기로 인해 분자 간 수소 결합이 가능한 극성 분자이다.

| 정답해설 |

A. (이상)기체는 분자 간 상호 작용이 없다고 가정하는 반면, 액체와 고체는 분자 간 인력이 작용한다.

B. O_2와 NO는 분자량과 구조가 유사하므로 분산력은 유사하다. 그러나 NO는 극성 분자이므로 분자 간에 쌍극자-쌍극자 힘이 발생하고 이로 인해 끓는점이 무극성 분자인 O_2보다 높다.

C. CH_3OH는 한 분자의 산소와 다른 분자의 수소 사이에 수소 결합이 가능하여 분자량은 유사하나 수소 결합이 불가능한 다른 분자에 비해 끓는점이 높다.

101. 기본 정답 ⑤

| 자료해석 |

증기 압력은 A > NO > B이다. 증기 압력은 분자 간의 인력이 작을수록 크다.

| 정답해설 |

ㄱ. A는 분자 간 인력이 가장 작으므로 무극성 분자인 N_2이다.

ㄴ. NO는 극성 분자이므로 액체 상태에서 분자 사이에 쌍극자-쌍극자 힘이 존재한다.

ㄷ. 제시된 3가지 물질은 모두 분산력을 가진다. B는 그중 분자간 인력이 가장 큰 물질로 NH_3이다. NH_3의 분자간 인력은 분산력 뿐 아니라 쌍극자-쌍극자 힘, 수소 결합이 있다.

102. 기본 정답 ⑤

| 정답해설 |

ㄱ. 물의 어는점은 0 ℃, 에탄올은 -114 ℃이다. 따라서 -20 ℃에서 물은 고체로 존재하지만 에탄올은 액체로 존재한다.

ㄴ. 부피와 밀도의 곱은 질량이다.($V(\mathrm{mL}) \times d(\mathrm{g/ml})$) 동일 부피의 두 액체에서 질량이 더 큰 물질이 밀도가 큰 물질이다. 동일 부피에서 물의 질량이 에탄올보다 크다.

ㄷ. -20 ℃의 얼음 덩어리의 밀도는 0.92이다. 액체 물의 밀도는 1.00이므로 얼음은 물에 떠오른다. 반면 액체 에탄올의 밀도는 0.79이므로 얼음이 가라 앉는다.

103. 정답 ③

| 자료해석 |

자료에 따라 물질 X의 융해 곡선과 증기 압력 곡선을 그리면 다음과 같다.

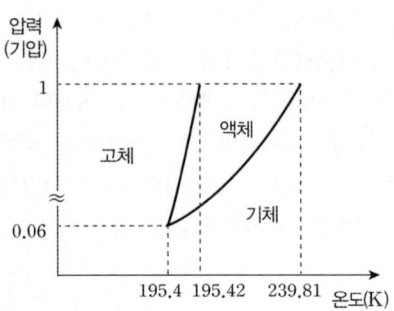

| 정답해설 |

ㄱ. 자료해석의 그래프에서 0.3 기압, 273 K는 기체 영역에 해당한다. 가장 안정한 상은 기체이다. 따라서 $X(l) \rightarrow X(g)$는 자발적이다.

ㄴ. 자료해석의 그래프에서 0.5기압, 173 K는 고체 영역에 해당한다. 따라서 가장 안정한 상은 고체이다.

| 오답해설 |

ㄷ. 1기압에서 물질 X의 녹는점은 195.42 K이다. 1기압, 195.42 K에서 융해 과정의 자유 에너지 변화(ΔG)는 0이다.

104. 정답 ⑤

| 자료해석 |

일반적으로 엔트로피는 고체에서 액체, 기체로 상변화가 일어날수록 증가한다($S_{고체} < S_{액체} \ll S_{기체}$).

| 정답해설 |

ㄴ. (가)에서 온도를 T_1으로 유지하며 외부 압력을 1기압으로 변화시킨 후 평형에 도달하면 (나)의 A 상태가 된다. 따라서 H_2O은 고체 상태로만 존재한다.

ㄷ. H_2O이 A 상태에서 B 상태로 변화할 때 고체에서 액체로 상변화가 일어나므로 H_2O의 엔트로피는 증가한다.

| 오답해설 |

ㄱ. 그림 (가)에서 H_2O이 고체와 기체 상태로 평형을 이루고 있으므로 삼중점보다 낮은 압력이 작용하고 있음을 알 수 있다. 따라서 $P < 1$이다.

105. 기본 정답 ④

| 정답해설 |

ㄴ. (나)는 25℃에서 피스톤을 들어 올려서 액체와 기체가 존재하므로 압력은 1기압보다 작다.

ㄷ. (다)는 삼중점이다. 실린더의 고정 장치를 풀고 충분한 시간이 흐르면 t℃에서 압력이 증가하여 1기압이 된다. 따라서 액체 상태로 존재하게 된다.

| 오답해설 |

ㄱ. (가)는 25℃, 1기압이고 H_2O은 액체 상태로 존재하므로 $H_2O(l) \rightarrow H_2O(g)$ 반응은 비자발적이다.

106. 기본 정답 ①

| 자료해석 |

(가)는 1~10분, 20~21분 구간에서 온도가 일정한 구간이 존재하므로 고체 → 액체, 액체 → 기체로 상변화가 일어나는 물질이다. 이에 적절한 것은 고체 아세트산이다. 한편, (나)는 10 → 21분 구간에서 온도가 일정한 구간이 존재하므로 액체 → 기체로 상변화가 일어나는 액체 에탄올이다.

| 정답해설 |

ㄱ. (가)는 가열 시간이 1~10분일 때 고체 → 액체로 상변이가 일어났으므로 12분일 때는 액체 상태가 가장 안정한 상이다.

| 오답해설 |

ㄴ. 자료해석에 의해 (나)는 액체 에탄올이다.

ㄷ. 가열 시간이 20분일 때 (가)와 (나)는 모두 끓는점에 도달한 상태이므로 증기 압력은 대기압과 같다.

107. 정답 ④

| 정답해설 |

Ⅱ에서 네 번째 층의 원자가 첫 번째 층의 원자 바로 위의 위치에 온다. 이와 같이 abc 쌓임은 면심 입방 격자 구조를 형성한다. Ⅲ에서 면의 중심에 원자가 위치함을 알 수 있다.
Ⅴ에서 격자의 꼭지점에 원자가 위치하고 있다. 따라서 단순 입방 구조이다.

108. 정답 ④

| 정답해설 |

ㄱ. X의 단위 세포 면을 보면 꼭짓점의 각 입자들은 서로 접하지 않는 것을 알 수 있다. 또한 한 원자에 가장 인접한 원자 수가 8이므로 단위 세포는 한 가운데 있는 입자가 꼭짓점에 위치한 원자가 8개와 접하여 있는 구조이다. 따라서 체심 입방 구조이다.

ㄴ. X는 체심 입방 구조이므로 꼭짓점에 1개$(=\frac{1}{8}\times 8)$, 체심에 1개로 총 2개의 원자가 단위 세포에 포함되어 있다. 따라서 $a=2$이다.

| 오답해설 |

ㄷ. Y는 단순 입방 구조이므로 한 원자에 가장 인접한 원자 수는 6이다. 따라서 $b=6$이다.

109. 기본 정답 ①

| 자료해석 |

입방체 중심에 원자가 존재하는 (가)는 체심 입방 구조이다. 입방체 면 중심에 원자가 존재하는 (나)는 면심 입방 구조이다. 단위 세포에 포함된 원자 수가 금속 B에서 2이므로 B는 체심 입방 구조이며 (가)이다. 따라서 A는 면심 입방 구조이다.

단위 세포	(가)	(나)
결정의 구조	체심 입방	면심 입방
금속	B	A

| 정답해설 |

ㄱ. 면심 입방 구조 단위 세포에 포함된 원자 수는 4이다. 각 꼭지점에 존재하는 입자는 원자 $\frac{1}{8}$에 해당하고 면에 존재하는 입자는 원자 $\frac{1}{2}$에 해당한다.

따라서 $\frac{1}{8} \times 8 + \frac{1}{2} \times 6 = 4$이다.

| 오답해설 |

ㄴ. B는 체심 입방 구조이므로 배위수는 8이다. 배위수가 12인 구조는 면심 입방 구조이다.

ㄷ. 원자량과 단위 세포에 포함된 원자 수의 곱이 단위 세포의 질량이다. 따라서 $A : B = 4 \times 4 : 5 \times 2 = 8 : 5$이다.

110. 기본 정답 ③

| 자료해석 |

구분	단순 입방	체심 입방	면심 입방
단위 세포 당 입자 수	1	2	4
배위수	6	8	12

(가)는 원자가 꼭짓점에 존재하고 면심과 체심에는 존재하지 않으므로 단순 입방 구조이고, (나)는 원자가 꼭짓점과 체심에 존재하므로 체심 입방 구조이다.

| 정답해설 |

자료해석에 의하면 단순 입방의 배위수는 6이므로 $a = 6$이고, 체심 입방의 단위 세포 당 입자 수는 2이므로 $b = 2$이다. 따라서 $\frac{a}{b} = \frac{6}{2} = 3$이다.

111. 정답 ①

| 정답해설 |

ㄱ. ㉠은 A의 증기 압력 곡선 우측 지점이므로 기체가 제일 안정한 상이다. 따라서 A(l) → A(g)의 반응은 자발적으로 일어난다.

| 오답해설 |

ㄴ. 특정 압력과 고체-액체의 융해 곡선이 만나는 지점의 온도가 해당 압력의 어는점이다. B의 어는점은 P_2 기압에서가 P_1 기압에서보다 높다.

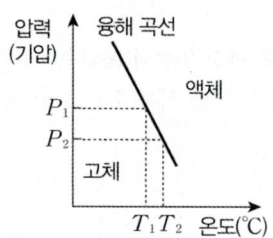

ㄷ. 끓는점은 증기압과 대기압이 같아지는 온도이며, 기준 끓는점은 대기압이 1기압일 때 끓는점이다. 따라서 기준 끓는점에서 증기 압력은 기체의 종류에 상관 없이 1기압이다.

112. 정답 ⑤

| 자료해석 |

표에서 t_2, t_3에서 $H_2O(l)$의 부피가 일정한 것으로 보아 적어도 t_2 이후에는 $H_2O(l) \rightleftarrows H_2O(g)$의 상변화가 평형 상태임을 알 수 있다. 증기 압력 곡선에서 25 ℃에서 물의 증기 압력이 x이므로 적어도 t_2 이후 H_2O의 증기 압력은 x이다.

| 정답해설 |

ㄴ. 강철 용기의 온도를 a ℃로 올리면 증기 압력이 증가한다. 따라서 기화 반응이 더 일어나므로 $H_2O(l)$의 몰수는 감소하고 $H_2O(g)$의 몰수는 증가한다.

ㄷ. 증기 압력 곡선에 따르면 25 ℃에서 에탄올의 증기 압력은 x보다 크다. 따라서 상평형에 도달했을 때 용기 내 기체의 압력은 x 기압보다 크다.

| 오답해설 |

ㄱ. $H_2O(l) \rightleftarrows H_2O(g)$ 상변화의 평형 상태는 정반응 속도와 역반응 속도가 동일한 동적 평형 상태로서 정반응과 역반응이 모두 일어난다.

113. 연습 정답 ③

| 자료해석 |

(가)에서 A의 양이온은 모서리에 12개 있으므로 $12 \times \frac{1}{4} = 3$개, 체심에 1개 있으므로 총 4개의 양이온이 있다. B의 음이온은 꼭지점에 8개 있으므로 $8 \times \frac{1}{8} = 1$개, 면심에 6개 있으므로 $6 \times \frac{1}{2} = 3$개 있으므로 총 4개의 음이온이 있다. 따라서 (가)의 단위 세포에 포함된 A의 양이온 수와 B의 음이온 수는 같다. (나)에서 C의 양이온은 체심에 1개 있고, D의 양이온은 꼭지점에 8개 있으므로 $8 \times \frac{1}{8} = 1$개, B의 음이온은 면심에 6개 있으므로 $6 \times \frac{1}{2} = 3$개이다.

| 정답해설 |

ㄱ. (가)에서 A 양이온과 B 음이온은 1 : 1의 정수비로 존재하므로 화학식은 AB이다.

ㄴ. (가)의 결정에서 B의 음이온 1개에 가장 인접한 A의 양이온은 6개이다.

| 오답해설 |

ㄷ. 단위 세포당 양이온 수는 (가)는 A의 양이온 4개, (나)는 C의 양이온 1개, D의 양이온 1개로 총 2개이므로 (가)에서가 (나)에서의 2배이다.

114. 연습 정답 ②

| 자료해석 |

A는 면심 입방 구조, B는 단순 입방 구조이다.

| 정답해설 |

ㄴ. 단위 세포에 포함된 원자 수를 구하면, A는 면에 3개($= \frac{1}{2} \times 6$), 꼭짓점에 1개($= \frac{1}{8} \times 8$)가 존재하므로 총 4개이다. B는 꼭짓점에 1개($= \frac{1}{8} \times 8$)가 존재한다. 따라서 단위 세포에 포함된 원자 수는 A가 B보다 많다.

| 오답해설 |

ㄱ. 한 원자에 가장 인접한 원자 수는 A가 12개, B가 6개이므로 A가 B보다 크다.

ㄷ. A와 B 결정의 단위 세포에서 한 변의 길이는 각각 $6a$, $5a$이고, 원자 1개의 질량을 각각 M, $8M$이라고 하면 A의 밀도는 $\frac{4 \times M}{(6a)^3}$이고, B의 밀도는 $\frac{1 \times 8M}{(5a)^3}$이다.

따라서 $\frac{B의\ 밀도}{A의\ 밀도} = (\frac{6}{5})^3 \times 2 = 3.456$이므로 3보다 크다.

IV. 기체 / 액체 / 고체 / 용액

115. 연습   정답 ④

| 정답해설 |

ㄴ. ●의 주변을 둘러싸고 있는 가장 가까운 입자는 ◐이고 배위수는 4이다.

ㄷ. ◐은 단위 세포의 꼭지점과 면의 중심에 배치된 면심 입방 구조를 가진다.

| 오답해설 |

ㄱ. ◐은 단위 세포에서 면심 입방 구조를 가지므로 $\frac{1}{8} \times 8 + \frac{1}{2} \times 6 = 4$개, ●은 사면체 구멍에 4개가 있다. 이온 화합물의 화학식은 결정 구조를 이루는 입자들의 구성비를 가장 간단한 정수비로 나타내므로 M(◐) : X(●) = 4 : 4 = 1 : 1에 따라 MX이다.

8. 용액

116. 기본   정답 ④

| 정답해설 |

H_2SO_4 수용액 $5mL$의 질량은 $5mL \times 1.8g/mL = 9g$이다. $9g$의 98% H_2SO_4 수용액에는 $(9 \times 0.98)g$의 H_2SO_4가 있으므로 용질의 몰수$(mol) = \frac{9 \times 0.98}{98} = 0.09 mol$이고 이를 증류수로 희석하여 $1L$로 만들었다면,

몰농도 $M = \frac{용질의\ 몰수(mol)}{용액의\ 부피(L)}$ 이므로 $x = 0.09 M$이다.

(다른 풀이) 몰농도 $M = \frac{10ad}{MW}$ (a는 퍼센트 농도, d는 밀도, MW은 화학식량)에 제시된 조건들을 대입하면 98% H_2SO_4 수용액의 몰농도는 $\frac{10 \times 98 \times 1.8}{98} = 18M$이다.

$MV = M'V'$이므로 $18 \times 0.005 = x \times 1$, $x = 0.09 M$이다.

117. 기본   정답 ④

| 정답해설 |

1) 제시된 35% HCl(aq)의 질량은 $x\,\mathrm{mL} \times d\,\mathrm{g/mL} = dx$ g 이다. 이 중 HCl의 질량은 전체 질량의 35%이므로 $0.35\,dx$ g이다.
2) 0.35 M HCl(aq) 1 L에는 0.35몰의 HCl이 들어있다. 따라서 HCl의 질량은 $0.35a$ g이다.

1)과 2)에서 HCl의 질량은 일정하므로 $0.35\,dx = 0.35\,a$이다.

따라서 $x = \dfrac{a}{d}$ 이다.

118. 기본   정답 ①

| 자료해석 |

수용액 (가)의 퍼센트 농도(%)는 10이므로 수용액 (가)에 존재하는 용질의 질량은 10 g이다.

| 정답해설 |

수용액 (가)와 (나)에 존재하는 용질의 질량이 동일하므로 수용액 (나)에도 용질 10 g이 녹아있다. 따라서 퍼센트 농도(%)는 $\dfrac{10\,\mathrm{g}}{1000\,\mathrm{mL} \times 1.0\,\mathrm{g/mL}} \times 100(\%) = 1(\%)$ 이다. 따라서 ㉠은 1이다.

수용액 (나)의 몰농도는 0.2(M)이다. Y의 분자량을 M_Y라 하면 $0.2(M) = \dfrac{\dfrac{10\,\mathrm{g}}{M_Y}}{1\,\mathrm{L}}$ 이고 $M_Y = 50$이다. 따라서 ㉡은 50이다.

IV. 기체 / 액체 / 고체 / 용액

119. 기본   정답 ⑤

| 정답해설 |

ㄱ. $KHCO_3(s)$의 화학식량이 100이므로 1g의 $KHCO_3(s)$는 0.01몰이다.

따라서 용액 (가)의 몰농도는 $\dfrac{0.01\,mol}{0.1\,L} = 0.1\,M$이다.

ㄷ. 퍼센트 농도(%) = $\dfrac{\text{용질의 질량}}{\text{용액의 질량}} \times 100\,(\%)$이다. 용액 (나)의 몰농도는 $1 \times 10^{-3}\,M$이므로 용액 $1\,L = 1000\,mL$에 $10^{-3}\,mol$의 용질이 있다고 볼 수 있다.

용액 $1000\,mL$의 질량은 $1000 \times d = 1000d\,g$이고, $KHCO_3(s)$ $10^{-3}\,mol$의 질량은 $10^{-1}\,g$이다.

따라서 퍼센트 농도는 $\dfrac{10^{-1}}{1000d} \times 100\,(\%) = \dfrac{1}{100d}\,(\%)$이다.

| 오답해설 |

ㄴ. 용액 (나)의 몰농도가 $1 \times 10^{-3}\,M$이므로

$\dfrac{0.1\,M \times (x \times 10^{-3})\,L}{0.5\,L} = 1 \times 10^{-3}$ ∴ $x = 5$이다.

120. 기본   정답 ②

| 정답해설 |

$X(aq)$ $500\,mL$에 있는 용질 X의 몰수는 $\dfrac{15}{60} = 0.25$몰이다.

따라서 몰농도 $a = \dfrac{0.25}{0.5} = 0.5\,M$이다.

$X(aq)$ $200\,mL$에서 X의 몰수는 $0.5\,M \times 0.2\,L = 0.1$몰이므로 용질 X의 질량은 $6\,g$이다. $X(aq)$ $200\,mL$의 질량은 밀도를 이용하여 구하면 $1.01\,g/mL \times 200\,mL = 202\,g$이다.

물 $b\,g$을 추가하여 묽어진 수용액의 농도가 2%이므로

$\dfrac{6}{202 + b} \times 100 = 2$, $b = 98$이다.

따라서 $a \times b = 49$이다.

121. 기본   정답 ①

| 자료해석 |

라울의 법칙은 다음과 같다, $P_{용액} = P_{용매} \times \chi_{용매}$
증기압력 내림은 $\Delta P = P_{용매} \times \chi_{용질}$이다.

| 정답해설 |

A를 wg 녹였을 때 증기압력 내림은 $4a = 100a \times \chi_{용질}$이므로 $\chi_{용질} = 0.04$이다. 용매의 몰수를 96몰이라 가정 시 용질의 몰수는 4몰이다.

A를 xg 녹였을 때 증기압력 내림은 $5a = 100a\chi_{용질}$이므로 $\chi_{용질} = 0.05$이다. 용매는 일정하므로 용매의 몰수는 96몰로 동일하고, 이때 용질의 몰수를 y라 하면 $\frac{y}{96+y} = 0.05$이므로 y는 $\frac{96}{19}$이다.

A의 화학식량을 M_A라 가정 시 $\frac{w}{M_A} : \frac{x}{M_A} = 4 : \frac{96}{19}$이므로 $w : x = 1 : \frac{24}{19}$이다. 따라서 $x = \frac{24}{19}w$이다.

122. 기본   정답 ⑤

| 정답해설 |

ㄱ. 삼투압 $\pi = C \times R \times T$로서 온도에 비례한다. U자관의 높이 차($h$)는 삼투압의 크기에 비례한다. 따라서 온도가 25℃에서 50℃로 상승하면 삼투압이 커지고, 이에 h가 커진다.

ㄴ. (나)에서 $P + \pi = P_0$이고 $\chi_{용매} = 1$일 때 $\pi = 0$이다. 따라서 $P = P_0$이다.

ㄷ. $\chi_{용매} = a$에서 $P_1 = P + \pi = P_0 + \pi$이므로 $\pi = P_1 - P_0$이다.

IV. 기체 / 액체 / 고체 / 용액

123. 기본   정답 ⑤

| 자료해석 |

제시된 부동액의 부피들을 밀도를 이용하여 질량으로 환산하면 다음과 같다.

부동액	조성	
	$C_2H_6O_2$	H_2O
(가)	100 mL × 1.1 g/mL = 110 g	500 mL × 1.0 g/mL = 500 g
(나)	100 g	500 g
(다)	100 mL × 1.1 g/mL = 110 g	550 mL × 1.0 g/mL = 550 g

| 정답해설 |

ㄱ. (가)와 (나)에서 용매의 질량은 동일하므로 몰랄 농도는 용질의 몰수에 비례한다. 용질의 몰수는 용질의 질량에 비례한다. 용질의 질량이 (가)가 (나)의 1.1배이므로 몰랄 농도도 (가)가 (나)의 1.1배이다.

ㄴ. (가)와 (다)에서 용질의 질량은 동일하지만 용매의 질량은 (가)가 (다)보다 작으므로 용매의 몰분율은 (가)가 (다)보다 작다. 따라서 용액의 증기압은 (가)가 (다)보다 작다.

ㄷ. 에틸렌글리콜의 분자량을 M이라 하면 (나)와 (다)의 몰랄 농도는

$m_{(나)} = \dfrac{100/M}{0.5} = \dfrac{200}{M}$, $m_{(다)} = \dfrac{110/M}{0.55} = \dfrac{200}{M}$ 이다.

(나), (다)의 몰랄 농도가 동일하므로 어는점 내림에 의한 어는점도 동일하다.

124. 기본   정답 ①

| 자료해석 |

X 포화 수용액은 라울의 법칙을 따르므로 X 포화 수용액의 증기 압력 P=물의 증기압력(P_0)×물의 몰분율(χ_{H_2O})이다. 따라서

$\dfrac{P}{P_0} = \dfrac{P_0 \times \chi_{H_2O}}{P_0} = \chi_{H_2O}$ 이다.

| 정답해설 |

그래프에 따르면 온도가 증가할수록 X(s)의 용해도가 증가하므로 수용액에서 X의 몰분율은 증가하고 물의 몰분율(χ_{H_2O})은 감소한다. 따라서 온도가 증가함에 따라 $\dfrac{P}{P_0}$가 감소하는 보기 ①이 정답이다.

125. 기본   정답 ①

| 정답해설 |

ㄱ. 50℃에서 같은 질량의 물에 녹인 포화 수용액의 질량이 A(aq)와 B(aq)에서 같으므로 용질의 질량은 서로 같다. 따라서 용해도는 A(s)와 B(s)가 같다.

| 오답해설 |

ㄴ. 90℃에서 같은 질량의 물에 녹인 포화 수용액의 질량이 A(aq)가 B(aq)보다 크므로 퍼센트 농도(%)는 A(aq)가 더 크다.

ㄷ. 표에서 포화된 B(aq)은 90℃에서 33g, 50℃에서 27g으로 6g 석출된다. 용해도는 세기 성질이므로 비례식을 이용하여 석출량을 구하면 $33:55 = (33-27):x = 6:x$에서 $x = 10$이다.

126. 기본   정답 ②

| 자료해석 |

t℃에서 물의 증기압이 0.1기압이므로 $P=1$기압일 때 X(g)의 압력은 0.9기압이고, $P=2$기압일 때 1.9기압이다.
헨리 법칙은 $C=kP$ (C:기체의 용해도, k: 상수, P: 기체 용질의 분압)이다.

| 정답해설 |

X(g)의 압력이 1기압일 때 용해도는 w이다.
$P=1$기압일 때 X(g)의 압력은 0.9기압이므로 용해도는 0.9w이다.
$P=2$기압일 때 X(g)의 압력은 1.9기압이므로 용해도는 1.9w이다.
위 조건에 맞는 그래프는 ②이다.

IV. 기체 / 액체 / 고체 / 용액

127. 기본   정답 ④

| 자료해석 |

평형 I, II에서 각 기체의 몰분율과 부분압력은 다음과 같다.

평형	χ_A	χ_B	P_A	P_B
I	0.2	0.8	0.2 atm	0.8 atm
II	0.4	0.6	0.4 atm	0.6 atm

| 정답해설 |

평형 I에서 수용액의 부피는 2 L이다. 헨리 법칙에 따른 기체의 용해도는 다음과 같다.

$(0.2a \times 2) + (0.8b \times 2) = 1.2 \times 10^{-3}$

평형 II에서 수용액의 부피는 3 L이다. 헨리 법칙에 따른 기체의 용해도는 다음과 같다.

$(0.4a \times 3) + (0.6b \times 3) = 3.0 \times 10^{-3}$

두 식을 연립하면 $a = 2.2 \times 10^{-3}$, $b = 0.2 \times 10^{-3}$이다.

$\dfrac{a}{b} = 11$이다.

128. 기본   정답 ④

| 정답해설 |

어는점 내림 $\Delta T_f = k_f \cdot m$이다. 각 비커에 물 1 kg이 있으므로 m은 용질의 몰수와 같다. 용질 A의 분자량이 60이므로 3 g의 몰수는 $\dfrac{1}{20}$ 몰이다. B 9 g일 때, 어는점 내림 ΔT는 t로 용질 A 3 g의 어는점 내림 ΔT와 같으므로 몰수는 $\dfrac{1}{20}$ 몰로 같다.

따라서 $\dfrac{1}{20} = \dfrac{9}{x}$이므로 용질 B의 분자량 x는 180이다.

129. 기본   정답 ⑤

| 정답해설 |

ㄱ. 탐구 과정에서 용질 몰분율에 따른 1기압에서 끓는 온도(=끓는점)을 측정하고 있으므로 끓는점은 ㉠으로 적절하다.

ㄴ. T_1은 용질의 몰분율이 0.01인 $X(aq)$의 끓는점으로 가열 시간 t_1에서 끓기 시작한 온도에 해당한다. 이후 t_2에서 온도가 T_2이 되고 이때 용질의 몰분율이 0.02이므로 $T_2 > T_1$이다.

ㄷ. 끓는점 오름 $\Delta T_b = k_b \cdot m \cdot i$에 영향을 주는 조건 중 용매는 물이므로 k_b의 값은 일정하고, 용질 X와 Y는 비전해질이므로 $i=1$이다. 또한 $X(aq)$과 $Y(aq)$의 용질의 몰분율이 0.02로 같다면 용질과 용매의 몰수 비는 같다. 따라서 T_2에서 $X(aq)$과 $Y(aq)$은 몰랄 농도(m)가 같다.

130. 연습   정답 ③

| 정답해설 |

ㄱ. (가)에 존재하는 용질 A의 몰수는 $0.1\,M \times 50\,mL = 5\,mmol$이다.

A의 화학식량이 200이므로 A의 질량은 $5 \times 10^{-3} \times 200 = 1\,g$이다.

용매 1000g의 $1m$ 농도의 용액에서 용질 A의 질량은 200g이고 용액의 질량은 1200g이다. 따라서 $1m$ 농도의 용액에서 용질과 용액의 질량비는 1:6이다. (다)의 용액은 60g이므로 용질은 10g이다. A의 질량은 (다)가 (가)의 10배이다.

ㄷ. 퍼센트 농도(%)는 $\dfrac{용질의\ 질량}{용액의\ 질량} \times 100(\%)$ 이다.

(나)에 존재하는 A의 질량은 (가)와 동일한 1g이고 (라)에 존재하는 A의 질량은 (다)와 동일한 10g이다.

(나)의 용액의 질량은 $100\,mL \times 1\,g/mL = 100\,g$이고 (다)의 용액의 질량은 120g이다.

따라서 퍼센트 농도는 $\dfrac{1+10}{100+120} \times 100 = 5(\%)$이다.

| 오답해설 |

ㄴ. (나)의 용액의 부피는 (가)의 두 배이므로 농도는 절반이다. $x=0.05$이고 $10x=0.5$이다.

(다)에서 A가 10g이므로 물은 50g이다. (라)는 (다)에 물 60g을 첨가한 용액이다.

따라서 (라)의 몰랄농도 $y = \dfrac{10/200}{(50+60) \times 10^{-3}} = \dfrac{5}{11}$ 이다.

$y < 10x$이다.

131. 연습
정답 ③

| 정답해설 |

ㄱ. 퍼센트 농도(%)는 용질의 질량/용액의 질량 × 100(%)이다.
따라서 (가)의 퍼센트 농도는
$\frac{20\,\text{g} \times 0.63}{(20+106)\,\text{g}} \times 100(\%) = 10\%$이고 $a = 10$이다.

ㄴ. (나)에 존재하는 용질의 몰수는
$20\,\text{g} \times 0.63 \times \frac{1\,\text{mol}}{63\,\text{g}} = 0.2\,\text{mol}$이다. (나)의 몰농도가 1 M이므로 (나) 용액의 부피는 0.2 L = 200 mL이다. 밀도로부터 x를 구하면 다음과 같다.
$(126 + x) \times \frac{1\,\text{mL}}{d\,\text{g}} = 200\,\text{mL}$
따라서 $x = 200d - 126$이다.

| 오답해설 |

ㄷ. (다)는 용질의 몰수가 0.2몰이고 물의 질량이 $(113.4 + x + y)\,\text{g}$이다.
(다)의 몰랄 농도가 $0.1\,m$이므로 용매인 물의 질량은 2 kg = 2000 g이다.
$113.4 + x + y = 2000$이므로 $x + y = 1886.6 < 1900$이다.

132. 연습
정답 ③

| 자료해석 |

왼쪽 수은 기둥은 오른쪽이 더 높으므로 대기압이 30℃에서 X의 증기압보다 높음을 알 수 있다. 오른쪽 수은 기둥은 왼쪽이 더 높으므로 30℃에서 X의 증기압이 50℃ Y의 증기압보다 낮음을 알 수 있다. 30℃에서 X의 증기압이 50℃ Y의 증기압보다 낮으므로 증기 압력 곡선에서 위의 곡선이 Y, 아래 곡선이 X의 증기 압력 곡선이다.

| 정답해설 |

ㄱ. 증기 압력 곡선 그래프에서 동일 온도 증기압력을 비교해보면 Y가 X보다 높다. 따라서 분자 간 인력은 $X(l)$가 $Y(l)$보다 크다.

ㄴ. 왼쪽 수은 기둥의 높이 차가 대기압과 30℃ X의 증기압력 차이고, 오른쪽 수은 기둥의 높이차가 30℃ X와 50℃ Y의 증기압력 차이이므로 $h_1 = 760 - P_X$, $h_2 = P_X - a$ (P_X : 30℃ X증기압, $a = $ 50℃ Y증기압)이다. 둘을 연립하면 $a = 760 - h_1 + h_2$이다.

| 오답해설 |

ㄷ. 80℃에서 X의 증기압은 50℃에서 Y의 증기압과 동일하므로 수은 기둥의 높이 차가 감소하여 높이 차가 0이 된다.

133. 연습   정답 ③

| 자료해석 |

라울의 법칙에 따르면 용액의 증기압 $P_{용액} = \chi_{용매} \times P°_{용매}$ 이다. $\chi_{용매}$는 용매의 몰분율이고 $P°_{용매}$는 순수한 용매의 증기압이다.

| 정답해설 |

ㄱ. 용액의 증기압은 순수한 용매의 증기압 보다 낮다. t_1에서 순수한 용매인 물의 증기압이 P_1이고 용액인 포도당 수용액의 증기압은 P_2이므로 $P_1 > P_2$이다.

순수한 용매의 증기압은 온도에 비례한다. t_1, t_2에서 물의 증기압은 각각 P_1, P_2이다. $P_1 > P_2$이므로 $t_1 > t_2$이다.

ㄴ. $t_1 > t_2$이므로 포도당 수용액의 증기압은 $P_2 > P_3$이다. $P_1 > P_2$이고 $P_2 > P_3$이므로 $P_1 > P_3$이다.

| 오답해설 |

ㄷ. 라울의 법칙에 따라 t_1, t_2에서 포도당 수용액의 증기압은 $P_2 = \chi_{용매} \times P_1$, $P_3 = \chi_{용매} \times P_2$이다. t_1, t_2에서 포도당의 농도는 am로 동일하므로 $\chi_{용매}$도 동일하다.

따라서 $\dfrac{P_3}{P_2} = \dfrac{\chi_{용매} \times P_2}{\chi_{용매} \times P_1} = \dfrac{P_2}{P_1}$이다.

134. 연습   정답 ⑤

| 자료해석 |

끓는점 오름(ΔT_b)=끓는점 오름 상수(K_b)×몰랄 농도(m)이다. 용매 A, B의 끓는점 오름 상수를 $K_{b,A}, K_{b,B}$라 하고 용질 X, Y의 분자량을 M_X, M_Y라 하면 용액(가)~(라)의 ΔT_b는 다음과 같다.

$\Delta T_{b,(가)} = K_{b,A} \cdot \dfrac{\frac{2a}{M_X}}{0.1}$

$\Delta T_{b,(나)} = K_{b,A} \cdot \dfrac{\frac{a}{M_Y}}{0.1}$

$\Delta T_{b,(다)} = K_{b,B} \cdot \dfrac{\frac{2a}{M_Y}}{0.1}$

$\Delta T_{b,(라)} = K_{b,B} \cdot \dfrac{\frac{3a}{M_X}}{0.2}$

| 정답해설 |

ㄱ. 용액 (가), (나)의 ΔT_b는 2:3이고 끓는점 오름 상수는 동일하므로 $\dfrac{2a}{M_X} : \dfrac{a}{M_Y} = 2:3$이다. 따라서 X의 분자량이 Y의 3배이다.

ㄴ. P와 Q에서 ΔT_b는 1:3이다. 끓는점 오름 상수와 용질의 몰수는 P, Q에서 동일하므로 용매의 질량 P:Q = 3:1이다.

ㄷ. ㄱ에서 X의 분자량이 Y의 3배이므로 $\dfrac{3a}{M_X} = \dfrac{3a}{3M_Y}$이다. (라)는 (다)에 비해 용매의 질량은 $\dfrac{2}{3}$이고 용질의 몰수는 $\dfrac{1}{2}$이므로 ΔT_b는 (라)가 (다)의 $\dfrac{3}{4}$이다.

따라서 $\Delta T_{b,(라)} = 4 \times \dfrac{3}{4} = 3$이고 끓는점은 83℃이다.

IV. 기체 / 액체 / 고체 / 용액

135. 연습
정답 ⑤

| 자료해석 |

질량 백분율(%) = ($\frac{용매의 질량}{용액의 질량}$) × 100(%), 몰랄 농도(m)
= $\frac{용질의 몰수(mol)}{용매의 질량(kg)}$, 몰농도(M) = $\frac{용질의 몰수(mol)}{용액의 부피(L)}$ 이
다. 수용액 A, B, C에 들어있는 NaOH의 질량을 각각 x, y, z
라 하면 $\frac{x}{400} \times 100(\%) = 2.5(\%)$,

$\frac{\frac{y}{40}}{\frac{110-y}{1000}} = 2.5m$, $\frac{\frac{z}{40}}{0.05} = 2.5M$이다. 따라서 $x = y = 10\,g$,

$z = 5\,g$이다.

| 정답해설 |

ㄱ. A에서 NaOH의 질량이 C의 2배이므로 몰수도 A가 C의 2배이다.

ㄴ. A와 B를 혼합한 용액의 용질의 몰수는

$\frac{10+10}{40} = 0.5\,mol$이다. 농도가 0.5 M이므로 용액의 부피
는 1 L = 1000 mL이다.

ㄷ. A와 B의 용질의 몰수가 같으므로 A, C 혼합 용액, B, C 혼합 용액에서 NaOH 용질의 몰수는 동일하다. 따라서 용액의 부피도 동일하다.

136. 연습
정답 ④

| 정답해설 |

ㄴ. 삼투압 $\Pi = CRT \times i$ (C : 용액의 몰농도, R : 기체 상수, T : 절대온도, i : 반트 호프 상수)이다. 몰농도와 반트 호프 상수가 같다면 삼투압은 온도에 비례한다.
$\Delta P_2 > \Delta P_1 > 0$이므로 $T_2 > T_1$이다.

ㄷ. 용매의 질량은 일정한 상황에서 용해된 A와 B가 각각 $2w$ g이면 용질의 질량만 2배로 증가하는 것이므로 A와 B의 농도 차이는 2배가 된다. 따라서 압력차도 2배가 되므로 $\Delta P = 2\Delta P_1$이다.

| 오답해설 |

ㄱ. $\Delta P = P_A - P_B$이고 $\Delta P_2 > \Delta P_1 > 0$이므로 $P_A > P_B$이다. 다른 조건이 일정하다면 삼투압은 용액의 몰농도에 비례한다. 같은 질량의 용질 A와 B를 용해시켰을 때 용액의 몰농도는 $C_A > C_B$이므로 용질의 몰수는 A가 B보다 크고 분자량은 B가 A보다 크다.

137. 연습　　　정답 ②

| 자료해석 |

기체의 용해도는 용매의 종류, 온도, 압력의 영향을 받는다. 기체의 용해도는 온도가 높아지면 감소한다. 기체의 부분 압력이 커지면 기체의 용해도가 증가한다.

| 정답해설 |

ㄴ. 온도가 증가함에 따라 용해된 기체의 용해도는 감소한다. 따라서 $N_2(aq)$는 $a_1 > a_2$이다.

| 오답해설 |

ㄱ. 온도가 높아지면 물의 증기 압력은 증가한다. 물의 증기 압력이 Ⅰ보다 Ⅱ에서 증가했지만 기압은 일정하므로 $N_2(g)$의 부분 압력이 감소했다는 것을 알 수 있다.
따라서 $P_1 > P_2$이다.

ㄷ. Ⅱ에서 온도가 일정하면 물의 증기 압력은 1기압일 때와 같다. 따라서 외부 압력이 2기압으로 증가하면 $N_2(g)$의 부분 압력이 2배보다 더 커지게 된다. 기체의 용해도는 기체의 부분 압력에 비례하므로 $N_2(aq)$의 몰농도는 $2a_2$ M보다 크다.

138. 연습　　　정답 ②

| 자료해석 |

$t℃$에서 $H_2O(l)$의 증기압은 0.2 기압이므로 (가)에서 $He(g)$의 압력은 0.8 기압이다. $He(g)$의 몰수는 변하지 않으므로 (가)와 (나)에서 $He(g)$ PV는 동일하다. 따라서 (나)에서 $He(g)$의 압력 $= \dfrac{0.8 \times 81}{80} = 0.81$ 기압이다.

| 정답해설 |

(나)에서 $He(g)$의 압력이 0.81 기압이므로 $H_2O(g)$의 압력은 0.19 기압이다. 라울의 법칙에 따라 용액의 증기압은 순수한 용매의 증기압과 용매의 몰분율의 곱이다.

따라서 $0.19 = 0.20 \times \chi_{H_2O}$이고 물의 몰분율($\chi_{H_2O}$)는 $\dfrac{19}{20}$이다. A의 몰분율은 $1 - \dfrac{19}{20} = \dfrac{1}{20}$이다.

139. 정답 ①

| 자료해석 |

- 헨리 법칙 : 일정한 온도에서 같은 양의 액체에 용해될 수 있는 기체의 양은 기체의 부분 압력에 비례한다.

| 정답해설 |

ㄱ. (가)와 (나)에서 물의 증기 압력($H_2O(g)$)이 0.2기압이다. 부분 압력의 법칙에 따라 $A(g)$와 $B(g)$의 부분 압력은 각각 1기압과 0.8기압이다.

| 오답해설 |

ㄴ. 각 기체의 부분 압력이 1기압일 때 물에 대한 용해도는 다음과 같다. (가)에서 A의 용해도는 1기압에서 w g/L이고, (나)에서 B의 용해도를 구하면, 0.8기압에서 $\frac{2w\,\text{g}}{2\text{L}}=w$ g/L이다. 기체의 용해는 헨리 법칙을 따르므로 B의 부분 압력이 1기압일 때 용해도는 $1.25w$ g/L이다. 따라서 A와 B의 부분 압력이 1기압일 때 물에 대한 용해도는 A < B 이다.

ㄷ. (가)에서 고정 장치를 제거하면 전체 압력은 1기압이 된다. 물의 증기 압력은 온도가 t℃로 일정하면 0.2기압을 유지하므로 A의 부분 압력은 0.8기압이다. 따라서 새롭게 도달한 평형에서

$\frac{\text{A의 부분 압력}}{H_2O\text{의 부분 압력}}=4$이다.

140. 정답 ②

| 자료해석 |

물의 어는점 내림(ΔT_f)은 다음과 같다.
$\Delta T_f = K_f \cdot m$
(K_f : 몰랄 내림 상수, m : 용질의 몰랄 농도)

| 정답해설 |

X와 Y의 질량을 x, y라하고 X와 Y의 몰질량을 M_X, M_Y라 가정하면 먼저 ㉠에 의해 $x+y=a$ (식1)이다.

초기 상태의 어는점 내림에서 $0.2k = k \times (\frac{x}{M_X}+\frac{y}{M_Y})$이므로

$\frac{x}{M_X}+\frac{y}{M_Y}=0.2$ (식2)이다.

X를 b g 추가했을 때 어는점 내림이 $-0.1k$이므로 $\frac{b}{M_X}=0.1$

이다. Y를 b g 추가했을 때 어는점 내림이 $-0.3k$이므로 $\frac{b}{M_Y}=0.3$이다. 따라서 $M_X=10b$, $M_Y=\frac{10}{3}b$이다. 이 두 값을 식(2)에 대입하면

$\frac{x}{10b}+\frac{3y}{10b}=0.2$ (식3)이다.

(식1)과 (식3)을 연립하면 $x=\frac{3a-2b}{2}$, $y=\frac{-a+2b}{2}$이므로

$\frac{x}{y}=\frac{\frac{3a-2b}{2}}{\frac{-a+2b}{2}}=\frac{3a-2b}{2b-a}$이다.

141. 연습 정답 ②

| 자료해석 |

ag의 $X(s)$와 bg의 $Y(s)$의 몰수를 각각 A, B라고 하면

i) $\Delta T_{f1} = \dfrac{50}{9}k = \dfrac{A+B}{0.180}k$

　　$A + B = 1$

ii) $\Delta T_{f2} = \dfrac{175}{18}k = \dfrac{A+2B}{0.180}k$

　　$4A + 8B = 7$이다

식 i), ii)를 연립하면 $A = \dfrac{1}{4}\text{mol}$, $B = \dfrac{3}{4}\text{mol}$이다.

| 정답해설 |

$3ag$의 $X(s)$와 bg의 $Y(s)$의 몰수는 $\dfrac{3}{4} + \dfrac{3}{4} = 1.5\,\text{mol}$이다.
물 180g은 10mol이므로 수용액에서 물의 몰분율(χ_{H_2O})은 $\dfrac{10}{10+1.5} = \dfrac{10}{11.5}$이다.

따라서 물의 증기압은 $P_{H_2O} = \chi_{H_2O} \times P = \dfrac{10}{11.5} \times P = \dfrac{20}{23}P$이다.

142. 연습 정답 ③

| 자료해석 |

T_1은 1기압 하에서 순수한 용매 X의 끓는점이므로 용매 X의 정상 끓는점(기준 끓는점)이고 용매 Y의 기준 끓는점이 더 높다고 했으므로 용매 Y의 기준 끓는점은 T_1보다 크다. 끓는점 오름 $\Delta T_b = k_b \cdot m$이다.

| 정답해설 |

ㄱ. 동일한 압력에서 끓는점이 높은 용매일수록 분자 간 인력이 강하게 작용하므로 동일 온도에서 증기 압력은 낮게 나타난다. 따라서 기준 끓는점이 낮은 X의 증기 압력이 Y보다 크다.

ㄴ. 용매 Y의 기준 끓는점을 T_Y라 하고 A를 각각 $a, 2a$ 녹였을 때 끓는점 오름을 구하면

i) $T_2 - T_Y = K_b \cdot \dfrac{\frac{a}{M}}{0.1}$

ii) $T_4 - T_Y = K_b \cdot \dfrac{\frac{2a}{M}}{0.1}$

i) - ii)로부터 $K_b = \dfrac{M(T_4 - T_2)}{10a}\,\text{K}/m$임을 알 수 있다.

| 오답해설 |

ㄷ. 용매 Y의 기준 끓는점(T_Y)은 T_1보다 높음에도 불구하고 A를 a g 녹였을 때 동일한 끓는점을 보이므로 끓는점 오름 상수는 X가 Y보다 큼을 알 수 있다. 따라서 A를 $2a$ g 녹였을 때 끓는점은 A가 더 높게 나타날 것이므로 $T_3 > T_4$이다.

V. 열화학 9. 반응열

143. 기본   정답 ③

| 자료해석 |

(가)에서 온도 x에서 부피의 급격한 변화가 일어나므로 x에서 상변화가 일어난다. y℃에서 X는 액체이므로 x는 X의 녹는점이다.

(나)에서 열량을 공급함에도 불구하고 온도 변화가 0인 구간은 상변화가 일어나는 구간이다. 따라서 t_2는 녹는점, t_3는 끓는점이다.

| 정답해설 |

ㄱ. x와 t_2는 X의 녹는점이므로 $x = t_2$이다.

ㄴ. (가)에서 $X(s) \rightarrow X(l)$의 상변화가 일어날 때 부피가 증가하므로 밀도는 $X(s) > X(l)$이다.

| 오답해설 |

ㄷ. X 20g은 (나)에서의 두 배이다. 따라서 t_1℃의 X에 (나)와 동일한 a kJ의 열량을 가해도 온도는 끓는점에 도달하지 못한다.

144. 기본   정답 ②

| 정답해설 |

㉠에서 $NH_4NO_3(s) \rightarrow NH_4NO_3(aq)$ 반응의 결과 수용액의 온도가 내려갔으므로 흡열 반응($\Delta H_1 > 0$)이다.

㉡은 수증기의 액화 반응($H_2O(g) \rightarrow H_2O(l)$)이므로 발열 반응($\Delta H_2 < 0$)이다.

145. 기본 정답 ⑤

| 정답해설 |

가설은 헤스의 법칙에 관한 설명이다. 가설과 단계I의 반응은 다음과 같은 반응이다.

$NaOH(s) + HCl(aq) \rightarrow NaCl(aq) + H_2O(l) \quad \Delta H_I$

단계 II는 $NaOH(s)$의 용해 반응이다.

$NaOH(s) \rightarrow NaOH(aq) \quad \Delta H_{II}$

가설을 증명하기 위한 단계 III의 반응은 중화 반응이다.

$NaOH(aq) + HCl(aq) \rightarrow NaCl(aq) + H_2O(l) \quad \Delta H_{III}$

$\Delta H_I = \Delta H_{II} + \Delta H_{III}$를 통해 가설이 옳다는 결론을 얻을 수 있다.

146. 기본 정답 ③

| 정답해설 |

$$H_2(g) + F_2(g) \rightarrow 2HF(g) \quad \Delta H = -546\,kJ$$

$$- \quad F_2(g) + 2HCl(g) \rightarrow Cl_2(g) + 2HF(g) \quad \Delta H = a\,kJ$$

$$H_2(g) + Cl_2(g) \rightarrow 2HCl(g) \quad \Delta H = (-546-a)\,kJ$$

반응의 엔탈피 변화량은 (반응물질의 결합 E)−(생성물질의 결합 E)이므로, 계산하면 $436 + 242 - 862 = -546 - a$
따라서 a는 -362이다.

V. 열화학

147. 기본 　　　　　　　　　　　정답 ③

| 자료해석 |

표준 생성 엔탈피 : 표준 상태의 가장 안정한 홑원소 물질로부터 물질 1몰이 생성될 때의 엔탈피 변화

| 정답해설 |

$O_2(g) + O(g) \rightarrow O_3(g)$의 반응 엔탈피를 각 화합물의 표준 생성 엔탈피를 이용하여 구하면
$\Delta H_f^\circ(O_3(g)) - \Delta H_f^\circ(O(g)) = -106$ kJ이다.
따라서 $O(g)$의 표준 생성 엔탈피를 알면 $O_3(g)$의 표준 생성 엔탈피를 알 수 있다.
$O_2(g)$의 결합 엔탈피는 $O_2(g) \rightarrow 2O(g)$의 반응 엔탈피이며 $O(g)$의 표준 생성 엔탈피는 $\frac{1}{2}O_2(g) \rightarrow O(g)$의 반응 엔탈피이다. 따라서 $O(g)$의 표준 생성 엔탈피는 $\frac{498}{2} = 249$ kJ/mol이다. $O_3(g)$의 표준 생성 엔탈피를 x라 하면 $x - 249 = -106$이므로 $x = 143$ kJ/mol이다.

148. 기본 　　　　　　　　　　　정답 ⑤

| 자료해석 |

생성 엔탈피는 안정한 홑원소 물질로부터 물질 1몰이 만들어질 때의 반응 엔탈피이다. 따라서 생성 엔탈피를 포함한 물질 사이의 엔탈피 관계는 다음과 같다.

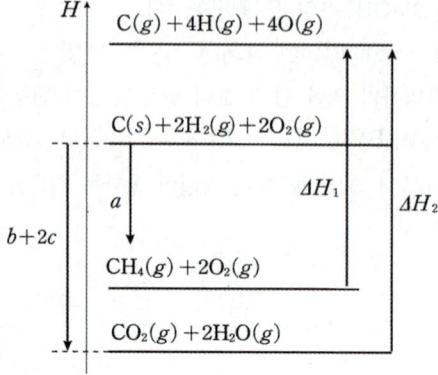

| 정답해설 |

ㄴ. 자료해석으로부터, ΔH_2는 $-(b+2c)$보다 크다는 것을 알 수 있다.

ㄷ. 자료해석으로부터,
$CH_4(g) + 2O_2(g) \rightarrow CO_2(g) + 2H_2O(g)$
반응의 반응 엔탈피, $\Delta H_1 - \Delta H_2 = -a + b + 2c$이다.

| 오답해설 |

ㄱ. ΔH_1은 $CH_4(g)$ 1몰과 $O_2(g)$ 2몰을 기체 상태의 원자로 완전히 해리시킬 때 필요한 에너지이므로 (C-H결합 에너지×4 + O=O결합 에너지×2)이다. 따라서 C-H결합 에너지는 $\frac{\Delta H_1}{4}$보다 작다.

149. 기본   정답 ②

| 자료해석 |

H_2의 결합 에너지로부터 $H_2(g) \rightarrow 2H(g)$ $\Delta H = 436\,\mathrm{kJ}$를 알 수 있다. 표준 생성 엔탈피는 표준 상태의 원소들로부터 화합물 1몰이 생성될 때 수반되는 엔탈피 변화이므로 NaH(s)의 표준 생성 엔탈피로부터 $Na(s) + \frac{1}{2}H_2(g) \rightarrow NaH(s)$ $\Delta H = -56\,\mathrm{kJ}$를 알 수 있다.

| 정답해설 |

주어진 자료로부터 헤스의 법칙을 적용하면 다음과 같다.

$NaH(s) \rightarrow Na(s) + \frac{1}{2}H_2(g)$ $\Delta H_1 = 56\,\mathrm{kJ}$

$Na(s) \rightarrow Na^+(g) + e^-$ $\Delta H_2 = 603\,\mathrm{kJ}$

$\frac{1}{2}H_2(g) \rightarrow H(g)$ $\Delta H_3 = \frac{1}{2} \times 436\,\mathrm{kJ} = 218\,\mathrm{kJ}$

$H(g) + e^- \rightarrow H^-(g)$ $\Delta H_4 = -73\,\mathrm{kJ}$

$NaH(s) \rightarrow Na^+(g) + H^-(g)$ $\Delta H_1 + \Delta H_2 + \Delta H_3 + \Delta H_4 = 804\,\mathrm{kJ}$

따라서 주어진 반응의 반응 엔탈피(ΔH)는 $804\,\mathrm{kJ}$이다.

150. 기본   정답 ③

| 정답해설 |

ㄱ. 흑연의 승화 반응은 $C(s, 흑연) \rightarrow C(g)$이다. 제시된 표준 생성 엔탈피를 이용해 이 반응의 ΔH를 구하면 $x - 0 = x\,\mathrm{kJ/}$몰이다.

ㄷ. 표준 생성 엔탈피를 이용하여 문제의 반응의 ΔH를 구하면 다음과 같다.

$\Delta H = 2x + (4 \times 218) - 52 = 2x + 820 = a\,\mathrm{kJ/}$몰

x는 흑연의 승화 엔탈피이므로 $x > 0$이다.

따라서 $a > 820$이다.

| 오답해설 |

ㄴ. $H_2(g)$의 결합 에너지는 $H_2(g) \rightarrow 2H(g)$의 반응 엔탈피와 동일하다. $H_2(g)$의 표준 생성 엔탈피는 0이므로 위 반응의 $\Delta H = 2 \times 218 = 436\,\mathrm{kJ/}$몰이다.

151. 기본   정답 ③

| 정답해설 |

ㄱ. $C_3H_8(g)$ 1몰의 연소 반응은 다음과 같다.
$$C_3H_8(g) + 5O_2(g) \rightarrow 3CO_2(g) + 4H_2O(g)$$
연소 엔탈피는 물질 1몰이 연소할 때의 엔탈피 변화이므로 $C_3H_8(g)$의 연소 엔탈피는 a이다.

ㄴ. 생성 엔탈피는 화합물을 구성하는 원소의 가장 안정한 형태로부터 화합물 1몰이 생성될 때의 엔탈피 변화이다. 헤스의 법칙을 적용하면 다음과 같다.

$$
\begin{array}{lr}
& \Delta H \\
4H_2(g) + 2O_2(g) \rightarrow 4H_2O(l) & 2c \\
3C(s, 흑연) + 3O_2(g) \rightarrow 3CO_2(g) & 3b \\
3CO_2(g) + 4H_2O(l) \rightarrow C_3H_8(g) + 5O_2(g) & -a \\
\hline
4H_2(g) + 3C(s, 흑연) \rightarrow C_3H_8(g) & 2c + 3b - a
\end{array}
$$

| 오답해설 |

ㄷ. 1몰의 $H_2O(l)$이 가장 안정한 성분 원소를 분해되는 화학 반응식은 $H_2O(l) \rightarrow H_2(g) + \frac{1}{2}O_2(g)$이다. 따라서 이 반응의 엔탈피 변화는 $-\frac{1}{2}c$이다.

152. 연습   정답 ①

| 정답해설 |

표준 생성 엔탈피는 표준 상태의 가장 안정한 홑원소 물질로부터 물질 1몰이 생성될 때의 엔탈피 변화로서 $N_2H_4(l)$의 표준 생성 엔탈피는 다음 화학 반응식으로 나타낼 수 있다.
$$N_2(g) + 2H_2(g) \rightarrow N_2H_4(l) \quad \Delta H = x \text{ kJ}$$
제시된 열화학 반응식에서 위의 화학 반응식을 빼면 다음과 같은 반응식을 얻을 수 있다.

$$
\begin{array}{lr}
N_2(g) + 2H_2(g) \rightarrow N_2H_4(l) & \Delta H = x \text{ kJ} \\
-) N_2(g) + 2H_2O(g) \rightarrow N_2H_4(l) + O_2(g) & \Delta H = 532 \text{ kJ} \\
\hline
2H_2(g) + O_2(g) \rightarrow 2H_2O(g) & \Delta H = x - 532 \text{ kJ}
\end{array}
$$

수증기 생성 반응의 결합 에너지는 {2(H-H) 결합 에너지 +(O=O) 결합 에너지 -4(O-H) 결합 에너지}이다.
수증기 생성 반응의 반응 엔탈피는
$\Delta H = (2 \times 436) + 498 - (4 \times 463) = x - 532$이므로
$x = 50$이다.

153. 연습 정답 ⑤

| 정답해설 |

ㄱ. 생성 엔탈피란 가장 안정한 원소로부터 해당 화합물 1몰이 생성될 때의 엔탈피 변화를 의미한다. 생성 엔탈피가 더 큰 B의 엔탈피가 A보다 크므로 ㉠이 B, ㉡이 A이다.

ㄴ. $B(g) \rightarrow A(g)$ 반응의 ΔH의 크기는 생성 엔탈피의 차이인 33 kJ이다. $B(g)$의 엔탈피가 $A(g)$보다 크므로 $B(g) \rightarrow A(g)$ 반응의 ΔH는 -33 kJ이다. 연소 엔탈피는 화합물 1몰이 연소될 때 ΔH이다. 헤스의 법칙을 적용하면 다음과 같다.

$$\begin{array}{ll} & \Delta H \\ B(g) \rightarrow A(g) & -33\,\text{kJ} \\ A(g) + \dfrac{9}{2}O_2(g) \rightarrow 3CO_2(g) + 3H_2O(l) & -2058\,\text{kJ} \\ \hline B(g) + \dfrac{9}{2}O_2(g) \rightarrow 3CO_2(g) + 3H_2O(l) & -2091\,\text{kJ} \end{array}$$

ㄷ. 헤스의 법칙을 통해 $C(s, 흑연)$, $H_2(g)$, $O_2(g)$로부터 3몰의 $CO_2(g)$와 3몰의 $H_2O(l)$가 생성될 때의 ΔH는 -2033 kJ임을 알 수 있다.

$$\begin{array}{ll} & \Delta H \\ 3C(s,흑연) + 3H_2(g) \rightarrow A(g) & +20\,\text{kJ} \\ A(g) + \dfrac{9}{2}O_2(g) \rightarrow 3CO_2(g) + 3H_2O(l) & -2058\,\text{kJ} \\ \hline 3C(s,흑연) + 3H_2(g) + \dfrac{9}{2}O_2(g) \rightarrow 3CO_2(g) + 3H_2O(l) & -2038\,\text{kJ} \end{array}$$

생성 엔탈피는 화합물 1몰이 생성될 때의 ΔH이므로 $CO_2(g)$와 $H_2O(l)$의 생성 엔탈피의 합은 $\dfrac{-2038}{3}$ kJ/몰이다.

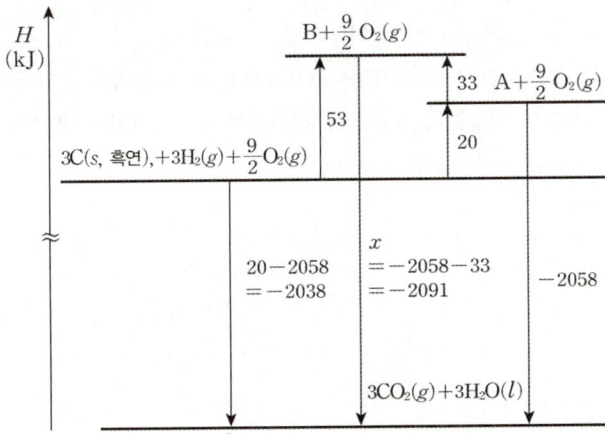

154. 연습 정답 ③

| 자료해석 |

반응 엔탈피 (엔탈피 변화, $\Delta H°_{반응}$) = (생성물의 표준 생성 엔탈피 합 − 반응물의 표준 생성 엔탈피 합) = (반응물의 결합 에너지 합 − 생성물의 결합 에너지 합)이다.

반응 엔탈피를 계산할 때 원소를 기준으로 삼았기 때문에 표준 상태의 원소는 생성 엔탈피를 0으로 본다. 따라서 표준 상태의 원소는 엔탈피 변화 계산에 포함시키지 않는다.

| 정답해설 |

ㄱ. $2NO + O_2 \rightarrow 2NO_2$ 반응의 반응물과 생성물의 생성 엔탈피를 이용하여 반응 엔탈피를 구하면
$(2 \times 33) - (2 \times 91) = -116$ kJ이다.

ㄷ. $2NO + O_2 \rightarrow 2NO_2$ 반응의 반응 엔탈피 $\Delta H = -116$ kJ를 결합 에너지를 이용하여 구하면 $2x + 498 - 2y = -116$이고, $x - y = -307$이다. 따라서 $|x - y| = 307$이다.

| 오답해설 |

ㄴ. $N(g)$의 생성 반응은 $\dfrac{1}{2}N_2(g) \rightarrow N(g)$이므로 $N_2(g) \rightarrow 2N(g)$ 반응에서 $N_2(g)$의 결합 에너지 945 kJ/몰을 이용하면 $N(g)$의 생성 엔탈피는 $\dfrac{945}{2}$ kJ/몰이다.

V. 열화학

155. 연습   정답 ③

| 자료해석 |

표준 생성 엔탈피 : 표준 상태의 가장 안정한 홑원소 물질로부터 물질 1몰이 생성될 때의 엔탈피 변화

| 정답해설 |

ㄱ. 표준 생성 엔탈피 비교에서 $C_2H_2 > C_2H_4 > 0$이므로 $\Delta H_2 > 0$이다.

ㄴ. $\Delta H_2 + \Delta H_3$은 $C_2H_6(g) \rightarrow C_2H_2(g) + 2H_2(g)$ 반응의 엔탈피 변화와 같고, ΔH_1은 $C_2H_2(g) \rightarrow 2C(s, 흑연) + H_2(g)$ 반응의 엔탈피 변화와 같으므로 $C_2H_6(g) \rightarrow 2C(s, 흑연) + 3H_2(g)$ 반응의 엔탈피 변화 차이만큼 $|\Delta H_2 + \Delta H_3| > |\Delta H_1|$이다.

| 오답해설 |

ㄷ. $\Delta H_1 + \Delta H_2 + \Delta H_3$은 $C_2H_6(g) \rightarrow 2C(s, 흑연) + 3H_2(g)$ 반응의 엔탈피 변화와 같으므로 $C_2H_6(g)$의 분해 반응과 같다.

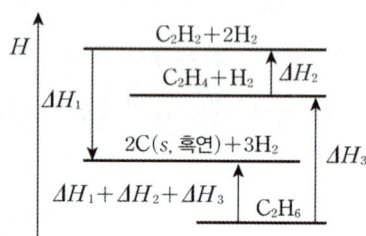

156. 연습   정답 ③

| 자료해석 |

제시된 자료와 Hess의 법칙을 적용하여 물질들의 엔탈피를 표현하면 다음과 같다.

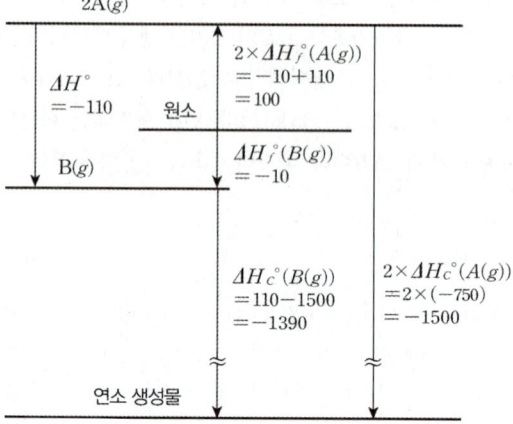

| 정답해설 |

ㄱ. 자료해석처럼 제시된 반응의 반응 엔탈피($\Delta H_r° = -110$)와 B의 표준 생성 엔탈피($\Delta H_f° = -10$)에 Hess의 법칙을 적용하여 A의 표준 생성 엔탈피의 2배($2 \times \Delta H_f°(A(g))$)를 계산할 수 있다. $2 \times \Delta H_f°(A(g)) = 100 \text{ kJ/mol}$이므로 $\Delta H_f°(A(g)) = 50 \text{ kJ/mol}$이다.

ㄴ. 자료해석처럼 제시된 반응의 반응 엔탈피($\Delta H_r° = -110$)와 A의 표준 연소 엔탈피의 2배($2 \times \Delta H_c°(A(g)) = -1500$)에 Hess의 법칙을 적용하여 B의 표준 연소 엔탈피를 계산할 수 있다.
B의 표준 연소 엔탈피 $\Delta H_c°(B(g)) = -1390 \text{ kJ/mol}$이다.

| 오답해설 |

ㄷ. $q_P = \Delta H$, $q_V = \Delta U$이다.
$\Delta H = \Delta U + \Delta(PV) = \Delta U + RT\Delta n$이다. 반응물의 몰 수가 생성물의 몰수보다 많으므로 $\Delta n < 0$이다. 따라서 $\Delta H < \Delta U$이고 $q_P < q_V$이다.

10. 열역학

157. 기본   정답 ①

| 자료해석 |

고립계는 계와 주위 사이에 물질과 에너지를 모두 교환할 수 없다.

| 정답해설 |

ㄱ. 그림을 반응식으로 나타내면 A → 2B이다. 반응 후 기체 분자 수가 증가하므로 계의 엔트로피는 증가한다.

| 오답해설 |

ㄴ. 고립계에서는 계와 주위 사이에 에너지의 출입이 없으므로 반응 전후에 에너지가 보존된다.

ㄷ. 고립계에서는 계와 주위 사이에 물질의 출입이 없으므로 반응 전후에 질량이 보존된다.

158. 기본   정답 ①

| 정답해설 |

A. 실린더는 물질의 출입은 일어나지 않지만 에너지의 출입은 가능하므로 닫힌계이다.

| 오답해설 |

B. 자발적인 반응이므로 $\Delta G < 0$이다. 반응은 기체 분자수가 감소하는 반응이므로 $\Delta S < 0$이다. $\Delta G = \Delta H - T\Delta S$이므로 $\Delta H < 0$이다. 발열 반응 시 주위의 엔트로피는 증가한다.

C. 자발적인 반응이므로 반응이 일어나는 동안 자유 에너지는 감소한다.

V. 열화학

159. 기본   정답 ④

| 정답해설 |

이산화 탄소의 승화($CO_2(s) \rightarrow CO_2(g)$)는 흡열 반응이므로 (가)는 흡수이다. 열역학 제1 법칙에 따라 계와 주위의 에너지의 합은 보존된다.

160. 기본   정답 ⑤

| 정답해설 |

ㄱ. (나)에서 질량 변화 없이 부피가 증가하였으므로 $CO_2(g)$가 생성되었다. 동일 몰수에서 기체의 엔트로피는 고체의 엔트로피보다 크므로 (나)에서 엔트로피는 증가한다.

ㄴ. (나)에서 $CO_2(s) \rightarrow CO_2(g)$ 반응이 일어났으므로 기체의 몰수는 증가한다.

ㄷ. 자발적으로 기체가 발생하였으므로 해당 온도와 압력에서 $CO_2(s) \rightarrow CO_2(g)$은 자발적이다.

161. 기본   정답 ①

| 자료해석 |

질산 암모늄의 용해는 냉각 팩에 사용되므로 흡열 반응이다. 반면 철의 산화 반응은 손난로에 사용되므로 발열 반응이다.

| 정답해설 |

ㄱ. 두 반응 모두 자발적으로 일어나므로 $\Delta S_{전체} > 0$이다.

| 오답해설 |

ㄴ. 철의 산화 반응의 경우 기체의 몰수가 감소하므로 $\Delta S_{계} < 0$이다.

ㄷ. 철의 산화 반응은 발열 반응이므로 $\Delta H < 0$이다.

162. 기본   정답 ③

| 자료해석 |

CO_2는 t_1, P_1기압에서 안정한 상이 액체이고 $t_1 < t_0$이므로 $-56.6 < t_1 < t_0$이다. t_1, P_2기압에서 안정한 상은 액체와 고체이므로 CO_2는 융해 곡선 위에 있다.

| 정답해설 |

ㄱ. $t_1 > -56.6$℃이고 안정한 상이 액체이므로 P_1기압은 삼중점의 압력인 5.1 기압보다 커야 한다.

ㄴ. 25℃, P_1기압에서 CO_2의 안정한 상은 기체이므로 $CO_2(l) \rightarrow CO_2(g)$ 반응은 자발적으로 일어난다. 따라서 자유 에너지 변화 $\Delta G < 0$이다.

| 오답해설 |

ㄷ. 같은 온도 t_1에서 P_1기압은 안정한 상이 액체만 존재하는 구간에 해당하고, P_2기압은 융해 곡선 위에 있으므로 $P_1 < P_2$이다.

V. 열화학

163. 기본   정답 ③

| 자료해석 |

반응이 자발적으로 일어났으므로 $\Delta G<0$이다.
반응 전후 기체 전체의 몰수가 감소하였으므로 $\Delta S<0$이다.
$\Delta G=\Delta H-T\Delta S$이고 $\Delta G<0$, $\Delta S<0$이므로 $\Delta H<0$이다.

| 정답해설 |

ㄷ. $\Delta H<0$이므로 엔탈피는 반응 후가 반응 전보다 작다.

| 오답해설 |

ㄱ. $\Delta S<0$이므로 엔트로피는 반응 후가 반응 전보다 작다.
ㄴ. $\Delta G<0$이므로 자유 에너지는 반응 후가 반응 전보다 작다.

164. 기본   정답 ①

| 정답해설 |

ㄱ. 자유 에너지 변화 $\Delta G=\Delta H-T\Delta S<0$이면 자발적이다. (가)에서 $\Delta H<0$이고 $\Delta S>0$이므로 모든 온도에서 $\Delta G<0$이다.

| 오답해설 |

ㄴ. 2000 K에서 (나)의 $\Delta G=\Delta H-T\Delta S$
   $=280-(2000)\times(-0.140)=560$ kJ이므로 자유 에너지 변화 $\Delta G>0$이다.

ㄷ. 300 K에서 (다)의 $\Delta G=\Delta H-T\Delta S$
   $=-200-300\times(-0.190)=-143$ kJ이므로 자유 에너지 변화 $\Delta G<0$이고 자발적이다.

165. 기본 정답 ②

| 자료해석 |

어는점 미만의 온도에서 물질은 고체 상태가 가장 안정한 상태이고 끓는점 초과의 온도에서는 기체 상태가 가장 안정한 상태이다. 어는점과 끓는점 사이의 온도에서는 액체가 가장 안정한 상태이다.

| 정답해설 |

ㄴ. 300 K은 물의 어는점보다 높은 온도이므로 $H_2O(s) \to H_2O(l)$ 상변화는 자발적으로 일어난다. 융해 과정은 $\Delta S_{계} > 0$, $\Delta H_{계} > 0$이고 등압 조건에서 $\Delta S_{주위} = -\dfrac{\Delta H_{계}}{T}$이므로 $\Delta S_{주위} < 0$이다. 반응이 자발적일 때 $\Delta S_{계} + \Delta S_{주위} > 0$이므로 $|\Delta S_{계}| > |\Delta S_{주위}|$이다.

| 오답해설 |

ㄱ. 250 K은 CH_3COOH의 어는점 이하의 온도이므로 $CH_3COOH(s)$이 $CH_3COOH(l)$보다 안정한 상이다. 따라서 몰당 자유 에너지(G)는 $CH_3COOH(s)$이 $CH_3COOH(l)$보다 작다.

ㄷ. 400 K은 아세트산의 끓는점보다 높은 온도이므로 $CH_3COOH(l) \to CH_3COOH(g)$ 반응은 자발적이다. 따라서 $\Delta G = \Delta H - 400\text{K}\,\Delta S < 0$이고 $\dfrac{\Delta H}{\Delta S} < 400\text{ K}$이다.

166. 기본 정답 ②

| 자료해석 |

T_2, 표준 상태에서 A가 액체이므로 T_1은 녹는점, T_3는 끓는점이다.

| 정답해설 |

ㄴ. 일반적으로 엔트로피는 고체에서 액체, 기체로 상변화가 일어날수록 증가한다($S_{고체} < S_{액체} \ll S_{기체}$). 제시된 그래프에서 비교해보면 T_1에서 $A(s) \to A(l)$ 반응의 ΔS는 T_3에서 $A(l) \to A(g)$ 반응의 ΔS보다 작다.

| 오답해설 |

ㄱ. T_1에서 $A(s) \to A(l)$ 반응은 흡열 반응이다. 따라서 $\Delta H > 0$이다.

(다른 풀이)

T_1은 녹는점으로 $A(s) \to A(l)$ 반응의 $\Delta S > 0$이고, $\Delta G = 0$이다. $\Delta G = \Delta H - T\Delta S$이므로 $\Delta H > 0$이다.

ㄷ. T_2, 표준 상태에서 A가 액체이므로 $A(l) \to A(g)$ 반응은 비자발적이다. 따라서 $\Delta G = \Delta H - T_2\Delta S > 0$이다.

167. 정답 ①

| 자료해석 |

$\Delta G = \Delta H - T\Delta S$이므로 (가)에서 $\Delta H < 0$, $\Delta S < 0$임을 알 수 있다. 또한 상전이가 일어나는 $\Delta G = 0$인 온도가 T_1이상이므로 액체와 기체사이의 상전이이다. 낮은 온도일수록 반응의 자발성이 증가하므로 주어진 반응은 $X(g) \rightarrow X(l)$이다.

| 정답해설 |

ㄱ. 자료해석에 의하면 $X(\beta)$는 액체이다.

| 오답해설 |

ㄴ. T_1K에서 $\Delta G < 0$이므로 $X(g) \rightarrow X(l)$ 반응이 자발적이고, 기체가 액체가 되는 상전이이므로 $\Delta S < 0$이다.

ㄷ. T_2K에서는 기체가 가장 안정한 상태이다. 따라서 액체가 기체가 되는 역반응이 자발적이다.

168. 정답 ③

| 자료해석 |

(가)에서 고체, 액체, 기체가 모두 안정한 상이므로 (가)는 물질 X의 삼중점이다. (나)의 온도는 (가)의 온도보다 낮음에도 불구하고 고체와 액체가 가장 안정한상이므로 융해 곡선의 기울기가 음의 값임을 알 수 있으며 P가 1기압보다 작음을 알 수 있다. 따라서 물질 X의 상평형 그래프는 다음과 같다.

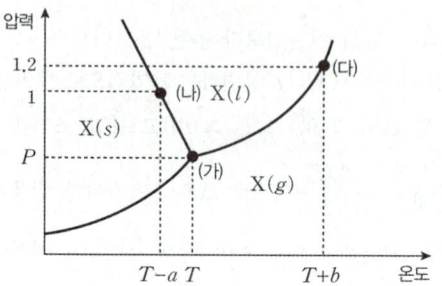

| 정답해설 |

ㄱ. 자료해석에 의해 $P < 1$이다.

ㄴ. 기준 끓는점/어는점은 1기압에서의 끓는점과 어는점이다. 상평형 그래프에서 기준 어는점은 $T-a$이고 기준 끓는점은 $T+b$보다 낮은 온도($T+b-x$, $x > 0$)이다. 따라서 (기준 끓는점 - 기준 어는점) = $(T+b-x)-(T-a) = a+b-x < a+b$이다.

| 오답해설 |

ㄷ. (가)는 삼중점이므로 $X(s) \rightarrow X(l)$과 $X(g) \rightarrow X(s)$의 ΔG가 모두 0이다.

따라서 (가)의 온도 T에서 $\Delta G_1 = 0 = \Delta H_1 - T\Delta S_1$, $\Delta G_2 = 0 = \Delta H_2 - T\Delta S_2$이므로 $\dfrac{\Delta H_1}{\Delta S_1} = \dfrac{\Delta H_2}{\Delta S_2} = T$로 동일하다.

169. 기본 　　　　　　　　　　　　　정답 ②

| 정답해설 |

ㄴ. 300 K, 표준 상태에서 이 반응이 자발적이므로 $\Delta G < 0$이다. $\Delta H = 1000x$ J이고,
$\Delta G = \Delta H - T\Delta S = 1000x - 300y < 0$이므로 $x < \dfrac{3}{10}y$이다.

| 오답해설 |

ㄱ. 반응 후 기체의 분자 수가 감소하므로 엔트로피는 감소한다. 따라서 $\Delta S = y < 0$이다.

ㄷ. $\Delta G < 0$이고, $\Delta S < 0$이므로 $\Delta H < 0$이다. 따라서 이 반응은 발열 반응이다.

170. 연습 　　　　　　　　　　　　　정답 ④

| 자료해석 |

그림 (가)에서 온도 변화가 일어나지 않는 두 구간이 각각 융해와 기화 구간이며 그 때의 온도가 1기압 하에서 H_2O의 녹는점과 끓는점이다.

그림 (나)에서 $\Delta G = 0$인 두 온도가 각각 상변화가 일어나는 온도이며 온도가 더 낮은 T_2가 녹는점, T_3가 끓는점이다.

| 정답해설 |

ㄴ. P → Q 과정에서 열을 계속 가하므로 H_2O 1몰의 엔트로피는 Q에서가 P에서보다 더 크다.

ㄷ. 융해와 기화 과정에서 $\Delta G = 0$이다. 따라서
$\Delta G_{융해} = \Delta H_{융해} - T_2 \Delta S_{융해} = 0 \therefore T_2 \Delta S_{융해} = \Delta H_{융해}$
$\Delta G_{기화} = \Delta H_{기화} - T_3 \Delta S_{기화} = 0 \therefore T_3 \Delta S_{기화} = \Delta H_{기화}$
이다.
가열 곡선에서 융해 구간보다 기화 구간에서 가한 열량이 더 많으므로 $\Delta H_{기화} > \Delta H_{융해}$이고
$T_3 \Delta S_{기화} > T_2 \Delta S_{융해}$이다.

| 오답해설 |

ㄱ. T_1 K에서 H_2O의 가장 안정한 상은 액체이므로 1몰의 자유 에너지는 $H_2O(l)$이 $H_2O(g)$보다 작다.

V. 열화학

171. 연습　　　　　　　　　　　　정답 ③

| 정답해설 |

ㄱ. 일정 온도와 압력 조건에서 반응 후 기체의 부피가 감소하므로 기체 분자 수 감소를 의미하며 계의 엔트로피 변화 $\Delta S < 0$이다.

ㄷ. 전체(계+주위) 엔트로피는 $\Delta S_{계} + \Delta S_{주위} = \Delta S_{우주}$와 같다. 반응은 자발적이므로 자유 에너지 변화 $\Delta G < 0$이다. $\Delta G = -T\Delta S_{우주}$이므로 $\Delta S_{우주} > 0$이다.

| 오답해설 |

ㄴ. 기체 분자 수가 감소하므로 자유 에너지 변화 $\Delta G = \Delta H - T\Delta S$에서 $\Delta S < 0$이고, 자발적 반응이므로 자유 에너지 변화 $\Delta G < 0$이다. 따라서 $\Delta H < 0$이다.

172. 연습　　　　　　　　　　　　정답 ④

| 자료해석 |

물질 X의 기화 반응 $X(l) \rightarrow X(g)$은 흡열 반응($\Delta H > 0$)이며 엔트로피가 증가하는 반응($\Delta S > 0$)이다.

| 정답해설 |

ㄱ. 물질 X의 기화 반응 $X(l) \rightarrow X(g)$은 흡열 반응 ($\Delta H > 0$)이다. 따라서 $a > 0$이다.

ㄷ. X의 끓는점은 1기압에서 $\Delta G = 0$이 되는 온도이다. 표의 T_1에서 $\Delta G > 0$이므로 역반응이 우세하다. 따라서 T_1보다 높은 온도에서 끓는점이 나타난다.

| 오답해설 |

ㄴ. 자유 에너지 변화 $\Delta G = \Delta H - T\Delta S$에 주어진 값을 대입하여 T_1과 T_2를 비교해 보면 다음과 같다.

$0.05a = a - T_1\Delta S$, $T_1\Delta S = 0.95a$

$0.1a = a - T_2\Delta S$, $T_2\Delta S = 0.9a$

$\Delta H > 0$, $\Delta S > 0$이고, 온도와 무관하게 일정하므로 $T_1 > T_2$이다.

173. 연습 정답 ④

| 정답해설 |

ㄱ. (가)는 철이 산화되는 반응이므로 발열 반응이다. 따라서 $\Delta H_1 < 0$이다.

ㄷ. (나)는 자발적인 반응이므로 $\Delta G = \Delta H - T\Delta S < 0$이다. $\Delta H_2 > 0$이므로 $\Delta S_{계} > 0$이다.

| 오답해설 |

ㄴ. (가)에서 $\Delta S_{계} < 0$이다. 하지만 (가)는 자발적인 반응이므로 $\Delta S_{우주} = \Delta S_{계} + \Delta S_{주위} > 0$이다. 따라서 $|\Delta S_{계}| < |\Delta S_{주위}|$이다.

174. 연습 정답 ⑤

| 자료해석 |

$\Delta G = \Delta H - T\Delta S$이므로 온도에 따른 ΔG의 그래프에서 기울기는 $-\Delta S$이고 y절편은 ΔH이다.

따라서 (가)는 $\Delta H > 0, \Delta S > 0$이고 (나)는 $\Delta H > 0, \Delta S < 0$이다.

| 정답해설 |

ㄴ. $|\Delta S|$는 그래프에서 기울기의 크기에 해당한다. 따라서 (가)에서가 (나)에서보다 크다.

ㄷ. (가)~(다)의 엔탈피 변화량을 각각 $\Delta H_{(가)}, \Delta H_{(나)}, \Delta H_{(다)}$라 하고 헤스의 법칙을 적용하면 $\Delta H_{(다)} = -\Delta H_{(가)} + 2\Delta H_{(나)}$이다. 그래프의 y절편으로부터 $\Delta H_{(가)} > 2\Delta H_{(나)}$이므로 $\Delta H_{(다)} < 0$이다.

| 오답해설 |

ㄱ. (가)는 $\Delta S > 0$이다. 따라서 x는 3보다 클 수 없다.

175. 연습   정답 ①

| 정답해설 |

ㄱ. 반응 (가)는 그림과 표의 자료로부터 추론 가능한 T_1에서 ΔH와 ΔS의 부호가 다음과 같다.

T_1	$\Delta G < 0$	① $\Delta H > 0, \Delta S > 0$
		② $\Delta H < 0, \Delta S > 0$

그런데 ②의 경우 $\Delta G = 0$인 온도가 존재할 수 없으므로 반응 (가)는 $\Delta H > 0, \Delta S > 0$인 반응이다.

| 오답해설 |

ㄴ. 반응 (나)는 그림과 표의 자료로부터 추론 가능한 T_1에서 ΔH와 ΔS의 부호가 다음과 같다.

T_1	$\Delta G > 0$	① $\Delta H > 0, \Delta S < 0$
		② $\Delta H < 0, \Delta S < 0$

그런데 ①의 경우 $\Delta G < 0$인 온도가 존재할 수 없으므로 반응 (나)는 $\Delta H < 0, \Delta S < 0$인 반응이다.

ㄷ. 반응 (가)는 $\Delta H > 0, \Delta S > 0$인 반응이다. 온도가 증가할수록 자발성이 증가하므로 $T_1 > T_2$이다.

176. 연습   정답 ②

| 자료해석 |

㉠~㉢의 ΔH, ΔS 부호에 따른 ΔG의 값은 아래와 같다.

	ΔH	ΔS	ΔG
㉠ $\|\Delta H\| = 3a$ $\|T_1 \Delta S\| = 2a$	+	+	$+a$
	+	−	$+5a$
	−	+	$-5a$
	−	−	$-a$
㉡ $\|\Delta H\| = 4a$ $\|T_1 \Delta S\| = 2a$	+	+	$+2a$
	+	−	$+6a$
	−	+	$-6a$
	−	−	$-2a$
㉢ $\|\Delta H\| = 7a$ $\|T_1 \Delta S\| = 2a$	+	+	$+5a$
	+	−	$+9a$
	−	+	$-9a$
	−	−	$-5a$

(나)에서 T_1에서 Ⅰ과 Ⅲ의 ΔG는 동일한 음의 값을 가진다. 따라서 Ⅰ과 Ⅲ은 ㉠, ㉢의 $\Delta G = -5a$인 경우이다. 온도에 따른 ΔG의 그래프에서 기울기는 $-\Delta S$이므로 기울기가 양수인 Ⅰ이 ㉢, Ⅲ이 ㉠이다.

Ⅱ는 y절편이 양수이므로 $\Delta H = 4a > 0$이고, 기울기가 음수이므로 $T\Delta S = 2a > 0$이다. T_1에서 $\Delta G = 2a$이다.

| 정답해설 |

ㄴ. ㉡의 $\Delta H > 0$이므로 $\Delta H = +4a$이다. $T_2 \Delta S = 4a$를 만족하는 T_2에서 $\Delta G = 4a - 4a = 0$이다.

| 오답해설 |

ㄱ. 자료해석에 의해 Ⅰ은 ㉢이다.

ㄷ. $\Delta G = 0$을 만족하는 온도 T에서 $\Delta H - T\Delta S = 0$이고 $\dfrac{\Delta H}{\Delta S} = T$이다. (나)에서 Ⅱ(㉡), Ⅰ(㉢)이 x축과 만나는 점의 온도는 Ⅱ(㉡) < Ⅰ(㉢)이다.

177. 연습   정답 ②

| 자료해석 |

(가)는 기체 분자수가 증가하는 반응이므로 $\Delta S_1 > 0$이다. (나)는 기체 분자수가 감소하는 반응이므로 $\Delta S_2 < 0$이다. 그림에서 ㉠은 온도가 증가할수록 반응의 자발성이 증가하므로 $\Delta S > 0$인 (가)이다. ㉡은 온도가 증가할수록 반응의 자발성이 감소하므로 $\Delta S < 0$인 (나)이다.

| 정답해설 |

ㄴ. T_2에서 두 반응의 $\Delta S_{전체}$는 동일하다. $-T\Delta S_{전체} = \Delta G$이므로 $\Delta S_{전체}$가 동일하면 ΔG도 동일하다.
$\Delta G = \Delta H - T\Delta S$이므로
$\Delta H_1 - T_2 \Delta S_1 = \Delta H_2 - T_2 \Delta S_2$이다. $|\Delta S_1| = |\Delta S_2|$이고 부호만 서로 반대이므로 $\Delta H_1 + T_2 \Delta S_2 = \Delta H_2 - T_2 \Delta S_2$이다.
따라서 $T_2 = \dfrac{\Delta H_2 - \Delta H_1}{2\Delta S_2}$이다.

| 오답해설 |

ㄱ. T_1에서 나(㉡)의 $\Delta S_{전체} > 0$이므로 반응이 자발적으로 일어난다. 따라서 자유 에너지의 변화(ΔG)는 0보다 작다.

ㄷ. 그림에서 $\Delta G = 0$인 온도는 (가)(㉠)가 (나)(㉡)보다 높다. $|\Delta S_1| = |\Delta S_2|$이므로 $|\Delta H_1| > |\Delta H_2|$이다.

178. 연습   정답 ⑤

| 자료해석 |

$\Delta G = \Delta H - T\Delta S$이므로 ΔH와 ΔS를 구하면 다음과 같다.

(가) : $-20 = \Delta H - 500\Delta S$, $80 = \Delta H - 1300\Delta S$

$\Delta H = -82.5 \text{ kJ}$, $\Delta S = -\dfrac{1}{8}$ kJ/K

(나) : $-20 = \Delta H - 1200\Delta S$, $80 = \Delta H - 600\Delta S$

$\Delta H = 180 \text{ kJ}$, $\Delta S = \dfrac{1}{6}$ kJ/K

| 정답해설 |

ㄱ. (가)의 $\Delta H < 0$, (나)의 $\Delta H > 0$이므로 (나)가 (가)보다 크다.

ㄴ. $|\Delta S|$는 (나)가 (가)보다 크다.

ㄷ. 800 K에서 (나)는 $\Delta G = \Delta H - T\Delta S = 180 - \dfrac{800}{6} > 0$이므로 비자발적이다.

V. 열화학

179. 연습 정답 ③

| 자료해석 |

(가)는 기체 분자 수가 증가하는 반응이므로 $\Delta S > 0$이고, 연소 반응이므로 발열 반응($\Delta H < 0$)이다. 따라서 그래프에서 ㉡에 해당한다.

(나)는 기체 분자 수가 감소하는 반응이므로 $\Delta S < 0$이다. 그래프에서 이 조건을 만족하는 경우는 ㉢뿐이다.

(다)는 기체 분자 수가 증가하는 반응이므로 $\Delta S > 0$이고, 탄산칼슘의 열분해 반응이므로 흡열 반응($\Delta H > 0$)이다. 따라서 그래프에서 ㉠에 해당한다.

| 정답해설 |

ㄱ. (가)는 C_3H_8의 연소 반응이므로 발열 반응이다.

ㄷ. T_1, 1기압에서 자유 에너지 변화 $\Delta G = \Delta H - T_1 \Delta S$를 T_1으로 나누면 $\dfrac{\Delta G}{T_1} = \dfrac{\Delta H}{T_1} - \Delta S$이다. (다)는 ㉠이므로 $\Delta S < \dfrac{\Delta H}{T_1}$이다. 따라서 $\dfrac{\Delta G}{T_1} > 0$이므로 $\Delta G > 0$이다.

| 오답해설 |

ㄴ. ㉡은 발열 반응($\Delta H < 0$)이면서 기체 분자 수가 증가하는 반응($\Delta S > 0$)이므로 (가)에 해당한다.

MEMO

Ⅵ. 반응 속도 11. 반응 속도식

180. 기본 정답 ①

| 자료해석 |

시간에 따라 반응 속도가 감소하므로 해당 반응은 A에 대한 1차 반응이다. 0차 반응은 반응 속도가 일정하다. 따라서 반응 속도식은 $v=k[A]$이다.

| 정답해설 |

2초 일 때 반응 속도비는 Ⅰ:Ⅱ=3:2이다. Ⅰ의 속도 상수를 k라 하면 Ⅱ의 속도 상수를 $2k$이다. Ⅰ과 Ⅱ에서의 A의 농도를 $[A]_Ⅰ$, $[A]_Ⅱ$라고 하면
$\frac{2k[A]_Ⅱ}{k[A]_Ⅰ}=\frac{2}{3}$이고 $\frac{[A]_Ⅱ}{[A]_Ⅰ}=\frac{1}{3}$이다.

181. 기본 정답 ③

| 자료해석 |

실험 Ⅰ에서 [B]가 증가하는 비율이 20분마다 $\frac{1}{2}$배가 되므로 주어진 반응은 A에 대한 1차 반응이고 반감기가 20분이다. 실험 Ⅱ에서 [B]가 증가하는 비율이 20분마다 $\frac{1}{4}$배가 되므로 반감기는 10분이다.

시간에 따른 [A]는 다음과 같다.

실험	온도	[A](M)			
		$t=0$	$t=20$분	$t=40$분	$t=60$분
Ⅰ	T_1	6.4	3.2	1.6	0.8
Ⅱ	T_2	3.2	0.8	0.2	0.05

| 정답해설 |

ㄱ. 반감기가 더 짧은 실험 Ⅱ의 온도가 더 높다.
  따라서 $T_1 < T_2$이다.
ㄴ. A에 대한 1차 반응이므로 반응 속도식은 $v=k[A]$와 같다.
  [A]가 20분일 때가 60분일 때의 4배이므로 반응 속도도 4배이다.

| 오답해설 |

ㄷ. 자료해석에 따르면 Ⅱ에서 A의 초기 농도는 3.2M이다.

182. 기본   정답 ①

| 자료해석 |

- 1차 반응
  속도 법칙 : $v = k[A]$
  적분 속도 법칙 : $\ln[A] = -kt + \ln[A]_0$
  반감기 : $t_{1/2} = \dfrac{\ln 2}{k}$

| 정답해설 |

그래프와 같이 $[A]_0$에 따라 초기 반응 속도가 증가하는 것은 1차 반응이다. 따라서 반감기가 일정하다.

표에서 [B]는 $2t$에서 $3t$ 사이에 $0.5\,M$ 증가했다. 만약 t가 반감기라면 $t \sim 2t$에 $1\,M$, $0 \sim t$에 $2\,M$ 증가했을 것이다. 따라서 $x = 2$이다.

그래프에서 T_1에서가 T_2에서보다 반응 속도가 2배이므로 반응 속도 상수(k)도 2배이다. 따라서 T_2에서 반감기는 $2t$이다. $1\,L$인 강철 용기에 A $2x$몰($=4$몰)을 넣고 반응시켜 반응 시간이 $2t$가 되면 A의 농도는 초기 농도의 절반인 $2\,M$이 된다.

183. 기본   정답 ③

| 자료해석 |

반응 (가)의 반응 속도 상수 k_1을 구하면 다음과 같다.

$-\dfrac{d[A]}{dt} = k_1[A]$, 기울기의 절댓값$(k_1) = \dfrac{1}{t_1}$

반응 (나)의 반응 속도 상수 k_2를 구하면 다음과 같다.

$-\dfrac{d[B]}{dt} = k_2[B]$, 기울기의 절댓값$(k_2) = \dfrac{1}{2t_1}$

| 정답해설 |

ㄱ. (가)는 반응 시간에 따른 $\ln[A]$의 그래프가 직선이므로 이 반응은 A에 대한 1차 반응이다.

ㄴ. (가)와 (나)의 반응 속도 상수 비 $\dfrac{k_1}{k_2} = \dfrac{1/t_1}{1/2t_1} = 2$이다.

| 오답해설 |

ㄷ. t_1에서 X의 생성 속도 $v_X = k_1[A] = \dfrac{1}{t_1} \times e^{-1}$, $2t_1$에서 Y의 생성 속도 $v_Y = 2k_2[B] = \dfrac{1}{t_1} \times e^{-1}$이므로 $\dfrac{v_X}{v_Y} = 1$이다.

184. 정답 ④

| 자료해석 |

아레니우스 식은 절대 온도 T가 반응 속도 상수 k에 미치는 영향을 표현한 식으로 E_a는 활성화 에너지, R은 기체 상수, A는 잦음률이다.

$$\ln k = -\frac{E_a}{RT} + \ln A$$

두 온도 T_1, T_2에서 측정한 반응 속도 상수 k_1, k_2를 이용하면 다음과 같이 반응의 E_a를 구할 수 있다.

$$\ln \frac{k_2}{k_1} = \frac{E_a}{R}\left(\frac{1}{T_1} - \frac{1}{T_2}\right)$$

| 정답해설 |

반응 시간에 따른 $\frac{1}{[A]}$의 그래프가 직선으로 나타나므로 이 반응은 [A]에 대한 2차 반응이다.

따라서 반응 속도 $v = -\frac{d[A]}{dt} = k[A]^2$이고 적분 속도식은

$\frac{1}{[A]_t} = kt + \frac{1}{[A]_0}$이다.

절대 온도 T에서의 속도 상수를 k_1, $\frac{4}{3}T$에서의 속도 상수를 k_2라고 하면 T에서 $40 = k_1 \times 100 + 30$, $k_1 = 0.1$이고 $\frac{4}{3}T$에서 $60 = k_2 \times 100 + 20$, $k_2 = 0.4$이다.

각각의 절대 온도와 속도 상수를 아레니우스 식에 대입하고 두 식을 연립하면 활성화 에너지를 구할 수 있다.

$$\ln 0.1 = -\frac{E_a}{RT} + \ln A \quad \cdots\cdots \text{㉠}$$

$$\ln 0.4 = -\frac{E_a}{R(\frac{4}{3}T)} + \ln A \quad \cdots\cdots \text{㉡}$$

㉠ - ㉡ 하면 $\ln \frac{1}{4} = \left(-\frac{1}{4RT}\right) \times E_a$,

$E_a = (-2\ln 2) \times (-4RT) = 2 \times 0.7 \times 4 \times 2.5 = 14$이다.

185. 정답 ①

| 자료해석 |

등온 조건, 강철 용기에서의 반응이므로 이상 기체 상태 방정식으로부터 $P \propto n$이다. 주어진 부피, 온도 조건에서 1몰이 1기압을 나타내므로 그래프 상 압력을 기체 전체의 몰수로 볼 수 있다. 시간 t까지 반응은 다음과 같다.

	$2A(g)$	→	$B(g)$
i	1		0
c	$-2x$		$+x$
e	$1-2x$		x

$1 - x = \frac{5}{8}$ ∴ $x = \frac{3}{8}$이고

A의 몰수는 $\frac{1}{4}$, B의 몰수는 $\frac{3}{8}$이다.

시간 t에서 $2t$까지 반응은 다음과 같다.

	$2A(g)$	→	$B(g)$
i	$\frac{1}{4}$		$\frac{3}{8}$
c	$-2y$		$+y$
e	$\frac{1}{4}-2y$		$\frac{3}{8}+y$

$\frac{5}{8} - y = \frac{17}{32}$ ∴ $y = \frac{3}{32}$이고

A의 몰수는 $\frac{1}{16}$, B의 몰수는 $\frac{15}{32}$이다.

A의 몰수가 $\frac{1}{4}$가 되는 시간(2번의 반감기)이 t로 동일하므로 A에 대해 1차 반응이다.

| 정답해설 |

ㄱ. 자료해석에 따르면 t에서 B의 몰수는 $\frac{3}{8}$몰이므로 압력도 $\frac{3}{8}$기압이다.

| 오답해설 |

ㄴ. t가 두 번의 반감기이므로 $3t$는 6번의 반감기이다. 따라서 $3t$에서 A의 몰수는 $\frac{1}{64}$이므로 0~$3t$반응은 다음과 같다.

	$2A(g)$	→	$B(g)$
i	1		0
c	$-2z$		$+z$
e	$\frac{1}{64}$		z

098

$z = \dfrac{63}{128}$ 이므로 B의 몰수는 $\dfrac{63}{128}$ 이다. 따라서 전체 몰수는 $\dfrac{65}{128}$ 몰이다.

ㄷ. A에 관한 1차 반응이므로 반응 속도식은 $v = k[A]$로 나타낼 수 있고 강철 용기에서의 반응이므로 $[A] \propto$ A의 몰수이다. 자료해석에서 구한 $t, 2t$일 때의 A의 몰수를 이용하여 반응 속도의 비를 구하면

$$\dfrac{t\text{일 때의 반응 속도}}{2t\text{일 때의 반응 속도}} = \dfrac{\dfrac{1}{4}}{\dfrac{1}{16}} = 4 \text{이다.}$$

186. 연습 정답 ④

| 자료해석 |

Ⅰ, Ⅱ에서 초기 A의 농도와 무관하게 동일한 몰수의 B가 생성되므로 해당 반응은 A에 대한 0차 반응이다.

0차 반응의 적분 속도식은 $[A] = -kt + [A]_0$이다.

A의 초기 몰수가 2.4인 Ⅰ에서 B가 0.9몰 생성되었으므로 A는 1.8몰 감소했다. 부피를 1L라 가정하면 t_1에서 $[A] = 0.6$이다. Ⅰ에서 속도 상수를 $k_Ⅰ$이라 하고 적분 속도식에 농도를 대입하면 $0.6 = -k_Ⅰ t_1 + 2.4$이다. 따라서 $k_Ⅰ = \dfrac{1.8}{t_1}$ 이다.

A의 초기 몰수가 2.4인 Ⅱ에서 B가 0.6몰 생성되었으므로 A는 1.2몰 감소했다. 부피를 1L라 가정하면 t_1에서 $[A] = 1.2$이다. Ⅱ에서 속도 상수를 $k_Ⅱ$이라 하고 적분 속도식에 농도를 대입하면 $1.2 = -k_Ⅱ t_1 + 2.4$이다. 따라서 $k_Ⅱ = \dfrac{1.2}{t_1}$ 이다.

| 정답해설 |

Ⅰ, Ⅱ에서 $A(g)$의 몰수가 같아지는 시간을 t라 하고 Ⅰ, Ⅱ의 적분 속도식을 대입하면 $-\dfrac{1.8}{t_1}t + 4.6 = -\dfrac{1.2}{t_1}t + 4.2$이다. $t = \dfrac{2}{3}t_1$이다.

Ⅵ. 반응 속도

187. 연습   정답 ④

| 자료해석 |

반응이 부피 변화가 없는 강철 용기에서 일어나므로 밀도는 질량에 비례한다. B와 C의 분자량의 비가 $1 : \frac{8}{5}$이므로 표의 밀도를 몰수비로 바꾸면 아래와 같다.

t(분)	생성물의 몰수비	
	T_1에서 B	T_2에서 C
0	0	0
10	$9.6n$	$3.0n$
20	$14.4n$	$3.75n$
30	$16.8n$	$3.9375n$

T_1에서 B의 몰수 증가량이 10분이 지날 때 마다 절반씩 줄어드므로 이 반응은 A에 대한 1차 반응이고 T_1에서 반감기는 10분이다.

T_2에서는 C의 몰수 증가량이 $\frac{1}{4}$씩 줄어드므로 T_2에서 반감기는 5분이다.

| 정답해설 |

T_1에서 한 번의 반감기가 지날 때 B가 $9.6n$이 생성되었으므로 A는 $9.6n$ 감소하였으며, 이는 초기 A 몰수의 절반에 해당한다. 따라서 초기 A 몰수는 $19.2n$이다.

T_2에서 두 번의 반감기가 지날 때 C가 $3.0n$이 생성되었으므로 A는 $6.0n$ 감소하였으며, 이는 초기 A 몰수의 $\frac{3}{4}$ 배에 해당한다. 따라서 초기 A 몰수는 $8.0n$이다. T_1, T_2에서 속도 상수를 각각 k, $2k$라 하면

$t=0$일 때, $\dfrac{T_1에서\ 초기\ 반응\ 속도}{T_2에서\ 초기\ 반응\ 속도} = \dfrac{k \times 19.2n}{2k \times 8.0n} = \dfrac{6}{5}$이다.

188. 연습   정답 ②

| 정답해설 |

실험 Ⅱ는 Ⅰ과 비교하면 반응물 A의 농도가 2배일 때 초기 반응 속도가 2배이므로 이 반응은 A에 대한 1차 반응이다. Ⅱ에서 A는 $t=3$분에서 $8\,\mathrm{mM}$이므로 소모량 $\Delta[A]_{\mathrm{II}} = -56\,\mathrm{mM}$이다. 따라서 Ⅰ에서 A의 소모량은 Ⅱ의 절반인 $\Delta[A]_{\mathrm{I}} = -28\,\mathrm{mM}$이므로 x는 $4\,\mathrm{mM}$이다. 한편, Ⅰ에서 $t=3$분일 때 B와 C의 생성량은 각각 $\Delta[B]_{\mathrm{I}} = 42$, $\Delta[C]_{\mathrm{I}} = 7$이므로 주어진 반응에서 반응한 몰수 비는 $A : B : C = 28 : 42 : 7 = 4 : 6 : 1$이다. 이 값은 반응 계수와 같으므로 화학 반응식은 $4A \rightarrow 6B + C$이다.

이를 Ⅱ에 적용하면, $y = 56 \times \dfrac{6}{4} = 84\,\mathrm{mM}$이다.

Ⅰ에서 $32\,\mathrm{mM}$이었던 반응물이 $t=3$분 동안 $4\,\mathrm{mM}$이 된 것은 초기 농도의 $\dfrac{1}{8}$이 된 것이고 이는 반감기가 3번 지났음을 의미한다. 따라서 반감기는 $t=1$분이고, $t=2$분은 반감기가 2번 지난 것이다.

$t=2$분일 때

Ⅰ에서 $[A] = 32 \times \dfrac{1}{2} \times \dfrac{1}{2} = 8\,\mathrm{mM}$이고,

Ⅱ에서 $[A] = 64 \times \dfrac{1}{2} \times \dfrac{1}{2} = 16\,\mathrm{mM}$이므로

소모량 $\Delta[A]_{\mathrm{II}} = -48\,\mathrm{mM}$이고

생성량 $\Delta[C]_{\mathrm{II}} = 48 \times \dfrac{1}{4} = 12\,\mathrm{mM}$이다.

따라서 $t=2$분일 때, $\dfrac{\mathrm{I}에서\ [A]}{\mathrm{II}에서\ [C]} = \dfrac{8}{12} = \dfrac{2}{3}$

189. 연습   정답 ④

| 자료해석 |

화학 반응식과 반응 속도식을 통해 [A]에 관한 1차 반응임을 알 수 있다. Ⅰ에서 A를 n몰 넣었다면 $t=10$분일 때, A는 $\frac{n}{2}$몰 반응하고 B가 n몰 생성되어 $\frac{P_B}{P_A} = \frac{n}{\frac{n}{2}} = 2$이다. 따라서 Ⅰ에서 반감기는 $t=10$분이다.

Ⅱ에서 A를 m몰 넣었다면 $t=20$분일 때, A는 $\frac{15}{16}m$몰 반응하여 $\frac{1}{16}m$몰이 남아있고 B는 $\frac{30}{16}m$몰 생성되어 $\frac{P_B}{P_A} = 30$이다. 따라서 $t=20$분은 반감기가 4번 지난 시간이므로 Ⅱ에서 반감기는 $t=5$분이다.

| 정답해설 |

ㄴ. Ⅱ에서 반감기는 $t=5$분이므로 $t=30$분은 반감기가 6번 지난 시간이다. 따라서 A를 m몰 넣었다면, A는 $\frac{63}{64}m$몰 반응하여 $\frac{1}{64}m$몰이 남아있고 B는 $\frac{126}{64}m$몰 생성되어 $\frac{P_B}{P_A} = y = 126$이다.

ㄷ. Ⅰ에서 반감기는 $t=10$분이므로 $t=20$분은 반감기가 2번 지난 것이다. 따라서 A 질량은 $1 \times (\frac{1}{2})^2 = 0.25$ g이다. Ⅱ에서 $t=20$분은 A의 반감기가 4번 지난 것이므로 A 질량은 $4 \times (\frac{1}{2})^4 = 0.25$ g이다. 즉 A 질량은 Ⅰ에서와 Ⅱ에서가 같다.

| 오답해설 |

ㄱ. Ⅱ의 반감기가 짧으므로 반응 속도 상수는 Ⅱ가 더 크다. 따라서 온도는 $T_2 > T_1$이다.

190. 연습   정답 ③

| 정답해설 |

ㄱ. 반응 시간 t에 대한 [A]의 그래프가 직선이므로 0차 반응임을 알 수 있다. 0차 반응은 1차 또는 2차 반응처럼 농도에 따라 변하지 않고 일정한 속도를 가진다. 따라서 t분에 a몰 반응했다면 $2t$분에는 $2a$몰 반응한다.

t분	$a\mathrm{A}(g)$	$\rightarrow$	$b\mathrm{B}(g)$	+	$\mathrm{C}(g)$
반응 전	x				
반응	$-a$		$+b$		$+1$
반응 후	$x-a$		$+b$		$+1$

$2t$분	$a\mathrm{A}(g)$	$\rightarrow$	$b\mathrm{B}(g)$	+	$\mathrm{C}(g)$
반응 전	x				
반응	$-2a$		$+2b$		$+2$
반응 후	$x-2a$		$+2b$		$+2$

t분에 A(g)의 몰분율은 $\frac{x-a}{x-a+b+1} = \frac{9}{13}$, $2t$분에 A(g)의 몰분율은 $\frac{x-2a}{x-2a+2b+2} = \frac{7}{15}$이므로 $b=2a-1$이다.

ㄴ. t분, A(g)의 몰분율에 $b=2a-1$을 대입하면 $\frac{x-a}{x-a+(2a-1)+1} = \frac{x-a}{x+a} = \frac{9}{13}$이고, $a = \frac{2}{11}x$이다. $3t$분에 A(g)의 몰수는 $x-3a = x-3(\frac{2}{11}x) = \frac{5}{11}x$몰, 부피가 1 L이므로 [A] $= \frac{5}{11}x$ M이다.

| 오답해설 |

ㄷ. 0차 반응의 반응 속도식은 $[\mathrm{A}]_t = [\mathrm{A}]_0 - kt$이다. 그래프에 제시된 값을 대입하면 $\frac{x}{2} = x - ky$이므로 $k = \frac{x}{2y}$이다. 부피가 2 L인 강철 용기에 x몰의 A를 넣어 반응시켜 [A] $= \frac{x}{4}$ M가 될 때 까지 걸리는 시간은 $\frac{x}{4} = \frac{x}{2} - (\frac{x}{2y})t$에서 $t = \frac{y}{2}$(분)이다.

Ⅵ. 반응 속도   12. 충돌 이론과 메커니즘

191. 기본   정답 ①

| 자료해석 |

전체 반응 속도식은 나머지 반응물의 초기 농도를 일정하게 유지한 후 한 가지 반응물의 농도를 변화시키면서 초기 반응 속도를 비교하여 구한다.

1) <실험Ⅰ>과 <실험Ⅱ>
   $[H^+]$ 2배 증가 $\Rightarrow$ 반응 속도 2배 증가
   $\therefore$ $[H^+]$에 대한 1차 반응

2) <실험Ⅰ>과 <실험Ⅲ>
   $[Br_2]$ 2배 증가 $\Rightarrow$ 반응 속도 일정
   $\therefore$ $[Br_2]$에 대한 0차 반응

3) <실험Ⅱ>과 <실험Ⅳ>
   $[CH_3COCH_3]$ 2배 증가 $\Rightarrow$ 반응 속도 2배 증가
   $\therefore$ $[CH_3COCH_3]$대한 1차 반응

그러므로 전체 반응 속도식은 $v = k[H^+][CH_3COCH_3]$이다.

| 정답해설 |

ㄴ. 주어진 반응은 $[H^+]$에 대한 1차 반응이다.

| 오답해설 |

ㄱ. 이 반응의 전체 반응 속도식은 $v = k[H^+][CH_3COCH_3]$이므로 $[H^+]$에 대해 1차, $[CH_3COCH_3]$ 대해 1차 반응이다. 따라서 전체 반응 차수는 2 이다.

ㄷ. 주어진 자료를 대입하여 반응 속도 상수(k)를 구한다.
   <실험Ⅰ>을 이용하면,
   $$k = \frac{v}{[H^+][CH_3COCH_3]} = \frac{1.0 \times 10^{-5}}{0.05 \times 0.20}$$
   $$= 1.0 \times 10^{-3} (L/mol \cdot s)$$

ㄹ. <실험Ⅰ>과 <실험Ⅲ>에서 반응 속도는 $[Br_2]$에 대해 무관하다는 것을 알 수 있다.
   $\therefore$ $v = k[H^+][CH_3COCH_3]$

192. 기본   정답 ⑤

| 정답해설 |

ㄱ. 분자 운동 에너지 분포 곡선에서 $T_Ⅰ$일 때가 $T_Ⅱ$일 때보다 평균 운동 에너지가 크게 나타나므로 $T_Ⅰ > T_Ⅱ$이다.

ㄴ. A의 초기 농도가 같음에도 불구하고 초기 반응 속도가 Ⅱ가 Ⅰ의 2배이므로 활성화 에너지는 Ⅱ이 Ⅰ보다 작다.

ㄷ. Ⅱ가 Ⅰ보다 온도가 낮음에도 불구하고 반응 속도가 빠르므로 첨가한 물질 C는 정촉매이다.

193. 기본   정답 ③

| 자료해석 |

첫 번째 단계가 느린 단계로 반응 속도 결정 단계이기 때문에 전체 반응 속도를 결정한다.

$$\therefore \text{반응 속도} = k[H_2O_2][Br^-]$$

두 단계에 걸친 반응 메커니즘을 통해 전체 반응식을 구하면 아래와 같다.

$$2H_2O_2 \rightarrow 2H_2O + O_2$$

| 정답해설 |

ㄱ. 촉매는 전체 알짜 반응식에는 나타나지 않으나, 반응과정 속에서 생성과 소멸을 하며 전체 반응 속도에 영향을 미친다.
  cf) 촉매와 중간체 모두 반응 속도에 영향을 미치고 전체 반응식에 나타나지 않는다. 하지만 중간체 경우 반응 과정 중에 생성되었다가 촉매의 경우 반응 처음부터 존재해서 소멸되었다가 재생성된다는 차이점이 있다.
  위 반응식에서도 처음부터 존재하는 Br^-는 촉매, 반응 중 생성된 BrO^-는 중간체이다.
  전체 반응 속도식에서 보면, Br^-의 농도는 반응 속도에 영향을 미치지만, 첫 번째 단계에서 사용되었다가 두 번째 단계에서 다시 생성되므로 Br^-는 촉매로 작용한다.

ㄴ. BrO^-는 첫 번째 단계에서는 생성되었다가 두 번째 단계에서는 소멸되어 전체 반응식에는 나타나지 않으므로 반응 중간체이다.

| 오답해설 |

ㄷ. 전체 반응 속도식은 $v = k[H_2O_2][Br^-]$이므로, 반응 속도는 $[H_2O_2]$의 1차에 비례한다.

194. 기본   정답 ⑤

| 정답해설 |

ㄱ. 반응 속도는 A의 초기 농도가 같을 경우 온도가 높을수록 B의 생성량이 많다. 즉, 반응 속도가 빠르다. 촉매가 없고 온도가 다른 두 반응을 비교하면, Ⅰ보다 Ⅱ에서 B의 농도가 크므로 $T_2 > T_1$이다.

ㄴ. A의 초기 농도가 같을 경우 생성되는 B의 농도가 Ⅱ > Ⅰ이므로 반응 속도 상수는 Ⅱ > Ⅰ이다.

ㄷ. 같은 온도 T_1에서 촉매가 있는 Ⅲ이 Ⅰ보다 반응 속도가 더 빠르므로 촉매는 정촉매이다. 정촉매는 활성화 에너지를 낮춰주는 역할을 하므로 활성화 에너지는 Ⅰ에서가 Ⅲ에서보다 크다.

Ⅵ. 반응 속도

195. 기본   정답 ⑤

| 자료해석 |

메카니즘상의 1단계 2단계는 빠른 평형으로 표시되어 있다. 각 단계에서 반응의 잦음율이 같다고 가정하면 활성화 에너지가 가장 큰 3단계가 반응 속도가 가장 느리다. 따라서 3단계가 속도 결정단계이다.

| 정답해설 |

ㄱ. 반응 중간에 생성되었다가 다시 소모되는 물질이 중간체이므로, 주어진 반응 메카니즘에서 중간체는 Cl, HS로 2종류이다.
ㄴ. 속도 결정 단계는 활성화 에너지가 가장 큰 세 번째 단계이다.
ㄷ. 반응 속도 법칙이 $v = k[\text{Cl}_2][\text{H}_2\text{S}]$이므로, H_2S에 대한 반응 차수는 1이다.

196. 연습   정답 ④

| 정답해설 |

ㄴ. 촉매는 ΔH에 영향을 주지 않는다. 실험 Ⅰ과 Ⅱ는 온도가 동일하므로 ΔH가 같다.
ㄷ. 실험 Ⅰ과 Ⅱ를 비교하면 동일 온도에서 촉매가 첨가된 실험 Ⅱ의 초기 반응 속도가 더 느리므로 X(s)는 부촉매이다.

| 오답해설 |

ㄱ. 실험 Ⅰ과 Ⅲ을 비교한다. 반응 속도는 온도에 비례한다. 촉매가 없는 상황에서 초기 반응 속도가 실험 Ⅰ에서 더 빠르므로 온도는 $T_1 > T_2$이다.

197. 연습 정답 ③

| 자료해석 |

실험 Ⅰ, Ⅱ는 A의 초기 농도와 온도는 동일하고 정촉매 유무만 다르다. 따라서 정촉매를 사용한 실험 Ⅱ의 반응 속도가 실험 Ⅰ보다 빠르다. 실험 Ⅲ은 실험 Ⅰ, Ⅱ보다 온도가 낮으므로 반응 속도 상수(k)는 더 작다.

| 정답해설 |

ㄱ. 실험 Ⅰ, Ⅱ는 A의 초기 농도와 온도가 동일하므로 ΔH는 동일하다.

ㄷ. 정촉매를 사용한 실험 Ⅱ가 그렇지 않은 실험 Ⅲ보다 활성화 에너지(E_a)가 더 작다.

| 오답해설 |

ㄴ. 온도가 더 낮은 실험 Ⅲ이 실험 Ⅰ보다 반응 속도 상수(k)가 더 작다.

198. 연습 정답 ②

| 자료해석 |

$v = -\dfrac{1}{2}\dfrac{d[H_2O_2]}{dt} = \dfrac{1}{2}\dfrac{d[H_2O]}{dt} = \dfrac{d[O_2]}{dt}$ 로 생성된 O_2의 양이 많을수록 반응 속도가 빠름을 알 수 있다.

촉매는 화학반응 중에 미량이 존재했을 때에 스스로는 변화하지 않고 반응의 속도를 변화시키는 물질을 말한다. 반응 속도를 증가시키는 정촉매와 줄이는 부촉매가 있다. 따라서 MnO_2는 반응 속도를 증가시키는 정촉매이다.

| 정답해설 |

ㄷ. 자료해석에 의하면 MnO_2는 반응 속도를 증가시키는 정촉매이다.

| 오답해설 |

ㄱ. 온도에 따른 활성화 에너지 변화는 없다. 실험 Ⅱ가 실험 Ⅰ보다 반응이 빨라진 이유는 활성화 에너지가 낮아졌기 때문이 아니라 온도가 높아지면서 활성화 에너지 이상의 에너지를 가진 분자 수가 많아졌기 때문이다.

ㄴ. $v = -\dfrac{1}{2}\dfrac{d[H_2O_2]}{dt} = \dfrac{1}{2}\dfrac{d[H_2O]}{dt} = \dfrac{d[O_2]}{dt}$ H_2O_2는 (생성된 O_2의 양×2) 만큼 감소한다. 0~50초 동안 생성된 O_2의 양은 $5n$이므로 0~50초 동안 감소한 H_2O_2의 양은 $10n$이다. 따라서 $-\dfrac{\Delta[H_2O_2]}{\Delta t} = \dfrac{\frac{10n}{0.025\,L}}{50} = 8n$이다.

Ⅵ. 반응 속도

199. 연습   정답 ⑤

| 자료해석 |

만약 해당 반응이 0차 반응이라면 시간-농도 그래프가 선형이 되어야 한다. 그렇지 않으므로 해당 반응은 1차이다. 실험 Ⅰ과 Ⅲ은 온도가 동일하고 촉매를 첨가하지 않았으므로 반감기가 동일하다. 제시된 그래프 중 반감기가 동일한 그래프는 a를 지나는 곡선과 b를 지나는 곡선이다. 따라서 A의 초기 농도가 $2n$인 a를 지나는 곡선이 실험 Ⅲ, A의 초기 농도가 n인 b를 지나는 곡선이 실험 Ⅰ이다.

| 정답해설 |

ㄱ. 실험 Ⅲ과 Ⅳ를 비교하면 실험 Ⅳ가 실험 Ⅲ보다 반응 속도가 느리므로 온도는 $T_1 > T_2$이다.

ㄴ. 실험 Ⅰ과 Ⅱ를 비교하면 X(s)을 촉매로 넣은 실험 Ⅱ의 반응 속도가 Ⅰ에서보다 느리므로 X(s)는 부촉매이다.

ㄷ. 실험 Ⅰ과 Ⅲ은 속도 상수가 동일하고 1차 반응이므로 순간 반응 속도는 농도에 정비례한다. 따라서 [A]가 2배인 a에서가 b에서의 두 배이다.

200. 연습   정답 ②

| 자료해석 |

$[A]_0$는 일정하므로 반응이 평형에 도달했을 경우 최종 B와 C는 $12x : 4x$의 비율을 가지므로
$b : 1 = 12x : 4x = 3 : 1$
따라서 $b = 3$이다.
반응 완료 시 물질 몰수는 반응 전의 2배가 되고, 강철 용기로 부피가 변하지 않으므로 혼합기체의 압력은 2기압이 된다.

| 정답해설 |

ㄴ. 초기 농도 $[A]_0 = 2$로 가정해 보면

2분에서 $[C] = 2x[A]_0 = 2 \times \frac{1}{8} \times 2 = \frac{1}{2}$이다.

0~2분	2A(g)	→	3B(g)	+	C(g)
초기	2				
반응	-1		$+\frac{3}{2}$		$+\frac{1}{2}$
반응 후	1		$\frac{3}{2}$		$\frac{1}{2}$

4분에서 $[B] = 9x[A]_0 = 9 \times \frac{1}{8} \times 2 = \frac{9}{4}$이다.

2~4분	2A(g)	→	3B(g)	+	C(g)
초기	1		$\frac{3}{2}$		$\frac{1}{2}$
반응	$-\frac{1}{2}$		$+\frac{3}{4}$		$+\frac{1}{4}$
반응 후	$\frac{1}{2}$		$\frac{9}{4}$		$\frac{3}{4}$

4분에서 $[C] = \frac{3}{4}$이다.

평균 반응 속도는 C의 생성속도에 비례한다.

0~2분에서 평균 반응 속도 $= \dfrac{\frac{1}{2} - 0}{2 - 0} = \dfrac{1}{4}$,

2~4분에서 평균 반응 속도 $= \dfrac{\frac{3}{4} - \frac{1}{2}}{4 - 2} = \dfrac{1}{8}$

따라서 ㄴ은 맞는 보기이다.

| 오답해설 |

ㄱ. $P \propto CRT$ 이므로 농도와 압력이 비례하므로 $16x = 2$ 이고, $x = \frac{1}{8}$ 이다.

ㄷ. ㄴ을 보면 반감기가 2분으로 일정한 1차 반응임을 알 수 있다. 8분일 때 $P_A = 1 \times (\frac{1}{2})^4 = \frac{1}{16}$ 이다.

	2A(g)	→	3B(g)	+	C(g)
초기	1				
반응	$-\frac{15}{16}$		$+\frac{45}{32}$		$+\frac{15}{32}$
반응 후	$\frac{1}{16}$		$\frac{45}{32}$		$\frac{15}{32}$

따라서 혼합기체의 압력은 $\frac{1}{16} + \frac{45}{32} + \frac{15}{32} = \frac{31}{16}$ 기압이다.

Ⅶ. 화학 평형   13. 화학 평형

201. 기본   정답 ①

| 자료해석 |

$Q=K$일 때 평형이다. 그래프에서 반응 지수(Q)가 점점 감소하다가 1에 도달한 후 일정하므로, 평형상수(K)값은 1임을 알 수 있다. 초기에 $Q>K$이므로 역반응이 우세하다.

| 정답해설 |

ㄱ. (가)에서 $Q=\dfrac{[C]^2}{[A][B]}=1=K$이므로 평형 상태이고 정반응과 역반응의 속도는 같다.

| 오답해설 |

ㄴ. (나)에서 $Q=4$이므로 $Q>K$로 역반응이 우세하다. 따라서 A의 농도는 증가한다.

ㄷ. (다)에서 $Q=0.5$이므로 $Q<K$로 정반응이 우세하다. 그림은 $Q>K$이고 역반응이 우세하여 평형에 도달하는 것을 나타낸 것이므로 (다)가 아닌 (나)에 해당한다.

202. 기본   정답 ⑤

| 자료해석 |

반응의 양적 관계는 다음과 같다.

(mol)	$AB_3(g)$	$\rightleftharpoons$	$AB(g)$	+	$B_2(g)$
	0.10				
	−0.02		+0.02		+0.02
	0.08		0.02		0.02

| 정답해설 |

⑤ 평형에서 $[AB]=[B_2]=0.01\,M$, $[AB_3]=0.04\,M$이다.

$K_C=\dfrac{0.01\times 0.01}{0.04}=\dfrac{1}{400}$이다.

| 오답해설 |

① $B_2(g)$의 몰분율은 $\dfrac{0.02}{0.08+0.02+0.02}=\dfrac{1}{6}$이다.

② 이상 기체 상태 방정식으로부터 $P=\dfrac{nRT}{V}$이다. $AB(g)$의 부분 압력은 $\dfrac{0.02\,\text{mol}\times 80\,\text{L}\cdot\text{atm/mol}}{2\,\text{L}}=0.8\,\text{atm}$이다.

③ $[AB_3]=\dfrac{0.08}{2}=0.04\,M$이다.

④ $AB(g)$의 부분 압력이 $0.8\,\text{atm}$이므로 몰수가 동일한 $B_2(g)$의 압력도 $0.8\,\text{atm}$이다. 몰수가 4배인 $AB_3(g)$의 압력은 $3.2\,\text{atm}$이다.

$K_P=\dfrac{0.8\times 0.8}{3.2}=0.2$이다.

203. 기본   정답 ⑤

| 자료해석 |

정반응과 역반응은 각각 X, Y의 1차 반응이므로 정반응 속도 = $k_f[X]$이고 역반응 속도 = $k_r[Y]$이다.

$K_C = \dfrac{k_f}{k_r} = \dfrac{[Y]}{[X]}$ 이다.

| 정답해설 |

ㄴ. 온도를 높이면 k_f, k_r 모두 커진다.

ㄷ. 발열 반응이므로 온도 상승 시 평형 상수는 작아진다.

| 오답해설 |

ㄱ. 발열 반응이므로 $k_f > k_r$이다. 따라서 $K_C = \dfrac{k_f}{k_r} > 1$이다.

204. 기본   정답 ②

| 정답해설 |

A(g)와 B(g)가 반응하여 C(g)가 생성되는 반응은 다음과 같이 나타낼 수 있다.

	A(g)	+	B(g)	⇌	2C(g)
반응 전	1		2		
반응	$-x$		$-x$		$+2x$
반응 후	$1-x$		$2-x$		$+2x$

C(g)의 몰분율이 $\dfrac{1}{3} = \dfrac{2x}{(1-x)+(2-x)+2x}$ 이므로 $x = 0.5$이다. 이 때의 반응 지수 $Q = \dfrac{1^2}{0.5 \times 1.5} = \dfrac{4}{3}$ 이고, $K = 3Q$이므로 $K = 4$이다.

평형에 도달한 상태에서 A~C의 몰수를 각각 $1-y$, $2-y$, $2y$라고 하면 평형 상수 $K = \dfrac{[C]^2}{[A][B]} = \dfrac{(2y)^2}{(1-y)(2-y)} = 4$, $y = \dfrac{2}{3}$이다. 따라서 평형 상태에서 A(g)의 몰수 $= 1-y = \dfrac{1}{3}$ 몰이다.

VII. 화학 평형

205. 기본   정답 ⑤

| 자료해석 |

한 용기의 부피를 V L라고 하자.

25 ℃에서 반응 $A + B \rightleftharpoons 2C(g)$에 대한 평형 상수를 구하면, $K = \dfrac{[C]^2}{[A][B]} = \dfrac{\left(\dfrac{2}{V}\right)^2}{\dfrac{1}{V} \times \dfrac{1}{V}} = 4$이다.

| 정답해설 |

ㄱ. (나)도 (가)와 같은 온도에서 세 기체가 평형을 이루고 있으므로 평형 상수는 같다.

$$K = \dfrac{\left(\dfrac{4}{V}\right)^2}{\left(\dfrac{x}{V}\right) \times \left(\dfrac{1}{V}\right)} = 4$$

따라서 $x = 4$이다.

ㄴ. 콕을 열었을 때, 각 기체의 몰농도를 구하면,
$[A] = \dfrac{5}{2V} = \dfrac{2.5}{V}$, $[B] = \dfrac{2}{2V} = \dfrac{1}{V}$, $[C] = \dfrac{6}{2V} = \dfrac{3}{V}$이다.

반응 지수는 $Q = \dfrac{\left(\dfrac{3}{V}\right)^2}{\left(\dfrac{2.5}{V}\right) \times \left(\dfrac{1}{V}\right)} = 3.6$이므로 평형 상수보다 작기 때문에 ($Q < K$), 콕을 열면 정반응이 우세하게 일어난다.

ㄷ. 온도 변화는 없으므로 $Q = K = 4$에 도달할 때까지 정반응이 진행된다. 콕을 열면, 정반응이 우세하게 진행되므로 A와 B의 농도는 감소하고, C의 농도는 증가한다.

	$A(g)$	+	$B(g)$	$\rightleftharpoons$	$2C(g)$
반응 전	5		2		6
반응	$-x$		$-x$		$+2x$
반응 후	$5-x$		$2-x$		$6+2x$

$$K = \dfrac{\left(\dfrac{6+2x}{2V}\right)^2}{\left(\dfrac{5-x}{2V}\right) \times \left(\dfrac{2-x}{2V}\right)} = 4$$

$x = \dfrac{1}{13}$

∴ B의 몰수는 $2 - \dfrac{1}{13} = \dfrac{25}{13}$이다.

206. 기본   정답 ①

| 정답해설 |

제시된 화학 반응식의 양적 관계는 다음과 같다.

	$A(s)$	+	$B(g)$	$\rightleftharpoons$	$C(g)$
반응 전	1		1		
반응	$-x$		$-x$		$+x$
평형	$1-x$		$1-x$		x

평형 상태에서 기체는 $B(g)$와 $C(g)$가 존재하며 두 기체의 총 몰수는 1몰이다. 압력이 5기압이므로 부피를 V라 하면 $V = \dfrac{RT}{5}$이다.

평형 상수 $K_P = \dfrac{P_C}{P_B} = \dfrac{x}{1-x} = 4$, $x = 0.8$몰이다. 따라서 평형 상태에서 용기 속 $A(s)$의 몰수는 $1 - x = 1 - 0.8 = 0.2$(몰)이다.

207. 기본   정답 ①

| 자료해석 |

주어진 열화학 반응식으로부터 정반응은 기체 분자 수가 감소하는 반응이고, 발열반응이다.
역반응은 기체 분자 수가 증가하는 반응이고, 흡열 반응이다.

| 정답해설 |

ㄱ. $\Delta H < 0$이므로 온도가 증가하면 평형상수 K는 감소한다. 따라서 역반응이 진행되므로 NO_2의 몰분율이 증가한다.

| 오답해설 |

ㄴ. (나)에서 He를 넣으면 전체 부피가 늘어난다. 기체의 몰수가 늘어나는 방향으로 반응이 진행되므로 NO_2가 늘어나는 역반응이 진행된다. 따라서 평형이 이동한다.

ㄷ. (가)는 부피가 일정하지만 (나)는 부피가 늘어나므로 반응지수 Q는 (가)와 (나)에서 같지 않다.

208. 기본   정답 ②

| 자료해석 |

칸막이를 제거한 후 B점은 아직 평형에 도달하기 전이고, C점은 평형에 도달한 상태이다.

| 정답해설 |

ㄴ. C점은 평형에 도달한 상태로 H_2O의 증발속도와 응축속도는 같다.

| 오답해설 |

ㄱ. B점은 아직 평형에 도달하기 전의 상태로 $H_2O(l) \rightarrow H_2O(g)$ 반응의 자유 에너지 변화 ΔG는 0보다 작다.

ㄷ. 온도가 동일하므로 평형에서 물의 증기압력은 $\frac{1}{20}$ 기압으로 같다. C는 평형상태로 이때 $H_2O(g)$의 압력은 $\frac{1}{20}$ 기압이다.

VII. 화학 평형

209. 기본   정답 ④

| 자료해석 |

㉠은 $\frac{K}{Q}=2$이므로 $K=2Q$이다. $K>Q$이므로 정반응이 자발적으로 진행된다. A의 몰분율이 0.4이므로 B의 몰분율은 0.6이다.

| 정답해설 |

K: $Q=\frac{0.6}{0.4}=1.5$이고 K는 Q의 2배이므로 $K=3.0$이다.

ΔG: 정반응이 자발적으로 진행되므로 정반응의 $\Delta G<0$이다.

210. 기본   정답 ⑤

| 자료해석 |

$0<a<b<1$이므로 정반응이 진행될수록 B의 몰분율이 $a \to b$로 증가한다. G가 최저점인 (나)가 평형 상태이고 (나)에서 $Q=K$이다.

| 정답해설 |

ㄱ. (가)는 B의 몰분율이 (나)지점보다 작으므로 $Q<K$이다.

ㄴ. (나)는 평형 상태이고 (나)에서 부피는 50 L이다. 평형에서의 양적 관계와 평형 상수는 다음과 같다.

(mol)	A(g)	⇌	2B(g)
	2		
	$-x$		$+2x$
	$2-x$		$2x$

$K_C = \dfrac{(\frac{2x}{50})^2}{(\frac{2-x}{50})}=0.08$이다. 따라서 $x=1$이고 A의 몰수는 1, B의 몰수는 2이다. A의 몰분율은 $\frac{1}{3}$으로 0.5보다 작다.

ㄷ. (다)는 B의 몰분율이 평형보다 큰 지점이므로 역반응이 자발적으로 진행되어 평형에 도달한다. 따라서 정반응은 비자발적이고 정반응의 $\Delta G>0$이다.

211. 기본   정답 ①

| 자료해석 |

실험 I에서 반응 지수(Q_I)는 $\dfrac{0.6 \times 0.3}{0.6^2} = 0.5$이고 $Q_I < K$다.

실험 II에서 반응 지수(Q_{II})는 $\dfrac{0.5 \times 0.5}{0.5^2} = 1$이고 $Q_{II} > K$다.

| 정답해설 |

ㄱ. 실험 I은 $Q_I < K$이므로 정반응이 진행된다. 따라서 초기에는 정반응의 속도가 역반응의 속도보다 빠르다. 이후 정반응의 속도가 점차 감소하여 정반응 속도와 역반응 속도가 동일한 평형 상태에 도달한다. 그래프에서 α는 점차 감소하다 평형에 도달하므로 ㉠은 실험 I이다.

| 오답해설 |

ㄴ. 실험 II에서 반응 지수는 평형 상수보다 크므로 역반응이 진행된다. 역반응이 진행될 때는 역반응의 속도가 정반응의 속도보다 빠르므로 $\alpha < 1$이다.

ㄷ. 제시된 반응은 흡열 반응이므로 온도가 상승하면 평형 상수가 증가한다. 따라서 정반응이 진행되므로 새로운 평형에서 A의 몰분율은 이전의 평형에서보다 작은 값을 가진다.

212. 기본   정답 ②

| 정답해설 |

ㄴ. II에서 A(g)의 몰분율이 $\dfrac{1}{4}$이고, 반응 전 A와 B의 몰수가 같으므로 평형에서 A~C의 몰수는 n, n, $2n$이다. 용기의 부피는 2L이고 온도는 일정하므로 평형 상수 $K = \dfrac{\frac{2n}{2}}{\frac{n}{2} \times \frac{n}{2}} = \dfrac{4}{n} = 2$이고, $n = 2$이다. 따라서 평형에 도달한 A와 B의 몰수가 1몰에서 2몰로 증가하였으므로 II에서 반응 초기에 역반응이 우세하게 일어난다.

| 오답해설 |

ㄱ. I에서 정반응이 일어나 C가 생성된다.

용기 I	A(g)	+	B(g)	⇌	C(g)
반응 전	2		2		
반응	$-x$		$-x$		$+x$
평형	$2-x$ ($=1$)		$2-x$ ($=1$)		x ($=1$)

평형 상태에서 A(g)의 몰분율은 $\dfrac{2-x}{4-x} = \dfrac{1}{3}$이므로 $x = 1$이다. 용기의 부피는 2L이므로 평형 상수

$K = \dfrac{[C]}{[A][B]} = \dfrac{\frac{1}{2}}{\frac{1}{2} \times \frac{1}{2}} = 2$이다.

ㄷ. II의 평형에서 A~C의 몰수는 각각 2, 2, 4몰이다. 반응 전 A와 B의 몰수가 1몰에서 반응 후 2몰로 1몰 증가했으므로 C의 몰수는 a몰에서 4몰로 1몰 감소했다. 따라서 반응 전 C의 몰수 $a = 5$이다.

213. 정답 ①

| 정답해설 |

온도와 압력이 일정하므로 실린더 속 기체의 부피는 몰수에 비례한다. 따라서 평형 상태에서 기체 전체의 몰수는 초기 상태의 몰수의 $\frac{5}{4}$배이다. 초기 $A(g)$의 양을 1이라 가정하면 양적 관계는 다음과 같다.

$$\begin{array}{cccc} 2A(g) & \rightleftarrows & 2B(g) & + & C(g) \\ 1 & & & & \\ -2a & & +2a & & +a \\ \hline 1-2a & & 2a & & a \end{array}$$

반응 후 기체 전체의 몰수는 초기의 $\frac{5}{4}$배이므로 $1+a=\frac{5}{4}$이고 $a=\frac{1}{4}$이다. 따라서 평형 상태에서 각 기체의 몰분율과 부분 압은 다음과 같다.

	$A(g)$	$B(g)$	$C(g)$
몰분율	0.4	0.4	0.2
부분 압력	0.4 기압	0.4 기압	0.2 기압

따라서 $x=0.4$이다. 평형 상수 $K_P = \frac{0.4^2 \times 0.2}{0.4^2} = 0.2$이다.

$\frac{K_P}{x} = \frac{0.2}{0.4} = \frac{1}{2}$이다.

214. 정답 ②

| 자료해석 |

평형 2에서 부피를 6L로 가정 시, 실린더 속 기체의 질량은 18g이다.
질량보존법칙으로 초기와 평형 1, 2의 기체의 질량은 동일하므로 각각의 부피는 다음과 같다.

	초기	평형 1	평형 2
부피	3	3.6	6

$PV=nRT$이고, 압력은 일정하므로, $RT=1$로 가정 시 각각의 몰수는 다음과 같다.

	초기	평형 1	평형 2
몰수	$3P$	$3.6P$	$5P$

| 정답해설 |

초기에서는 기체 A만 실린더에 들어있으므로, 평형1과 2에서 반응을 다음과 같이 구할 수 있다.

$$\begin{array}{cccc} (\text{평형 1}) & \text{mol} & A(g) & \rightleftarrows & 2B(g) \\ & i & 3P & & \\ & c & -x & & +2x \\ \hline & e & 3P-x & & 2x \end{array}$$

$3P+x=3.6P$이므로 $x=0.6P$이고 $A(g)=2.4P$, $B(g)=1.2P$이다.

$$K_1 = \frac{(\frac{1.2P}{3.6})^2}{\frac{2.4P}{3.6}} = \frac{P}{6}$$

$$\begin{array}{cccc} (\text{평형 2}) & \text{mol} & A(g) & \rightleftarrows & 2B(g) \\ & i & 3P & & \\ & c & -y & & +2y \\ \hline & e & 3P-y & & 2y \end{array}$$

$3P+y=5P$이므로 $y=2P$이고 $A(g)=P$, $B(g)=4P$이다.

$$K_2 = \frac{(\frac{4P}{6})^2}{\frac{P}{6}} = \frac{16P}{6}$$

따라서 $\frac{K_2}{K_1} = 16$이다.

215. 정답 ⑤

| 자료해석 |

T_1, T_2 모두 압력이 증가할수록 A의 몰분율이 증가한다. 압력이 증가하면 전체 몰수가 감소하는 방향으로 평형이 이동하므로 주어진 반응은 역반응이 몰수가 감소하는 반응이다. 따라서 $a=1$이다.

반응식이 $A(g) \rightleftarrows B(g)+C(g)$이므로 $K_C = \dfrac{[B][C]}{[A]}$이다. 각 기체의 압력은 기체의 몰분율에 비례하므로 물질의 농도 $\dfrac{n}{V} = \dfrac{P}{RT} \propto \dfrac{몰분율}{T}$이다.

| 정답해설 |

ㄱ. 온도가 T_1에서 T_2로 변할 때 A의 몰분율이 감소했으므로 정반응으로 평형이 이동하였다. 정반응이 흡열 반응이므로 $T_1 < T_2$이다.

ㄴ. 동일한 압력에서 T_1, T_2에서 평형 상수는

$$K_1 \propto \dfrac{\dfrac{1}{6T_1} \times \dfrac{1}{6T_1}}{\dfrac{2}{3T_1}} = \dfrac{1}{24T_1}, \quad K_2 \propto \dfrac{\dfrac{1}{4T_2} \times \dfrac{1}{4T_2}}{\dfrac{1}{2T_2}} = \dfrac{1}{8T_2}$$

이다.

따라서 $\dfrac{T_2에서의\ K}{T_1에서의\ K} = \dfrac{\dfrac{1}{8T_2}}{\dfrac{1}{24T_1}} = \dfrac{3T_1}{T_2}$이다.

ㄷ. T_2에서 3기압일 때 A, B, C의 몰분율은 $\dfrac{1}{3}$로 동일하므로 몰수도 동일하다. 여기에 $He(g)$ 1몰을 넣은 후 3기압, T_2인 평형 상태에 도달하면 $P_A + P_B + P_C + P_{He} = 3\,atm$이므로 $P_A + P_B + P_C < 3\,atm$이다. 압력이 감소하면 몰수가 증가하는 방향으로 평형이 이동하므로 정반응으로 평형이 이동하여 B의 몰수가 A보다 크다.

216. 정답 ⑤

| 자료해석 |

첫 번째 과정 이후 B가 2몰 감소했으므로 반응식의 계수비에 따라 A는 1몰 증가한다. 따라서 $x=3$이다. 두 번째 과정에서 A는 2몰을 추가하였으므로 총 5몰이고 평형에서 4몰이므로 1몰이 감소했다. 반응식의 계수비에 따라 B는 2몰 증가한다. 따라서 $y=4$이다.

또한 평형 상수는 온도가 일정하면 변하지 않는다. 따라서 (가), (나), (다)의 평형 상수는 모두 동일하다.

| 정답해설 |

ㄴ. 이상기체 상태 방정식으로부터 $P \propto \dfrac{n}{V}$ (n: 몰수, V: 부피)를 알 수 있다. 따라서 $P_{(가)} : P_{(다)} = \dfrac{6}{V_{(가)}} : \dfrac{8}{V_{(다)}}$이다.

전 과정에서 평형 상수는 동일하므로

$$K = \dfrac{\left(\dfrac{4}{V_{(가)}}\right)^2}{\dfrac{2}{V_{(가)}}} = \dfrac{\left(\dfrac{4}{V_{(다)}}\right)^2}{\dfrac{4}{V_{(다)}}}$$

이다.

따라서 $2V_{(다)} = V_{(가)}$이고 이를 압력 비례식에 대입하면 $P_{(가)} : P_{(다)} = \dfrac{6}{2V_{(다)}} : \dfrac{8}{V_{(다)}} = 3:8$이므로 (다)의 압력은 (가)의 압력의 $\dfrac{8}{3}$배이다.

ㄷ. 전 과정에서 평형 상수는 동일하므로

$$K = \dfrac{\left(\dfrac{4}{V_{(가)}}\right)^2}{\dfrac{2}{V_{(가)}}} = \dfrac{\left(\dfrac{2}{V_{(나)}}\right)^2}{\dfrac{3}{V_{(나)}}} = \dfrac{\left(\dfrac{4}{V_{(다)}}\right)^2}{\dfrac{4}{V_{(다)}}}$$

$\therefore V_{(가)} = \dfrac{8}{K}$, $V_{(나)} = \dfrac{4}{3K}$, $V_{(다)} = \dfrac{4}{K}$이다.

따라서 부피는 (가)가 가장 크다.

| 오답해설 |

ㄱ. 자료해석에 의하면 $x=3$, $y=4$이므로 $x:y=3:4$이다.

VII. 화학 평형

217. 연습 정답 ⑤

| 자료해석 |

평형 상수는 다음과 같이 몰수로 표현할 수 있다.

$$K = \frac{[C]^2}{[A][B]} = \frac{(\frac{n_C}{V})^2}{\frac{n_A}{V} \cdot \frac{n_B}{V}} = \frac{n_C^2}{n_A \cdot n_B}$$

| 정답해설 |

평형 I과 평형 II는 온도가 동일하므로 평형 상수도 동일하다. 평형 I의 양적 관계와 평형 상수 K_I은 다음과 같다.

(mol)	A(g)	+	B(g)	⇌	2C(g)
i	1		3		
c	$-0.5n$		$-0.5n$		$+n$
e	$1-0.5n$		$3-0.5n$		n

$$K_I = \frac{n^2}{(1-0.5n)(3-0.5n)}$$

평형 II의 양적 관계와 평형 상수 K_{II}은 다음과 같다.

(mol)	A(g)	+	B(g)	⇌	2C(g)
i	$3-0.5n$		$3-0.5n$		n
c	$-0.5n$		$-0.5n$		$+n$
e	$3-n$		$3-n$		$2n$

$$K_{II} = \frac{(2n)^2}{(3-n)(3-n)}$$

$K_I = K_{II}$이므로 $n = \frac{3}{2}$이고 $K_I = 4$이다.

평형 III의 양적 관계와 평형 상수 K_{III}은 다음과 같다.

(mol)	A(g)	+	B(g)	⇌	2C(g)
i	$\frac{3}{2}$		$\frac{3}{2}$		3
c	$-\frac{3}{4}$		$-\frac{3}{4}$		$+\frac{3}{2}$
e	$\frac{3}{4}$		$\frac{3}{4}$		$\frac{9}{2}$

$$K_{III} = \frac{(\frac{9}{2})^2}{(\frac{3}{4})^2} = 36$$

따라서 $\frac{K_{III}}{K_I} = \frac{36}{4} = 9$이다.

218. 연습 정답 ⑤

| 자료해석 |

실린더에서의 반응이므로 혼합 기체의 압력은 외부 압력이다. 평형 (가)에서 평형 (나)로의 평형 이동을 가정해보자. B의 몰분율로부터 (가)가 (나)보다 평형의 위치가 생성물에 가까움을 알 수 있다. (가) → (나)에서 압력이 증가하는데 역반응이 진행되었으므로 반응물의 계수의 합이 생성물의 계수의 합보다 작음을 알 수 있다. 따라서 $a=1$이다.

| 정답해설 |

B의 몰분율로부터 평형 (가)~(다)에서 각 기체의 몰수를 나타내면 다음과 같다.

평형 상태	A의 몰수	B의 몰수
(가)	$\frac{2}{3}n$	$\frac{2}{3}n$
(나)	$\frac{4}{5}n$	$\frac{2}{5}n$
(다)	$\frac{8}{9}n$	$\frac{2}{9}n$

T_1에서 $K = \frac{[B]^2}{[A]} = \frac{(\frac{2n}{3x})^2}{(\frac{2n}{3x})} = \frac{2n}{3x}$,

T_2에서 $K = \frac{[B]^2}{[A]} = \frac{(\frac{2n}{9y})^2}{(\frac{8n}{9y})} = \frac{n}{18y}$ 이므로

$\frac{T_2에서\ K}{T_1에서\ K} = \frac{x}{12y} = \frac{1}{3}$ 이므로 $\frac{x}{y} = 4$이다.

219. 연습 　　　정답 ⑤

| 정답해설 |

ㄱ. 평형 Ⅱ에서 A의 몰수가 $2-x$라면 B는 $2+2x$이다. B의 몰분율은 $\frac{1}{5}=\frac{2+2x}{13+x}$이므로 $x=\frac{1}{3}$이다. 따라서 혼합 기체의 몰수는 $13+x=13+\frac{1}{3}=\frac{40}{3}$이다.

ㄴ. 평형 Ⅰ과 Ⅱ의 온도는 T로 일정하므로 평형 상수 K도 일정하다. 평형 Ⅰ에서 평형 상수는 $K=\frac{(\frac{2}{V_1})^2}{(\frac{2}{V_1})}=(\frac{2}{V_1})$,

평형 Ⅱ에서 A는 $\frac{5}{3}$몰, B는 $\frac{8}{3}$몰이므로

$K=\frac{(\frac{8}{3V_2})^2}{(\frac{5}{3V_2})}=\frac{1}{V_2}\times\frac{64}{15}$이다.

따라서 $\frac{2}{V_1}=\frac{1}{V_2}\times\frac{64}{15}$, $\frac{V_2}{V_1}=\frac{32}{15}$이다.

ㄷ. 평형 Ⅰ과 Ⅱ의 온도는 T로 일정하므로 $PV=nRT$에서 $T=\frac{PV}{nR}$이다.

따라서 $\frac{PV_1}{4R}=\frac{1\times V_2}{\frac{40}{3}R}$이므로

$P=\frac{V_2}{V_1}\times\frac{3}{10}=\frac{16}{25}$이다.

220. 연습 　　　정답 ③

| 정답해설 |

ㄱ. 용기 Ⅰ에서 혼합 기체는 평형 상태에 있으므로 온도 T에서 용기의 부피는 1 L로 일정하므로 $K=\frac{0.5\times 0.5}{1.0^2}=0.25$이다.

ㄴ. 반응 초기에 각 기체의 몰수는 $A(g)=1.0$몰, $B(g)=2.5$몰, $C(g)=0.5$몰이다.

반응 지수(Q) $=\frac{(2.5/3)\times(0.5/3)}{(1/3)^2}=1.25$이고 $Q>K$이므로 역반응이 우세하게 일어난다. 따라서 정반응의 자유 에너지 변화 $\Delta G>0$이다.

| 오답해설 |

ㄷ. 새로운 평형 상태의 양적 관계는 다음과 같다.

	$2A(g)$	$\rightleftarrows$	$B(g)$	$+$	$C(g)$
반응 전	1.0		2.5		0.5
반응	$+2x$		$-x$		$-x$
평형	$1.0+2x$		$2.5-x$		$0.5-x$
	($=1.5$)		($=2.25$)		($=0.25$)

$K=\frac{(\frac{2.5-x}{2})(\frac{0.5-x}{2})}{(\frac{1.0+2x}{2})^2}=\frac{(2.5-x)(0.5-x)}{(1.0+2x)^2}=0.25$,

$x=0.25$이다. 따라서 $B(g)$의 몰분율은 $\chi_B=\frac{2.25}{4}$이므로 $\frac{1}{2}$보다 크다.

221. 연습 정답 ②

| 자료해석 |

반응 후 평형 상태에서 $C(s)$가 440g이므로 $C(s)$의 밀도 자료를 통해 부피 $V_{C(s)} = 440\,\text{g} \times \dfrac{1\,\text{mL}}{2.2\,\text{g}} = 0.2\,\text{L}$를 구할 수 있다. 따라서 $V_{CO_2(g)} = V_{CO(g)} = 2 - 0.2 = 1.8\,\text{L}$이다.

평형 상수 $(K_C) = \dfrac{[CO(g)]^2}{[CO_2(g)]}$로 나타낼 수 있다.

| 정답해설 |

$CO_2(g) = 0.44\,\text{g}$은 0.01몰이므로

$$K_C = \frac{[CO(g)]^2}{[CO_2(g)]} = \frac{[CO(g)]^2}{\dfrac{0.01}{1.8}} = 1.8$$

∴ $[CO(g)]^2 = 0.01$이다.

$[CO(g)]^2 = 0.01 = \dfrac{n_{CO(g)}}{1.8}$

∴ $n_{CO(g)} = 0.18$몰이다.

따라서 주어진 반응에서 기체 분자는 다음과 같이 진행되어 평형에 도달하였다. (평형 상수에 포함되지 않는 고체는 생략)

	$C(s)$ +	$CO_2(g)$	→	$2CO(g)$
i		0.10		
c		−0.09		+0.18
e		0.01		0.18

반응 전 $n_{CO_2(g)} = 0.1$이고 이상 기체 상태 방정식으로부터 $n = \dfrac{PV}{RT}$이므로 $0.1 = \dfrac{P \times 2}{20}$ ∴ $P = 1$이다.

222. 연습 정답 ②

| 자료해석 |

(나)와 (다)에서 부피비는 1:3이고 A의 몰농도 비는 3:1이다. A의 몰수가 (나)와 (다)에서 동일하므로 부피 변화에 의한 평형 이동이 일어나지 않았다. 따라서 $c = 2$이다.

(나)에서 양적 관계는 다음과 같다.

(mol)	$A(g)$ +	$B(g)$ →	$2C(g)$
			0.7
	+0.3	+0.3	−0.6
	0.3	0.3	0.1

$K_C = \dfrac{0.1^2}{0.3 \times 0.3} = \dfrac{1}{9}$이다.

| 정답해설 |

ㄴ. (나)에서 $C(g)$의 몰분율은 $\dfrac{0.1}{0.3 + 0.3 + 0.1} = \dfrac{1}{7}$이다.

| 오답해설 |

ㄱ. 자료해석에 의해 $c = 2$이다.

ㄷ. 과정 (라)에서 $A(g)$와 $C(g)$를 각각 0.1몰 추가한 초기 상태에서 $Q_C = \dfrac{\left(\dfrac{0.2}{3}\right)^2}{\dfrac{0.4}{3} \cdot 0.1} = \dfrac{1}{3} > K_C$이다. 따라서 역반응이 진행되고 $B(g)$의 몰농도는 증가한다. $B(g)$의 몰농도는 (라)에서가 (다)에서보다 크다.

223. 연습   정답 ①

| 자료해석 |

초기 상태와 평형 Ⅰ 사이에 양적 관계는 다음과 같다.

(mol)	2A(g)	⇌	bB(g)	+	C(g)
i	2				
c	$-2x$		$+bx$		$+x$
e	$2-2x$		bx		x

평형 Ⅰ에서 $P_A = P_B$이므로 A, B의 몰수가 동일하다. 초기 상태에서 기체 2몰이 V L이므로 평형 상태의 $\frac{5}{4}V$ L는 기체 $\frac{5}{2}$몰이다.

따라서 $2-2x = bx$이고 $2+(b-1)x = \frac{5}{2}$이다.

$b = 2$, $x = \frac{1}{2}$이다.

초기 상태와 평형 Ⅱ 사이의 양적 관계는 다음과 같다.

(mol)	2A(g)	⇌	2B(g)	+	C(g)
i	2				
c	$-2y$		$+2y$		$+y$
e	$2-2y$		$2y$		y

평형 Ⅱ에서 $2P_A = P_B$이므로 $y = \frac{2}{3}$이다.

| 정답해설 |

농도로 정의되는 평형 상수 K는 다음과 같다.

$$\frac{(\frac{n_B}{V})^2 \times (\frac{n_C}{V})}{(\frac{n_A}{V})^2} = \frac{n_B^2 \times n_C}{n_A^2} \times \frac{1}{V}$$

평형 Ⅰ에서 각 기체의 몰수는 $n_A = 1$, $n_B = 1$, $n_C = \frac{1}{2}$이고 부피는 $\frac{5}{4}V$이므로 $K_Ⅰ = \frac{1^2 \times \frac{1}{2}}{1^2} \times \frac{4}{5V} = \frac{2}{5V}$이다.

평형 Ⅱ에서 각 기체의 몰수는 $n_A = \frac{2}{3}$, $n_B = \frac{4}{3}$, $n_C = \frac{2}{3}$이다. 기체 전체의 몰수는 $\frac{8}{3}$몰이고 온도는 $\frac{5}{4}T$이므로 부피는 $V \times \frac{4}{3} \times \frac{5}{4} = \frac{5}{3}V$이다. $K_Ⅱ = \frac{(\frac{4}{3})^2 \times \frac{2}{3}}{(\frac{2}{3})^2} \times \frac{3}{5V} = \frac{8}{5V}$이다.

$\frac{K_Ⅰ}{K_Ⅱ} = \frac{2}{8} = \frac{1}{4}$이다.

224. 연습   정답 ⑤

| 자료해석 |

화학 반응식으로부터 A, B의 분자량의 비가 2 : 1임을 알 수 있다.

기체의 몰수가 증가하는 반응이므로 $\Delta S > 0$이다.

평형에서 $\Delta G = \Delta H - T\Delta S = 0$이므로 $\Delta H > 0$이다.

| 정답해설 |

ㄴ. 평형 Ⅰ에서 A, B의 몰수비는 $n_A : n_B = \frac{80}{2} : \frac{20}{1} = 2 : 1$이다. 따라서 A의 몰분율은 $\frac{2}{2+1} = \frac{2}{3}$이다.

ㄷ. 평형 Ⅰ과 Ⅱ에서 각 기체의 몰분율은 다음과 같다.

	χ_A	χ_B
평형 Ⅰ	$\frac{2}{3}$	$\frac{1}{3}$
평형 Ⅱ	$\frac{1}{3}$	$\frac{2}{3}$

평형 상수는 몰분율을 이용하여 다음과 같이 나타낼 수 있다.

$$K = \frac{(n_B/V)^2}{(n_A/V)} = \frac{(\chi_B P/RT)^2}{(\chi_A P/RT)} = \frac{\chi_B^2}{\chi_A} \frac{P}{RT}$$

따라서 $K_1 = \frac{1}{6} \frac{P}{RT_1}$, $K_2 = \frac{4}{3} \frac{P}{RT_2}$이다.

$\frac{K_2}{K_1} = \frac{8T_1}{T_2}$이다.

| 오답해설 |

ㄱ. 평형 Ⅱ에서 B의 질량 백분율이 Ⅰ보다 크므로 $K_1 < K_2$이다. 해당 반응은 흡열 반응이므로 온도가 증가할수록 평형 상수가 크다. 따라서 $T_1 < T_2$이다.

225. 연습 정답 ③

| 자료해석 |

(가)의 용기 Ⅰ에서 나타나는 양적 관계는 다음과 같다.

용기 Ⅰ	$C(s)$	+ $H_2O(g)$	$\rightleftharpoons$	$CO(g)$	+ $H_2(g)$
반응 전		0.5		0.5	
반응	$-a(=0.25)$	$-a$		$+a$	$+a$
반응 후		$0.5-a$ $=0.25$		$0.5-a$ $=0.25$	a $=0.25$	a $=0.25$

(가)의 용기 Ⅰ에서 혼합 기체의 밀도는 8 g/L이고 부피가 1.5 L이므로 혼합 기체의 질량은 12 g이다. H_2O, CO, H_2의 분자량이 각각 18, 28, 2이므로
$(0.5-a) \times 18 + a \times 28 + a \times 2 = 12$, $a = 0.25$몰이다. 농도로 정의된 평형 상수 $K_{(가)}$는 다음과 같다.

$$K_{(가)} = \frac{(\frac{0.25}{1.5})^2}{(\frac{0.25}{1.5})} = (\frac{0.25}{1.5}) = \frac{1}{6}$$

(가)의 용기 Ⅱ에서 나타나는 양적 관계는 다음과 같다.

용기 Ⅱ	$C(s)$	+ $H_2O(g)$	$\rightleftharpoons$	$CO(g)$	+ $H_2(g)$
반응 전				1	1
반응	$+b(=0.5)$	$+b$		$-b$	$-b$
반응 후	b $=0.5$	b $=0.5$		$1-b$ $=0.5$	$1-b$ $=0.5$

온도가 일정하므로 평형 상수는 (가)의 용기 Ⅰ과 용기 Ⅱ에서 같다. 따라서 평형 상수 $K_{(가)}$를 구하면 b를 구할 수 있다.

$$K_{(가)} = \frac{(\frac{1-b}{3})^2}{(\frac{b}{3})} = \frac{1}{6}$$

b에 관한 2차 방정식을 풀면 $b = 2$ 또는 0.5이다. $b = 2$는 초기 농도보다 크므로 불가능한 값이다. 따라서 $b = 0.5$이다.
(다른 풀이) 용기 Ⅱ는 용기 Ⅰ과 비교하면 주어진 부피와 몰수가 각각 2배이므로 반응하는 몰수도 2배가 된다. 따라서 $b = 2a = 0.5$이다.
콕을 연 다음 새로운 반응이 일어나지 않았다고 가정할 때, 반응의 경향성을 알기 위해서 반응 지수 Q를 구하면 다음과 같다.

$$Q = \frac{(\frac{0.75}{4.5})^2}{(\frac{0.75}{4.5})} = (\frac{0.75}{4.5}) = \frac{1}{6} = K_{(가)}$$

온도가 일정한 조건이므로 평형 상수는 (가)와 (나)가 같다. Q는 평형 상수 $K_{(가)}$와 같으므로 콕을 열어도 반응은 평형 상태를 유지한다. 따라서 (나)에서 추가 반응은 일어나지 않는다.

| 정답해설 |

ㄱ. (가)의 용기 Ⅰ에서 $H_2O(g)$의 몰수는 0.25몰이고 부피는 1.5 L이므로 부분 압력은 $P = \frac{nRT}{V} = \frac{0.25 \times 90}{1.5} = 15$기압이다.

ㄴ. (나)의 용기 Ⅰ과 Ⅱ에 들어 있는 $C(s)$의 몰수는 0.75몰이므로 질량은 $9g(=12 \times 0.75)$이다.

| 오답해설 |

ㄷ. (나)에서 혼합 기체 H_2O, CO, H_2의 몰수는 각각 0.75몰이므로 질량은 36 g이다. 부피가 4.5 L이므로 혼합 기체의 밀도 $x = \frac{36}{4.5} = 8$이다.

226. 연습   정답 ①

| 자료해석 |

기체의 온도는 이상 기체 방정식에 따라
$PV = nRT$, $T = \dfrac{PV}{nR}$ 이다.

| 정답해설 |

ㄱ. 초기 상태에서 1몰의 A(g)는 평형 상태 I에서 $\dfrac{2}{3}$몰 존재하므로 B(g)는 $\dfrac{2}{3}$몰이 생성된다.

	A(g)	⇌	2B(g)
반응 전	1		
반응	$-\dfrac{1}{3}$		$+\dfrac{2}{3}$
평형	$\dfrac{2}{3}$		$\dfrac{2}{3}$

1기압, T_1 K에서 평형 상태 I의 혼합 기체는 $\dfrac{4}{3}$몰이 존재하고, 부피는 V이므로 이상 기체 방정식에 따라 $1 \times V = \dfrac{4}{3} \times R \times T_1$, $T_1 = \dfrac{3V}{4R}$이다.

평형 상태 II에서 A(g)는 $\dfrac{3}{4}$몰 존재하므로 B(g)는 $\dfrac{2}{4}$몰 존재한다. 1기압, T_2 K에서 혼합 기체는 $\dfrac{5}{4}$몰이 존재하고, 부피는 $\dfrac{3}{4}V$이므로 $T_2 = \dfrac{3V}{5R}$이다. 따라서 $T_1 : T_2 = 5 : 4$이다.

| 오답해설 |

ㄴ. $T_1 > T_2$이고 평형 상태 II에서 A(g)의 몰수가 증가하므로 온도가 낮아지면 역반응이 진행됨을 알 수 있다. 따라서 정반응은 흡열 반응이므로 $\Delta H > 0$이다.

ㄷ. A(g)의 초기 몰수가 $\dfrac{1}{2}$몰이면 평형 상태 I에서 보다 절반만큼 반응하게 되므로 양적 관계는 다음과 같다.

	A(g)	⇌	2B(g)
반응 전	$\dfrac{1}{2}$		
반응	$-\dfrac{1}{6}$		$+\dfrac{1}{3}$
평형	$\dfrac{1}{3}$		$\dfrac{1}{3}$

새로 도달한 평형 상태에서 혼합 기체는 $\dfrac{2}{3}$몰이 존재하므로 부피는 평형 상태 I의 절반인 $\dfrac{1}{2}V$가 된다. T_1 K에서 평형 상수 K는 일정하므로 평형 상태 I에서와 비교하면 $K = \dfrac{(\dfrac{2}{3V})^2}{(\dfrac{2}{3V})} = \dfrac{2}{3V}$로 서로 같다. 따라서 평형 상태에서 B(g)의 몰수는 $\dfrac{1}{3}$이므로 $\dfrac{1}{4}$보다 크다.

227. 정답 ②

| 자료해석 |

CaC_2O_4의 용해도에 관한 문제로 $C_2O_4^{2-}$의 경우 용해 후 추가적으로 짝산-짝염기 반응을 거치므로 용해도 평형시 산-염기 평형까지 고려하여야 한다.

| 정답해설 |

ㄷ. 묽은 질산을 첨가하면 르샤틀리에 원리(LeChatelier's principle)에 의해, 세 번째 반응의 평형이 왼쪽으로 이동한다.

$$HC_2O_4^-(aq) \rightleftharpoons H^+(aq) + C_2O_4^{2-}(aq)$$

따라서 $C_2O_4^{2-}$의 몰수가 감소하므로, 옥살산 칼슘의 용해도는 증가한다.

| 오답해설 |

ㄱ. 용해도는 온도의 함수로, 물을 첨가해도 온도는 일정하므로 용해도는 일정하다.

ㄴ. $Na_2C_2O_4$를 첨가하면, 수용액 내 $C_2O_4^{2-}$의 몰수가 증가하므로 평형은 르샤틀리에 원리에 의해, 왼쪽으로 이동하여 용해도는 감소한다.

$$CaC_2O_4(s) \rightleftharpoons Ca^{2+}(aq) + C_2O_4^{2-}(aq)$$

228. 정답 ①

| 정답해설 |

ㄱ. F^-는 약산 HF의 짝염기이므로 산성 완충 용액에서 H^+과 반응하여 HF를 만든다. 이 반응은 용액에서 F^-의 농도를 감소시켜 용해도 평형을 오른쪽으로 이동시킨다. 이로 인해 CaF_2의 용해도가 증가하므로 $y > x$이다.

| 오답해설 |

ㄴ. 수용액 (가)의 $K_{sp} = [Ca^{2+}][F^-]^2 = 4.0 \times 10^{-11}$이다. 평형에 도달했을 때 x M의 CaF_2가 녹았다고 가정하면 다음과 같다.

	$CaF_2(s)$	$\rightleftharpoons$	$Ca^{2+}(aq)$	+	$2F^-(aq)$
반응 전	0.1				
반응	$-x$		$+x$		$+2x$
평형	$0.1-x$		x		$2x$

$K_{sp} = [Ca^{2+}][F^-]^2 = x \times (2x)^2 = 4x^3 = 4.0 \times 10^{-11}$이므로 $x^3 = 10 \times 10^{-12}$이다.

따라서 $x = \sqrt[3]{10} \times 10^{-4} \fallingdotseq 2.154 \times 10^{-4} > 1.0 \times 10^{-4}$이다.

ㄷ. 수용액 (가)에 0.010몰 NaF를 녹일 경우, $[F^-] = 1 \times 10^{-2}$ M이다. 평형에 도달했을 때 x' M의 CaF_2가 녹았다고 가정하면 다음과 같다.

	$CaF_2(s)$	$\rightleftharpoons$	$Ca^{2+}(aq)$	+	$2F^-(aq)$
반응 전	0.1				1×10^{-2}
반응	$-x'$		$+x'$		$+2x'$
평형	$0.1-x'$		x'		$1 \times 10^{-2} + 2x'$

$K_{sp} = [Ca^{2+}][F^-]^2 = x' \times (10^{-2} + 2x')^2$
$= x' \times 10^{-4} = 4.0 \times 10^{-11}$

이므로 $x = 4.0 \times 10^{-7}$이다. 따라서 순수한 물에 녹였을 때와 비교하면 CaF_2의 몰 용해도는 감소한다. 이와 같이 용액 속에 고체의 공통 이온이 들어 있으면 고체의 용해도가 감소하는 것을 공통 이온 효과라고 한다.

229. 연습 PLUS 정답 ④

| 자료해석 |

$NaIO_3$ 수용액을 200 mL 가한 후 도달한 평형에서 4.05g의 $Mn(IO_3)_2$이 생성된 후 더 많은 $NaIO_3$를 가해도 더 이상 $Mn(IO_3)_2$이 생성되지 않으므로 점 P에서 $2[Mn^{2+}] = [IO_3^-]$이 성립하는 지점이다.

점 Q에서 $NaIO_3$ 수용액이 100mL 가해졌으므로 평형을 이루기 전 $NaIO_3$의 몰수는 10mmol이다.

K_{sp}가 매우 작으므로 한계 반응물이 모두 반응할 때까지 역반응이 일어난 후 정반응이 일어나 평형에 도달한다고 가정해 보자.

역반응이 일어났을 때 반응은 다음과 같이 진행된다.

(단위: mmol)	$Mn(IO_3)_2(s)$	⇌	$Mn^{2+}(aq)$	$+$	$2IO_3^-(aq)$
반응 전			10		10
반응	$+5$		-5		-10
반응 후	5		5		0

다시 정반응이 일어날 때 반응은 다음과 같이 진행된다.

(단위: mmol)	$Mn(IO_3)_2(s)$	⇌	$Mn^{2+}(aq)$	$+$	$2IO_3^-(aq)$
반응 전	5		5		0
반응	$-x$		$+x$		$+2x$
반응 후	일정량		$5-x \simeq 5$		$2x$

평형에 도달했을 때 $Mn^{2+}(aq)$의 몰수는 5 mmol이고 전체 부피는 원래 존재하던 $Mn(NO_3)_2$ 수용액 100 mL와 가해진 $NaIO_3$ 수용액 100 mL를 더해 200 mL라고 가정하면, $[Mn^{2+}] = \dfrac{5}{200}$M이다.

| 정답해설 |

ㄱ. 자료해석에서 점 P는 $2[Mn^{2+}] = [IO_3^-]$이 성립하는 지점이라고 하였고, 같은 용기에 들어있어서 두 화합물의 부피가 동일하므로 몰수도
$2(Mn^{2+}$의 몰수$) = IO_3^-$의 몰수가 성립한다.
0.1 M $NaIO_3$ 수용액이 200 mL 첨가되었을 때의 IO_3^-의 몰수는 20 mmol이다.
0.1 M $Mn(NO_3)_2$ 수용액은 10 mmol이 되어야 하므로 처음 존재하던 $Mn(NO_3)_2$의 부피는 100 mL이다.

ㄴ. 보기 ㄱ에 따르면 점 P에서 IO_3^-의 몰수는 20 mmol이므로 생성되는 $Mn(IO_3)_2$는 10 mmol이다.
$Mn(IO_3)_2$의 몰질량은 405 g/mol이므로
$\dfrac{w}{405} = 0.01$이고, $Mn(IO_3)_2$의 질량(w)은 4.05 g이다.

| 오답해설 |

ㄷ. 자료해석에 따르면 점 Q에서 $[Mn^{2+}] = \dfrac{5}{200}$M이다.
$K_{sp} = [Mn^{2+}][IO_3^-]^2$이므로
$K_{sp} = (\dfrac{5}{200})[IO_3^-]^2 = 4 \times 10^{-7}$이다.
그러므로 $[IO_3^-] = 4 \times 10^{-3}$M이다.

VII. 화학 평형

230. 정답 ④

| 정답해설 |

ㄱ. $K_{sp} = 10^{-6} = [M^+][X^-]$이며 여기서 $[M^+]$는 10^{-1}이다. X^-의 농도는 10^{-5} M이며 이것이 용해도이다.

ㄴ. MY포화수용액에서 M^+와 Y^-의 농도는 각각 10^{-7}M이다. MX가 과량 첨가되어 평형에 도달하게 되면 M^+ 농도가 MY의 M^+ 농도보다 10^4배가 많으므로 M^+ 농도는 MX의 평형을 따르게 된다. 따라서 $[M^+] = [X^-] = 10^{-3}$이며 MY의 K_{sp}는 10^{-14}이므로, Y^-의 농도는 10^{-11} M이므로 $\frac{[X^-]}{[Y^-]} = 10^8$이다.

| 오답해설 |

ㄷ. MY의 K_{sp}가 더 작으므로 M^+는 Y^-와 먼저 반응한다. 그리고 M^+는 10^{-7} M이 존재하게 되는데 이때의 X^-는 $\frac{0.1\text{mol}}{2\text{L}} = 0.05$M 이므로 M^+의 농도와 X^-의 농도의 곱은 MX의 K_{sp}인 10^{-6}보다 작으므로 MX의 침전은 관찰되지 않는다.

231. 정답 ⑤

| 자료해석 |

용액 (가)와 (나)에서 AgCl과 $PbCl_2$를 침전시키기 위해 필요한 $[Cl^-]$는 각각 다음과 같다.

구분	염	필요한 $[Cl^-]$ (M)
(가)	AgCl	$10^{-4} \times [Cl^-] = 1.6 \times 10^{-10}$, $[Cl^-] = 1.6 \times 10^{-6}$
	$PbCl_2$	$10^{-6} \times [Cl^-]^2 = 2.4 \times 10^{-4}$, $[Cl^-] = 10\sqrt{2.4}$
(나)	AgCl	$10^{-6} \times [Cl^-] = 1.6 \times 10^{-10}$, $[Cl^-] = 1.6 \times 10^{-4}$
	$PbCl_2$	$10^{-4} \times [Cl^-]^2 = 2.4 \times 10^{-4}$, $[Cl^-] = \sqrt{2.4}$

따라서 선택적 침전이 일어날 수 있는 $[Cl^-]$의 범위는 다음과 같다.

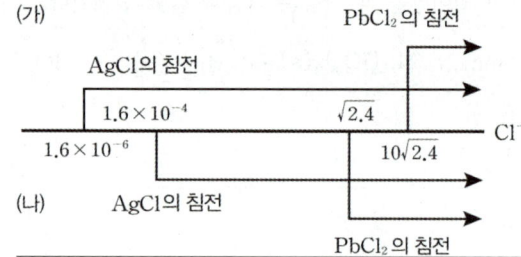

| 정답해설 |

ㄱ. (가)와 (나)에서 모두 AgCl이 먼저 침전된다.

ㄷ. 첨가시킬 수 있는 Cl^-의 최대 농도는 (가)에서 $10\sqrt{2.4}$ M, (나)에서 $\sqrt{2.4}$ M로 (가)에서 더 크다.

| 오답해설 |

ㄴ. 첨가시켜야 할 Cl^-의 최소 농도는 (가)에서 1.6×10^{-6} M, (나)에서 1.6×10^{-4} M로 (가)에서 더 작다.

MEMO

232. 정답 ⑤

| 정답해설 |

ㄱ. (가)에서 H_3PO_4는 수용액 상에서 H^+를 내놓으므로 아레니우스 산이다.

ㄴ. (나)에서 CH_3COOH는 H^+를 내놓으므로 브뢴스테드-로우리 산이다.

ㄷ. (다)에서 F^-의 전자쌍이 BF_3에 제공되므로 루이스 염기이다.

233. 정답 ⑤

| 정답해설 |

ㄱ. (가)에서 CH_3COOH는 수용액에서 H^+를 해리시켰으므로 아레니우스 산이다.

ㄴ. (나)에서 BF_3가 F^-로부터 전자쌍을 받아 BF_4^-가 생성되므로 BF_3는 전자쌍을 제공받은 루이스 산이다.

ㄷ. (다)에서 HCO_3^-는 HF로부터 H^+를 받는 물질이므로 브뢴스테드-로우리 염기이다.

234. 정답 ②

| 정답해설 |

Henderson-Hasselbalch식에 따라 pH를 구하면 다음과 같다.

$$\text{pH} = \text{p}K_a + \log\frac{[\text{A}^-]}{[\text{HA}]} = 4 + \log\frac{0.05}{0.1} = 4 - \log 2 = 3.7$$

235. 정답 ②

| 자료해석 |

공통 이온 효과란, Le Chatelier 원리에 의해 공통 이온(common ion)을 제공하는 다른 염이나 산을 제공하면 농도가 감소하는 방향으로 평형이 조정되는 효과를 말한다.

주어진 반응식에 $\text{NaNO}_2(s)$를 첨가하면 $\text{NO}_2^-(aq)$가 공통 이온으로 작용한다.

| 정답해설 |

ㄴ. 아질산(HNO_2)과 아세트산(CH_3COOH)의 이온화 평형식을 이용하여 주어진 반응식을 구할 수 있다.

$$\text{HNO}_2(aq) + \text{H}_2\text{O}(l) \rightleftharpoons \text{NO}_2^-(aq) + \text{H}_3\text{O}^+(aq) \quad K_{a,\text{HNO}_2}$$
$$\text{CH}_3\text{COOH}(aq) + \text{H}_2\text{O}(l) \rightleftharpoons \text{CH}_3\text{COO}^-(aq) + \text{H}_3\text{O}^+(aq)$$
$$K_{a,\text{CH}_3\text{COOH}}$$
$$\overline{\text{HNO}_2(aq) + \text{CH}_3\text{COO}^-(aq) \rightleftharpoons \text{NO}_2^-(aq)\ \text{CH}_3\text{COOH}(aq)}$$

주어진 반응식의 평형 상수(K)는 아질산(HNO_2)과 아세트산(CH_3COOH)의 해리 상수로 표현할 수 있다.

$$K = \frac{K_{a,\text{HNO}_2}}{K_{a,\text{CH}_3\text{COOH}}} = \frac{7.1 \times 10^{-4}}{1.8 \times 10^{-5}} > 1$$

따라서 평형 상수는 1보다 크다.

| 오답해설 |

ㄱ. K_a로 볼 때, 산의 세기는 $\text{HNO}_2(aq)$가 $\text{CH}_3\text{COOH}(aq)$보다 크다. 따라서 염기의 세기는 $\text{CH}_3\text{COO}^-(aq)$가 $\text{NO}_2^-(aq)$보다 크다.

ㄷ. $\text{NaNO}_2(s)$를 첨가하면 해리된 $\text{NO}_2^-(aq)$가 공통 이온으로 작용하여 평형은 역반응으로 이동한다.

따라서 $\text{CH}_3\text{COO}^-(aq)$의 몰농도는 증가한다.

VIII. 산과 염기

236. 기본   정답 ②

| 자료해석 |

25℃에서 물의 이온화곱 상수는 $K_w = K_a \times K_b = 1.0 \times 10^{-14}$이다. 이온화 상수($K_a$)이 클수록 강한 산이고, 이온화 상수($K_b$)가 클수록 강한 염기이다.

| 정답해설 |

ㄷ. A^{2-}의 이온화 상수(K_b)는 다음과 같다.

$$K_b = \frac{K_w}{K_{a2}} = \frac{1.0 \times 10^{-14}}{4.8 \times 10^{-11}} = \frac{1}{4.8} \times 10^{-3}$$

| 오답해설 |

ㄱ. K_{a1}이 1보다 작으므로 HA^-이 H_2O보다 약한 산이고, 강한 염기이다.

ㄴ. H_2A 수용액에서 1단계, 2단계 이온화 과정이 진행된다. H_2A가 해리되어 HA^-와 H_3O^+가 생성되고, HA^-가 해리되어 A^-와 H_3O^+가 생성되므로 H_3O^+이 가장 많이 존재한다.

237. 기본   정답 ①

| 자료해석 |

HA의 이온화 평형식에서 HB의 이온화 평형식을 빼면, HA 수용액과 NaB 수용액을 혼합한 용액의 평형식을 구할 수 있다.

$$HA(aq) + H_2O(l) \rightleftharpoons H_3O^+(aq) + A^-(aq) \quad K = K_a$$
$$-) \; HB(aq) + H_2O(l) \rightleftharpoons H_3O^+(aq) + B^-(aq) \quad K = K_a'$$
$$\overline{HA(aq) + B^-(aq) \rightleftharpoons HB(aq) + A^-(aq) \quad K = \frac{K_a}{K_a'}}$$

| 정답해설 |

ㄱ. HA 수용액과 NaB 수용액을 혼합한 용액의 평형식의 평형 상수 K는 K_a와 K_a' 간에 다음과 같은 관계가 있다.

$$K = \frac{K_a}{K_a'}$$

$$10^4 = \frac{K_a}{K_a'}$$

$$\therefore K_a = 10^4 K_a'$$

따라서 K_a가 K_a'보다 크다.

| 오답해설 |

ㄴ. K_a가 K_a'보다 크므로, HA는 HB보다 센산이다.
따라서 염기의 세기는 $A^- < B^-$이다.

ㄷ. 혼합 용액에 염산을 넣어주면, 염산의 H^+는 산해리상수 값이 작은($K_a = 10^4 K_a'$) B^-와 먼저 반응한다. (B^-가 A^-보다 더 강한 염기이므로)
B^-의 농도 감소로 평형은 역반응으로 진행되어 A^- 농도 역시 감소한다.

238. 기본   정답 ③

| 자료해석 |

0.1M HX(aq) 100mL의 pH = 3이므로
[H^+] = $C\alpha$ = 10^{-3}(M)이다.
C = 0.1M이므로 $\alpha = 10^{-2}$이고, HX의 $K_a = C\alpha^2 = 10^{-5}$이다.
HY의 $K_a = 2 \times 10^{-4} = C\alpha^2$이고 C = 1.0M이므로
$\alpha = \sqrt{2} \times 10^{-2}$이다.

| 정답해설 |

ㄱ. HX의 $\alpha = 10^{-2}$, HY의 $\alpha = \sqrt{2} \times 10^{-2}$이므로 산의 이온화도는 HX < HY이다.

ㄷ. HY에 1M NaOH(aq) 150mL를 넣은 용액은 중화점이다. HY의 $K_a = 2 \times 10^{-4}$이므로 Y^-의 $K_b = 5 \times 10^{-11}$이다. [Y^-] = 0.5M이므로 α를 계산하면,
$C\alpha^2 = 0.5\alpha^2 = 5 \times 10^{-11}$, $\alpha = 10^{-5}$이다.
Y^-의 가수분해로 생성된 [OH^-]를 계산하면,
[OH^-] = $C\alpha = 5 \times 10^{-6}$M이고
pOH = 6 - log5, pH = 8 + log5이다.
따라서 용액의 pH는 8보다 크다.

| 오답해설 |

ㄴ. HX 100mL에 존재하는 HX의 몰수가 0.01mol이므로, 0.005mol NaOH(s)를 넣어주면 절반의 HX가 중화된다. 절반이 중화된 지점의 pH = pK_a = 5이므로, 4보다 크다.

239. 기본   정답 ⑤

| 정답해설 |

ㄱ. 정반응은 HA가 산으로 작용하는 반응이고 역반응은 H_3O^+가 산으로 작용하는 반응이다. 평형 상수가 1보다 작으므로 역반응이 더 우세하게 일어난다. 따라서 산의 세기는 HA < H_3O^+이다.

ㄴ. 0.1M HA(aq)의 pH는 다음과 같이 계산된다.

	HA(aq)	⇌	H^+(aq)	+	A^-(aq)
i	0.1				
c	$-x$		$+x$		$+x$
e	$0.1-x$		x		x

$K_a = \dfrac{[H^+][A^-]}{[HA]} = \dfrac{x^2}{0.1-x} \fallingdotseq \dfrac{x^2}{0.1} = 10^{-9}$, $x = 10^{-5}$
[H^+] = $x = 10^{-5}$M이므로 pH = 5이다.

ㄷ. A^-는 HA의 짝염기이다. 산의 K_a와 염기의 K_b를 곱하면 K_w와 같다. 따라서 A^-의 K_b는 $\dfrac{10^{-14}}{10^{-9}} = 10^{-5}$이다.

VIII. 산과 염기

240. 기본   정답 ④

| 정답해설 |

ㄱ. (가)에서 당량점까지 소모된 0.1 M NaOH(aq)의 부피는 50 mL이므로 HA(aq)의 초기 농도는 NaOH(aq)와 동일한 0.1 M이다.

(나)에서 당량점까지 소모된 0.1 M NaOH(aq)의 부피는 100 mL이므로 HB(aq)의 초기 농도는 NaOH(aq)의 두 배인 0.2 M이다.

초기 몰농도는 HB(aq) > HA(aq)이다.

ㄷ. x는 반당량점에서 pH이므로 HB(aq)의 pK_a다. HB(aq)의 초기 농도와 적정 전의 pH로부터 HB(aq)의 $K_a = \dfrac{10^{-3} \times 10^{-3}}{0.2} = 0.5 \times 10^{-5}$를 알 수 있다.

따라서 $x = -\log(0.5 \times 10^{-5}) = 5 + \log 2 > 5$이다.

| 오답해설 |

ㄴ. 초기 HA의 몰수는 0.1 M × 50 mL = 5 mmol 이다. 당량점에서 A$^-$의 농도는 $\dfrac{5 \text{ mmol}}{(50+50) \text{ mL}} = 0.05$ M이다.

약염기 A$^-$의 평형 반응인
A$^-$(aq) + H$_2$O(l) ⇌ HA(aq) + OH$^-$(aq)를 고려하더라도 [A$^-$]가 0.05 M보다 클 수는 없다.

241. 기본   정답 ⑤

| 자료해석 |

(가)에서 초기 pH = 1이므로 이때의 [H$^+$] = 10^{-1}이다. HCl은 강산이므로, HCl의 농도는 10^{-1} M이다. $M_1 V_1 = M_2 V_2$이므로 $0.1 \times 100 = x \times 50$이고, $x = 0.2$이다.

(나)에서 초기 pH = 3이므로 HA는 약산이므로,
$10^{-3} = \sqrt{C \times K_a}$ 이다.

$C = 0.2$ M이므로 HA의 $K_a = 5 \times 10^{-6}$이다.

| 정답해설 |

ㄱ. 자료해석에 의하면 $x = 0.2$이다.

ㄴ. 자료해석에 의하면 HA의 이온화상수는 $K_a = 5 \times 10^{-6}$로 1×10^{-5}보다 작다.

ㄷ. P에서 반응은 다음과 같다.

(mmol)	HA(aq)	+ NaOH(aq)	⇌ A$^-$(aq)	+ H$_2$O(l)
i	20	4		
c	−4	−4	4	
e	16	0	4	

따라서 P에서 $\dfrac{[\text{HA}]}{[\text{A}^-]} \approx \dfrac{16}{4} < \dfrac{9}{2}$이다.

242. 기본   정답 ②

| 자료해석 |

약산과 강염기의 중화 반응은 100% 진행된다고 가정할 수 있다. c점이 중화점이므로 HA(aq) 50 mL와 0.1 M NaOH(aq) 100 mL에 포함된 산과 염기의 몰수가 같다. 따라서 HA(aq)의 농도는 0.2 M이다.

a점은 HA(aq)이므로 용액에서 화학종의 농도는 다음과 같이 계산된다.

	HA(aq)	⇌	H^+(aq)	+	A^-(aq)
i	0.2				
c	$-x$		$+x$		$+x$
e	$0.2-x$		x		x

$$K_a = \frac{[H^+][A^-]}{[HA]} = \frac{x^2}{0.2-x} ≒ \frac{x^2}{0.2} = 5 \times 10^{-6}, \quad x = 10^{-3}$$

| 정답해설 |

② a에서 이온화도는 $\dfrac{x}{0.2} = \dfrac{10^{-3}}{0.2} = 5 \times 10^{-3}$ 이다.

| 오답해설 |

① a에서 [HA] $= 0.2 - x ≒ 0.2$ M이다.

③ b의 혼합 용액에는 Na^+, A^-, H_3O^+, OH^-의 4가지 이온이 존재한다.

④ c는 중화점이므로 NaA(aq)으로 해석할 수 있다.

A^-는 약산의 짝염기이므로 다음과 같이 가수분해 한다.

$A^-(aq) + H_2O(l) \rightleftarrows HA(aq) + OH^-(aq)$

따라서 $[Na^+] = [A^-]_0 = [A^-] + [HA]$이고, $[Na^+] > [A^-]$ 이다.

⑤ a에서 c로 갈수록 Na^+의 수가 증가하고, HA의 이온화도가 증가하므로 총 이온수는 $a < b < c$ 순으로 커진다.

243. 기본   정답 ⑤

| 자료해석 |

I에서 pH $= 3.0$이므로

$[H^+] = 10^{-3} = \sqrt{C \times K_a} = \sqrt{0.1 \times K_a}$

따라서 HA는 $K_a = 10^{-5}$인 약산이다.

| 정답해설 |

ㄱ. 0.1M HA에서 이온화도$(\alpha) = \sqrt{\dfrac{K_a}{C}} = \sqrt{\dfrac{10^{-5}}{10^{-1}}} = 0.01$ 이다. 산은 농도가 진해질수록 이온화도가 감소하므로 0.2M HA의 이온화도는 0.01보다 작다. 따라서 0.2M HA(aq)에서 $[H^+]$는 2×10^{-3}보다 작다.

ㄴ. Ⅱ에서 pH $= 5.0$이므로 $[H^+] = 10^{-5}$이다. 따라서 $K_a = 10^{-5} = \dfrac{10^{-5} \times [A^-]}{[HA]}$이고 $\dfrac{[A^-]}{[HA]} = 1$이다.

$[HA] = [A^-]$이므로 Ⅱ는 반당량점이다. 따라서 $\dfrac{0.1M \times 10mL}{2} = xM \times 5mL \quad \therefore x = 0.1$ M이다.

ㄷ. Ⅱ에 xM NaOH(aq) 5 mL을 추가한 수용액은 당량점이다. 약산의 당량점에서 수용액은 염기성이다.

VIII. 산과 염기

244. 기본   정답 ④

| 자료해석 |

약산과 강염기의 반응이므로 산-염기의 반응은 완결된다.
(가)의 반응 결과는 다음과 같다.

$$HA(aq) + OH^-(aq) \rightarrow A^-(aq) + H_2O(l)$$

초기	10 mmol	5 mmol		
변화	−5 mmol	−5 mmol	+5 mmol	+5 mmol
나중	5 mmol	0	5 mmol	

(나)의 반응 결과는 다음과 같다.

$$HB(aq) + OH^-(aq) \rightarrow B^-(aq) + H_2O(l)$$

초기	10 mmol	5 mmol		
변화	−5 mmol	−5 mmol	+5 mmol	+5 mmol
나중	5 mmol	0	5 mmol	

HB의 이온화 상수(K_a)는 1.0×10^{-5}이다.

$pK_a = pH - \log\frac{[A^-]}{[HA]} = 5.0 - \log\frac{5}{5} = 5.0$

| 정답해설 |

ㄱ. (가)의 반응 결과 HA와 A^-로 존재하는 완충 용액이므로 이 때 pH는 Henderson-Hasselbalch 식을 이용하여 구한다.

$pH = pK_a + \log\frac{[A^-]}{[HA]}$

$pK_a = pH - \log\frac{[A^-]}{[HA]} = 9.0 - \log\frac{5}{5} = 9.0$

따라서 이온화 상수(K_a)는 1.0×10^{-9}이다.

ㄷ. 반응 결과 HB와 B의 농도는 $[HB] = [B^-] = \frac{5\,\text{mmol}}{150\,\text{mL}}$
$= \frac{1}{30}$ M이고, $[H^+] = 10^{-5}$ M이다.
∴ $[B^-] > [H^+]$

| 오답해설 |

ㄴ. 약산의 이온화도는 $\alpha = \sqrt{\frac{K_a}{C}}$ 이므로 HB의 이온화도는 다음과 같다.

$\alpha = \sqrt{\frac{K_a}{C}} = \sqrt{\frac{1.0 \times 10^{-5}}{0.1}} = 1.0 \times 10^{-2}$

245. 기본   정답 ②

| 자료해석 |

pH는 (가)가 (나)보다 1만큼 크므로 $[OH^-]$는 (가)가 (나)의 10배이다.

$[OH^-] = \sqrt{C \cdot K_b}$ (C:몰농도)이다. $A^-(aq)$의 이온화 상수를 $K_{b \cdot A^-}$, $B^-(aq)$의 이온화 상수를 $K_{b \cdot B^-}$라고 하면 $\sqrt{K_{b \cdot A^-}} = 10 \times \sqrt{10^{-1} \times K_{b \cdot B^-}}$ 이다.

따라서 $K_{b \cdot A^-} = 10 K_{b \cdot B^-}$ 이다.

$K_a \cdot K_b = K_w$ 이므로 $10 K_{a \cdot HA} = K_{a \cdot HB}$ 이다.

| 정답해설 |

이온화도 $\alpha = \sqrt{\frac{K_a}{C}}$ 이다.

$\dfrac{1\,\text{M}\,HA(aq)\text{에서 HA의 이온화도}}{0.1\,\text{M}\,HB(aq)\text{에서 HB의 이온화도}}$

$= \dfrac{\sqrt{\dfrac{K_{a \cdot HA}}{1}}}{\sqrt{\dfrac{10 \cdot K_{a \cdot HA}}{10^{-1}}}} = 0.1$

이다.

246. 정답 ③

| 자료해석 |

Ⅰ에서 HX(aq)의 몰수는 $\frac{0.63}{63}=0.01$몰, 몰농도는 $\frac{0.01몰}{0.1\,\text{L}}=0.1\,\text{M}$이다. 중화점까지 가한 aM NaOH(aq)의 부피가 50 mL이므로 $a=0.2$이다. Ⅱ에서 중화점까지 가한 0.2 M NaOH(aq)의 부피가 100 mL이므로 HX(aq)의 몰농도는 0.2 M이고, 몰수는 0.02몰이다.

| 정답해설 |

ㄱ. HX(aq)의 몰수는 $0.02=\frac{1.2}{x}$, $x=60$이다.

ㄷ. Ⅱ의 중화점에서 Y^-의 가수 분해 반응이 일어나며 $[Y^-]=\frac{0.02\,몰}{0.2\,\text{L}}=0.1\,\text{M}$이므로 평형 상태의 몰농도는 다음과 같다.

$$Y^-(aq) + H_2O(l) \rightleftharpoons HY(aq) + OH^-(aq)$$

반응 전	0.1		
반응	$-y$	$+y$	$+y$
반응 후	$0.1-y$	$+y$	$+y$

Y^-의 이온화 상수 $K_b = \frac{K_w}{K_a} = \frac{1.0\times 10^{-14}}{2\times 10^{-5}} = \frac{1}{2}\times 10^{-9}$이다. 평형에서 $K_b = \frac{y^2}{0.1-y} = \frac{1}{2}\times 10^{-9}$이므로 $y = \frac{1}{\sqrt{2}}\times 10^{-5}$이다.

따라서 $[OH^-] = y > 1\times 10^{-6}$이다.

| 오답해설 |

ㄴ. HY(aq)는 약산이므로 $K_a = C\alpha^2$을 이용하면, $2\times 10^{-5} = 0.2\times \alpha^2$이므로 $\alpha = 0.01$이다. 즉 0.001보다 크다.

247. 정답 ②

| 정답해설 |

② 완충 용액은 ①, ②이다. ③, ④는 아세트산 수용액이고 ⑤는 염산 수용액으로서 완충 용액이 아니다. ①은 약산과 그 짝염기가 0.2 M × 1 L = 0.2 mol씩 존재하는 완충 용액이다. ②는 약산과 그 짝염기가 0.1 M × 5 L = 0.5 mol씩 존재하는 완충 용액이다. ①, ② 중 완충 용량은 ②가 더 크다.

248. 연습   정답 ③

| 자료해석 |

pH로 볼 때, Q점은 강산과 강염기(B) 적정에서 당량점이며, R점은 강산과 약염기(C) 적정에서의 당량점이다.
Q점에서 20 mL 염기 적정에 사용한 0.10 M HCl(aq)이 10 mL 이므로, 이때 염기의 몰농도는 0.05 M이다.
$$(nMV = n'M'V')$$
R점에서 20 mL 염기 적정에 사용한 0.10 M HCl(aq)이 20 mL 이므로, 이때 염기의 몰농도는 0.10 M이다.

염기	농도
BOH(aq)	0.05 M
COH(aq)	0.10 M

| 정답해설 |

ㄷ. 점 P가 곧 약염기 COH(aq)의 적정 이전의 pH이다.
pH = 14 − pOH이고, 점 P의 pH가 11이므로 0.10 M COH(aq)의 pOH는 3이다.
$[OH^-] = \sqrt{CK_b} = \sqrt{0.10 \times K_b}$

	COH(aq)	⇌	C$^+$(aq)	+	OH$^-$(aq)
초기 조건	C		0		0
변화량	$-x$		$+x$		$+x$
반응 후	$C-x$		x		x

$\dfrac{x^2}{C-x} = K_b$ $[OH^-] = x = \sqrt{K_b(C-x)}$

약염기의 경우 $C \gg x$이므로 $[OH^-] = \sqrt{K_b C}$
$10^{-3} = \sqrt{0.10 \times K_b}$, $K_b = 1.0 \times 10^{-5}$

| 오답해설 |

ㄱ. 당량점 Q점에서 사용된 염기 BOH(aq)는 강염기이므로
$[OH^-] = 0.05$ M
pOH = $-\log[OH^-] = -\log 0.05 = 1.3$ (단, $\log 2 = 0.3$)
pH = 14 − pOH = 12.7
따라서 점 P에 해당하는 염기 수용액의 중화점은 점 R이다.

ㄴ. Q점에서 사용된 HCl의 몰수 = $0.10 \times 10 = 1$ mmol
R점에서 사용된 HCl의 몰수 = $0.10 \times 20 = 2$ mmol
Q점과 R점에서 Cl$^-$의 몰수도 각각 1 mmol, 2 mmol이다.
Q점과 R점에서 용액의 부피는 각각 30 mL, 40 mmL
Q점과 R점에서 [Cl$^-$]는 각각 $\dfrac{1}{30}$ M, $\dfrac{1}{20}$ M이다.
따라서 Cl$^-$의 몰농도는 점 R의 수용액이 점 Q의 수용액의 1.5배이다.

249. 연습   정답 ③

| 자료해석 |

실험 (가)

$[H_3O^+] = C\alpha$ (C: 농도, α: 이온화도)이다. HA의 $\alpha = 1$이므로 (가)에서 HA의 초기 농도 $[HA]_0 = 10 \times 10^{-4} = 10^{-3}$ M이다. 중화점까지 넣어준 NaOH의 부피가 산의 부피와 동일하므로 염기의 농도는 산의 농도와 동일하다. 따라서 $a = 10^{-3}$이다.

실험 (나)

중화점까지 넣어준 NaOH의 부피가 산의 부피와 동일하므로 염기의 농도는 산의 농도와 동일하다. 따라서 HB의 초기 농도 $[HB]_0 = b$이다. 첨가한 NaOH가 2 mL인 지점은 당량점의 $\dfrac{1}{5}$에 해당하는 지점이다. 초기 HB의 몰수는 $10b$ mmol이므로 해당 지점에서의 HB의 몰수는 $8b$ mmol이고 B$^-$의 몰수는 $2b$ mmol이다. 따라서 몰농도는 다음과 같다.

	HB(aq)	⇌	H$^+$(aq)	+	B$^-$(aq)
몰농도 (M)	$\dfrac{8b}{12}$		0.4×10^{-4}		$\dfrac{2b}{12}$

HB의 $K_a = \dfrac{(0.4 \times 10^{-4}) \times \left(\dfrac{2b}{12}\right)}{\dfrac{8b}{12}} = 1.0 \times 10^{-5}$이다.

$[H_3O^+] = C\alpha$, $K_a = C\alpha^2$이므로 HB의 $\alpha = 10^{-2}$이고, $[HB]_0 = b = 10^{-1}$이다.

| 정답해설 |

ㄱ. $b = 10^{-1}$, $a = 10^{-3}$이므로 $b > a$이다.

ㄴ. 넣어 준 NaOH(aq)의 부피가 5 mL인 지점은 반당량점이다.
HA는 H$^+$와 A$^-$로 모두 이온화된 후 중화가 진행된다.
따라서 $[A^-] = \dfrac{10^{-3} \times 10}{15} = \dfrac{2}{3} \times 10^{-3}$이다.
반당량점에서 $[B^-] = \dfrac{0.5}{15} = \dfrac{1}{3} \times 10^{-1}$이다.
$\dfrac{[A^-]}{[B^-]} < 1$이다.

| 오답해설 |

ㄷ. 자료해석에 의해 $K_a = 1.0 \times 10^{-5}$이다.

250. 연습 정답 ②

| 자료해석 |

산의 이온화 상수, $K_a = \dfrac{[H^+][A^-]}{[HA]}$ 를 이용하여 평형 농도를 알 수 있으므로 다음과 같은 순서로 분석한다.

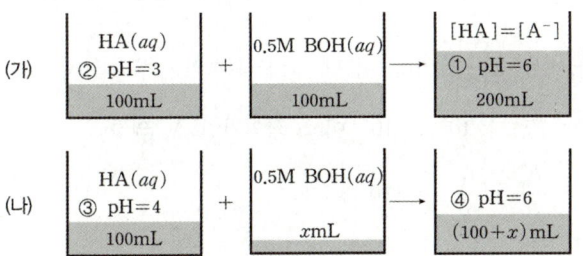

① pH=6이므로 $[H^+]=10^{-6}$ M이다. $[A^-]=[HA]$이므로

$$K_a = \dfrac{[H^+][A^-]}{[HA]} = \dfrac{10^{-6}[A^-]}{[HA]} = 10^{-6}$$

② 약산 HA(aq)의 평형 농도를 이용하여 산의 초기 농도를 계산할 수 있다.

	HA(aq)	⇌	H^+(aq)	+	A^-(aq)
i	C				
c	$-x$		$+x$		$+x$
e	$C-x$		x		x

$[H^+]=[A^-]=10^{-3}$ M이므로,

$$K_a = \dfrac{[H^+][A^-]}{[HA]} = \dfrac{x^2}{C-x} \fallingdotseq \dfrac{(10^{-3})^2}{C} = 10^{-6},\ C=1$$

③ ②에서와 같은 방법으로,

$$K_a = \dfrac{[H^+][A^-]}{[HA]} \fallingdotseq \dfrac{(10^{-4})^2}{C} = 10^{-6}$$

$C = 0.01$

④ $K_a = \dfrac{[H^+][A^-]}{[HA]} = \dfrac{10^{-6}[A^-]}{[HA]} = 10^{-6}$이므로,

$[A^-]=[HA]$이다. 초기 HA는 1(mmol)이고, 넣어준 BOH는 $0.5x$(mmol)이므로, 다음과 같이 계산된다.

	HA(aq)	+	OH^-(aq)	⇌	H_2O(l)	+	A^-(aq)
i	1		$0.5x$				
c	$-0.5x$		$-0.5x$				$+0.5x$
e	$1-0.5x$		0				$0.5x$

$[A^-]=[HA]$이므로 $1-0.5x=0.5x$, $x=1$

| 정답해설 |

ㄷ. (가)의 혼합 수용액에 0.5 M BOH(aq) 100 mL를 더 가하면, 용액은 중화점이 된다. 따라서 BA(aq)으로 해석할 수 있다.

A^-는 약산의 짝염기이므로 다음과 같이 가수분해 한다.
$$A^-(aq) + H_2O(l) \rightleftarrows HA(aq) + OH^-(aq)$$

따라서 $[B^+]=[A^-]_0=[A^-]+[HA]$이고, $[B^+]>[A^-]$이다.

| 오답해설 |

ㄱ. (가)의 혼합 전 HA(aq)의 농도는 1 M이다.

ㄴ. (나)에서 $x=1$이다.

VIII. 산과 염기

251. 연습　　　　　　　　　　정답 ③

| 자료해석 |

NaOH가 가해질 때, 처음 80 mL까지는 A^-가 생기지 않는다. 이는 HA가 반응하지 않고 존재하는 HCl이 모두 NaOH와 먼저 반응하게 되는 구간이다. 그 후 A^-의 양이 일정해졌다는 것은 존재하던 HA가 모두 A^-로 반응하였다는 의미이다.
총 가해진 NaOH의 양은 100 mL로 100 mmol이다.
HCl과 반응하는 NaOH의 양은 80 mmol이므로 처음 존재하는 HA의 양은 20 mmol이다.

| 정답해설 |

ㄱ. P에서 HA와 A^-의 양이 동일하므로
$pH = pK_a = 6.3$이다.
$K_a = 10^{-6.3}$
$K_b = \dfrac{K_w}{K_a} = \dfrac{10^{-14}}{10^{-6.3}} = 10^{-7.7} > 1 \times 10^{-8}$

ㄴ. HCl은 수용액 상에서 H^+, Cl^-으로 존재하므로 Cl^-는 초기에 80 mmol = 0.08 mol 존재한다.
A^-의 양은 0.01 mol이고, Cl^-은 반응에 참여하지 않는 구경꾼 이온이므로 0.08 mol이 그대로 존재한다.
같은 용기 내에 존재하므로 부피는 동일하다.
그러므로 P에서 $\dfrac{[Cl^-]}{[A^-]} = \dfrac{0.08}{0.01} = 8$이다.

| 오답해설 |

ㄷ. Q까지 가해진 NaOH의 양은 125 mmol이다.
중화반응에 100 mmol이 사용되었으므로 남은 OH^-의 양은 25 mmol이다.
부피는 초기에 존재하던 산 수용액 100 mL와 가해진 염기 125 mL가 합쳐진 225 mL이다.
$[OH^-] = \dfrac{25\,mmol}{225\,mL} = 0.11\,M < 0.2\,M$이다.

252. 연습　　　　　　　　　　정답 ④

| 자료해석 |

(나)에서 $\dfrac{[A^-]}{[HA]} = \dfrac{1}{3}$이므로 $\dfrac{[A^-]}{[HA]_0} = \dfrac{1}{4}$이고 당량점의 $\dfrac{1}{4}$ 지점이다. 따라서 $0.8 \times 25 = x \times 80 \times \dfrac{1}{4}$이므로 $x = 1$이다.

(가)에서 $\dfrac{[A^-]}{[HA]} = 10^{-3}$이므로 약산 HA의
$K_a = 10^{-3} \times 10^{-3} = 10^{-6}$이고, 짝염기인 A^-의
$K_b = \dfrac{K_w}{K_a} = \dfrac{10^{-14}}{10^{-6}} = 10^{-8}$이다.

| 정답해설 |

HA 0.2 M, 20 mL은 H^+ 4 mmol과 같으므로 0.8 M의 NaOH로 중화점까지 적정하는데 NaOH 5 mL이 필요하고 중화점에서 $[HA] = \dfrac{4\,mmol}{25\,mL} = 0.16\,M$이다. 따라서 중화점에서 다음과 같이 약염기의 해리가 일어난다.

	$A^-(aq)$	$+ H_2O(l)$	$\to$	$HA(aq)$	$+ OH^-(aq)$
i	0.16				
c	$-a$			$+a$	$+a$
e	$\simeq 0.16$			a	a

$K_b = 10^{-8}$이므로 $a = \sqrt{0.16 \times 10^{-8}} = 4 \times 10^{-5}$이다.

따라서 $\dfrac{[A^-]}{[HA]} = \dfrac{0.16}{4 \times 10^{-5}} = 4000$이다.

253. 연습　　　정답 ①

| 자료해석 |

온도 T에서 HA(aq)의 이온화 상수가 HB(aq)보다 크므로 적정 전 pH는 HA(aq)가 작다. 따라서 그래프에서 실선(—)은 HA(aq), 점선(⋯)은 HB(aq)의 중화 적정 곡선이다.

| 정답해설 |

ㄱ. HA(aq)의 중화점은 0.1 M NaOH(aq)을 30 mL 넣었을 때로 HA(aq)의 초기 몰농도가 x M라면 중화점에서 $x \times 0.05 = 0.1 \times 0.03$이므로 $x = 0.06$이다.

| 오답해설 |

ㄴ. HB(aq)의 몰농도는 HA(aq)와 같은 0.06 M이다.

$K_a = 1 \times 10^{-5}$이고 pH$= \dfrac{pK_a - \log C}{2}$이므로

pH$= \dfrac{5 - \log(6 \times 10^{-2})}{2} > 3$이다.

ㄷ. HB(aq)의 이온화 상수 $K_a = \dfrac{[H^+][B^-]}{[HB]} = 1 \times 10^{-5}$이므로, pH가 9.0일 때 $[H^+] = 1 \times 10^{-9}$이므로

$1 \times 10^{-5} = \dfrac{(10^{-9}) \times [B^-]}{[HB]}$이고 $\dfrac{[B^-]}{[HB]} = 1 \times 10^4$이다.

254. 기본 정답 ⑤

| 정답해설 |

XY_2에서 Y가 음의 산화수를 가지므로 전기음성도는 Y > X 이다.

Y_2Z_2에서 Y가 양의 산화수를 가지므로 전기음성도는 Z > Y 이다.

따라서 전기음성도의 크기는 Z > Y > X이다.

255. 기본 정답 ②

| 자료해석 |

제시된 화합물은 분자이다. X~Z는 모두 2주기 원소이고 옥텟 규칙을 만족하므로 X = N, Y = O, Z = F이다.

3가지 분자를 원소 기호로 표현하면 다음과 같다. (비공유 전자쌍은 ㉠~㉢에만 나타내었다.)

$$O=\ddot{N}-F \qquad F-\underset{|}{\underset{..}{N}}-\underset{|}{N}-F \qquad F-\ddot{\underset{..}{O}}-F$$
$$\text{㉠} \qquad\qquad \text{㉡} \qquad\qquad \text{㉢}$$

(㉡: F-N(-F)-N-F 구조)

산화수는 공유 결합 전자쌍이 전기음성도 큰 원자의 전자라고 가정한 뒤 계산한 전하량이다.

| 정답해설 |

㉠: 질소의 원자가 전자수는 5이고 이웃 원자들의 전기음성도는 모두 질소보다 크므로 질소의 산화수는 5-2 = +3이다.

㉡: 질소의 원자가 전자수는 5이고 플루오린의 전기음성도가 질소보다 크므로 N-F 사이의 결합 전자쌍은 모두 플루오린의 전자로 간주한다. N-N의 전자쌍은 각각의 질소가 1개씩 나누어 갖는 것으로 간주한다. 따라서 질소의 산화수는 5-3 = +2이다.

㉢: 산소의 원자가 전자수는 6이고 플루오린의 전기음성도가 산소보다 크다. 따라서 산소의 산화수는 6-4 = +2이다.

㉠+㉡+㉢ = +7이다.

256. 기본 　　　　정답 ③

| 자료해석 |

산화수는 원자가 산화 또는 환원된 정도를 나타내는 것으로 공유 결합 물질에서 전기 음성도가 큰 원자가 공유 전자쌍을 완전히 차지한다고 가정하여 산화수를 구하므로 전기 음성도가 큰 원자가 (−)의 산화수를 갖는다.

| 정답해설 |

ㄱ. H_2O_2에서 H의 산화수는 +1이고 화합물을 구성하는 원자들의 산화수 합이 0이므로 O의 산화수는 −1이다. 따라서 ㉠에 들어가기에 적절한 화합물이다.
$$0 = (H의\ 산화수 \times 2) + (O의\ 산화수 \times 2)$$
$$= (+1 \times 2) + (O의\ 산화수 \times 2)$$

ㄴ. O_2F_2에서 전기 음성도는 F이 O보다 크므로 F의 산화수는 −1이다. 화합물을 구성하는 원자들의 산화수 합이 0이므로 O의 산화수는 +1이다. 따라서 ㉠에 들어가기에 적절한 화합물이다.

| 오답해설 |

ㄷ. CaO에서 Ca의 산화수는 +2이고 화합물을 구성하는 원자들의 산화수 합이 0이므로 O의 산화수는 −2이다.

257. 기본 　　　　정답 ②

| 정답해설 |

$4Al + 3O_2 \rightarrow 2Al_2O_3$에서 Al의 산화수는 $0 \rightarrow +3$으로 증가하므로 산화되고 O의 산화수는 $0 \rightarrow -2$로 감소하므로 환원된다.

$2Mg + CO_2 \rightarrow 2MgO + C$에서 Mg의 산화수는 $0 \rightarrow +2$로 증가하므로 산화되고 C의 산화수는 $+4 \rightarrow 0$으로 감소하므로 환원된다. 따라서 두 반응에서 환원되는 물질은 O_2와 CO_2이다.

Ⅸ. 산화 환원 / 전기 화학

258. 기본   정답 ⑤

| 정답해설 |

학생 A : (가)에서 마그네슘은 반응에서 산소와 결합하여 산화마그네슘이라는 산화물을 형성한다. 이때 마그네슘은 전자를 제공하여 산화되고 산소는 전자를 얻어 환원된다.

학생 B : 환원제는 자신은 산화되면서 다른 물질을 환원시키는 물질이다. (나)에서 탄소의 산화수는 0에서 +4로 증가하므로 산화되고 구리의 산화수는 +2에서 0으로 감소하여 환원되므로 탄소는 환원제로 작용한다.

학생 C : 한 화학종은 전자를 제공(산화수 증가)하고, 다른 화학종은 전자를 받는(산화수 감소) 반응을 산화 환원 반응이라고 한다. 따라서 (가)와 (나)는 모두 산화 환원 반응이다.

259. 기본   정답 ①

| 정답해설 |

ㄱ. Mg의 산화수는 반응물에서 0, 생성물에서 +2이다. 산화수가 증가하였으므로 Mg는 산화되었다.

| 오답해설 |

ㄴ. (나)에서 CO는 산화되었으므로 환원제이다.

ㄷ. Fe의 산화수는 반응물에서 +3, 생성물에서 0이다. 산화수는 감소하였다.

260. 기본   정답 ③

| 정답해설 |

ㄱ. (가)에서 S 산화수는 $-2 \to 0$으로 증가하므로 산화되고 N의 산화수는 $+5 \to +2$로 감소하므로 산화 환원 반응이다.

ㄴ. (나)에서 Li의 산화수는 $0 \to +1$로 증가하므로 산화되고 H의 산화수는 $+1 \to 0$으로 감소하므로 환원된다. 환원제는 자신은 산화되면서 다른 물질을 산화시키는 물질이므로 Li는 환원제이다.

| 오답해설 |

ㄷ. (나)에서 H의 산화수는 H_2O와 LiOH에서 $+1$이지만, H_2에서는 0이다.

261. 기본   정답 ⑤

| 정답해설 |

ㄱ. 반응 (가)에서 산소의 산화수는 O_2에서 0, CuO에서 -2이다. 산화수가 감소하였으므로 O_2는 환원된다.

ㄴ. CuO에서 O의 산화수는 -2, Cu의 산화수는 $+2$이다.

ㄷ. 반응 (나)에서 ㉠은 CuO를 Cu로 환원시키므로 환원제이다.

IX. 산화 환원 / 전기 화학

262. 기본   정답 ②

| 자료해석 |

(가)와 (나)의 반응 전후에 원자의 종류와 수는 같으므로 ㉠은 CO이다.

| 정답해설 |

ㄷ. (다)에서 Al의 산화수는 반응 전후에 0 → +3으로 증가하므로 산화되고, O의 산화수는 0 → −2로 감소하므로 환원된다. 따라서 (다)는 산화 환원 반응이다.

| 오답해설 |

ㄱ. (가)에서 탄소(C)는 산소와 결합하여 CO로 산화된다.
ㄴ. (나)에서 Fe_2CO_3은 산소를 잃고 환원되고, ㉠(CO)는 산소를 얻어 산화된다. 산화제는 자신은 환원되면서 다른 물질을 산화시키는 물질이다. 따라서 Fe_2CO_3는 산화제, ㉠(CO)는 환원제로 작용한다.

263. 연습   정답 ②

| 정답해설 |

ㄴ. (나)에서 X의 산화수는 반응 전 0에서 반응 후 +3으로 증가한다. 따라서 X_2는 산화된다.

| 오답해설 |

ㄱ. X_2Y_4에서 X의 산화수가 −2이므로 Y의 산화수는 +1이다.
ㄷ. X_2Y_4에서 Y의 산화수는 +1, XZ_3에서 Z의 산화수는 −1이다. 따라서 분자 YZ에서 Y의 산화수는 +1로 0보다 크다.

264. 연습　　정답 ①

| 자료해석 |

분자에서 산화수는 전기음성도 큰 원자가 공유 결합 전자쌍을 모두 가지고 있다고 가정할 때의 전하량이다.

전기 음성도의 크기가 X > H, Y 혹은 X < H, Y이면 (가)와 (나)에서 X의 산화수는 동일하다. 그런데 X의 산화수는 (나)에서가 (가)에서보다 크므로 전기음성도의 크기는 H < X < Y이다. Y의 산화수는 (나), (다)에서 동일하므로 전기음성도의 크기는 Y > Z이다.

따라서 X는 탄소, Y는 산소, Z는 염소이다.

(가)	(나)	(다)
H–C(H)(H)–H	H–C(H)=Ö	H–C(H)(H)–Ö–Cl̈:
<산화수>		
C(X): −4 H: +1	C(X): 0 O(Y): −2 H: +1	C(X): −2 O(Y): −2 Cl(Z): +1 H: +1

| 정답해설 |

ㄱ. (나)에서 C(X)의 산화수는 4−4=0이다.

| 오답해설 |

ㄴ. 전기음성도는 O(Y)가 Cl(Z)보다 크다.
ㄷ. (나)에서 O(Y)의 산화수는 6−8=−2이다. H_2O_2에서는 6−7=−1이다.

265. 연습　　정답 ④

| 정답해설 |

반응 2의 균형 반응식은 다음과 같다.
$$Cr_2O_7^{2-} + 14H^+ + 6e^- \rightarrow 2Cr^{3+} + 7H_2O$$

반응 1과 전자 수를 맞추고 전체 반응식을 구하면 다음과 같다.

반응 1 : $C_2H_5OH + 3H_2O \rightarrow 2CO_2 + 12H^+ + 12e^-$
반응 2 : $2Cr_2O_7^{2-} + 28H^+ + 12e^- \rightarrow 4Cr^{3+} + 14H_2O$
전　체 : $C_2H_5OH + 2Cr_2O_7^{2-} + 16H^+$
　　　　$\rightarrow 2CO_2 + 4Cr^{3+} + 11H_2O$

C_2H_5OH 적정에 소모된 $Cr_2O_7^{2-}$은 $0.050 \times 40.0 = 2\,mmol$이다. 전체 반응식에서 $C_2H_5OH : Cr_2O_7^{2-} = 1 : 2$이므로 C_2H_5OH은 1 mmol이 혈장 시료 50.0 g에 함유되어 있다. 따라서 혈장 시료 속의
C_2H_5OH 무게 %
$= \dfrac{1 \times 10^{-3}(mol) \times 46.0(g/mol)}{50.0(g)} \times 100 = 0.092$이다.

266. 정답 ⑤

| 자료해석 |

용액 속에 존재하는 이온의 몰수(n)는 MV(M: 용액의 몰농도, V: 부피)이다.

주어진 산화, 환원반응식에서 Fe^{2+}은 산화(산화수 $+2 \to +3$로 증가), MnO_4^-은 환원(산화수 $+7 \to +2$로 감소)된다. 균형 반쪽 반응식을 쓰면 다음과 같다.

산화: $Fe^{2+} \to Fe^{3+} + e^-$ ⋯ ①

환원: $MnO_4^- + 8H^+ + 5e^- \to Mn^{2+} + 4H_2O$ ⋯ ②

전체 반응: ① × 5 + ②에 의해
$5Fe^{2+} + MnO_4^- + 8H^+ \to 5Fe^{3+} + Mn^{2+} + 4H_2O$

| 정답해설 |

ㄱ. $a=5$, $b=1$, $c=8$ 이므로 $a+b+c$는 14이다.

ㄴ. 이온의 몰수는 MV(M: 용액의 몰농도, V: 부피)에 의해

(가): Fe^{2+}몰수 = $1M \times 0.1L$ = 0.1몰

H^+몰수 = $1M \times 0.1L$ = 0.1몰

(나): MnO_4^-몰수 = $0.1M \times 0.1L$ = 0.01몰

(가)와 (나)를 혼합하면 반응은 다음과 같이 일어난다.

	$5Fe^{2+}$	$+MnO_4^-$	$+8H^+$	$\to 5Fe^{3+}$	$+Mn^{2+}$	$+4H_2O$
처음(몰)	0.1	0.01	0.1	0	0	0
반응(몰)	−0.05	−0.01	−0.08	+0.05	+0.01	+0.01
나중(몰)	0.05	0	0.02	0.05	0.01	0.01

반응 후 (다)에는 Mn^{2+}는 0.01몰, H^+는 0.02몰이 존재하므로 몰수비는 1 : 2이다.

ㄷ. $[Fe^{2+}] = \dfrac{Fe^{2+}몰수}{용액의 부피} = \dfrac{0.05}{0.2} = 0.25M$이다.

267. 정답 ①

| 자료해석 |

비커 Ⅰ, Ⅱ에서 일어나는 반응의 반응식은 다음과 같다.

Ⅰ: $A^{2+}(aq) + 2B(s) \to A(s) + 2B^{2+}(aq)$

Ⅱ: $3A^{2+}(aq) + 2C(s) \to 3A(s) + 2C^{3+}(aq)$

| 정답해설 |

반응식에 따라 Ⅰ은 반응 후 이온의 몰수가 증가하고 Ⅱ는 이온의 몰수가 감소한다. 이에 따른 그래프는 ①, ②, ⑤에 해당한다. 일정량의 A^{2+}와 반응하는 B와 C의 몰수 비는 3 : 1이므로 넣어준 금속에 따른 총 이온 수는 그래프 ①과 같다.

17. 전기 화학

268. 기본   정답 ③

| 자료해석 |

전자가 구리 전극에서 은 전극으로 이동하므로 구리가 (−)극, 은이 (+)극이다. 전지 반응은 다음과 같다.

(−)극 $Cu(s) \rightarrow Cu^{2+}(aq) + 2e^-$

(+)극 $Ag^+(aq) + e^- \rightarrow Ag(s)$

전체 $Cu(s) + 2Ag^+(aq) \rightarrow Cu^{2+}(aq) + 2Ag(s)$

| 정답해설 |

ㄷ. 전지 반응이 자발적으로 진행되므로 표준 전지 전위는 0보다 크다.

| 오답해설 |

ㄱ. $Ag^+(aq)$가 환원된다. $Ag(s)$는 생성물이다.

ㄴ. $Cu(s)$는 산화되므로 질량이 감소한다.

269. 기본   정답 ⑤

| 자료해석 |

표준 환원 전위($E°$)가 큰 쪽에서 환원 반응이 진행되며, 상대적으로 $E°$가 작은 쪽에서 산화 반응이 진행된다.

즉, Fe^{2+}를 포함한 전해액에 담긴 Fe 전극이 산화 전극이며, Fe^{3+}를 포함한 오른쪽 비커에 담긴 Fe 전극은 환원 전극이다.

산화 전극 : $Fe(s) \rightarrow Fe^{2+}(aq) + 2e^-$

환원 전극 : $Fe^{3+}(aq) + e^- \rightarrow Fe^{2+}(aq)$

| 정답해설 |

ㄱ. 화학 전지의 표준 기전력($E°_{전지}$)은 다음과 같다.

$E°_{전지}$ = 환원 전극의 $E°$ − 산화 전극의 $E°$
$= 0.77 - (-0.44) = +1.21V$

ㄴ. 갈바니 전지에서 환원 전극이 (+)극이다. 따라서 (+)극에서의 반쪽 반응은 $Fe^{3+}(aq) + e^- \rightarrow Fe^{2+}(aq)$이다.

ㄷ. 전체 반응식은 산화 전극과 환원 전극에서 일어나는 반쪽 반응을 더하여 구할 수 있다. 이때 잃은 전자수와 얻은 전자 수가 같아야 한다. 따라서 전체 반응식은 $Fe(s) + 2Fe^{3+}(aq) \rightarrow 3Fe^{2+}(aq)$이다.

$$\begin{array}{r} (Fe^{3+} + e^- \rightarrow Fe^{2+}) \times 2 \\ +)\ Fe \rightarrow Fe^{2+} + 2e^- \\ \hline Fe(s) + 2Fe^{3+}(aq) \rightarrow 3Fe^{2+}(aq) \end{array}$$

IX. 산화 환원 / 전기 화학

270. 기본   정답 ③

| 자료해석 |

화학 전지에서 아연(Zn)의 표준 환원 전위가 은(Ag)보다 작은 값을 나타내므로 아연이 (−)극, 은이 (+)극이 된다. 이 전지에 니켈(Ni)의 도금 장치에는 숟가락이 (−)극에 연결되어 숟가락에는 니켈이 도금되고, (+)극에 연결된 니켈에서는 산화 반응이 일어나서 Ni^{2+}이 생성된다.

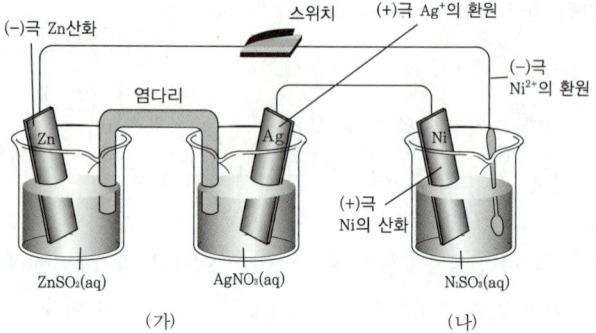

| 정답해설 |

ㄱ. 스위치를 닫아 전지 반응이 일어날 때 숟가락에 니켈이 도금되므로 (가)의 전지 반응은 자발적이다. 따라서 자유 에너지 변화는 0보다 작다.

ㄴ. 스위치를 닫았을 때 (나)에서 숟가락이 니켈로 도금되므로 환원 반응이 일어나고, 니켈 전극에서는 산화 반응이 일어난다.

| 오답해설 |

ㄷ. 아연 a몰이 반응에 참여하면 $2a$몰의 전자가 전기 분해에 참여할 수 있다. 니켈 1몰이 환원될 때 2몰의 전자가 필요하므로 니켈은 a몰 환원되어 숟가락에 도금된다.

271. 기본   정답 ①

| 자료해석 |

반응 전 후 원자의 개수가 맞아야 하므로 반응을 완결시키면 다음과 같다.

- $2H_2O(l) + 2e^- \rightarrow H_2(g) + 2OH^-(g)$
- $2Cl^-(aq) \rightarrow Cl_2(g) + 2e^-$

| 정답해설 |

ㄱ. 자료해석에 따르면 ㉠은 $H_2(g)$이다.

| 오답해설 |

ㄴ. 두 번째 반응은 Cl^-가 전자를 잃는 반응이므로 산화반응이다. ㉡은 산화되었다.

ㄷ. 0~t초 동안 생성된 OH^-의 양이 0.01몰이므로 반응한 e^-도 0.01몰이다.

따라서 흘려 준 전하량은 $96500\,C/몰 \times 0.01몰 = 965\,C$이다.

272. 기본   정답 ⑤

| 자료해석 |

Cu^{2+}의 환원 반응식은 $Cu^{2+}(aq) + 2e^- \rightarrow Cu(s)$이고 석출된 구리는 0.05몰이므로 총 0.1몰의 전자가 반응하였다.

| 정답해설 |

ㄱ. (가)에서 $O_2(g)$와 전자의 계수비는 $1:4$이고, (나)에서 $Cl_2(g)$와 전자의 계수비는 $1:2$이다. (가)와 (나)에서 반응한 전자의 몰수는 동일하므로 발생한 기체의 몰수비는 $O_2 : Cl_2 = 1 : 2$이다.

ㄴ. (가)에서 H_2O의 산화로 H^+가 생성되므로 수용액의 pH는 감소한다.

ㄷ. 전자 0.1몰의 전하량은 $96500\,C/몰 \times 0.1\,몰 = 9650\,C$이다.

273. 기본   정답 ②

| 정답해설 |

제시된 평형 반응은 반쪽 반응을 수정한 두 반응의 합이다. 표준 환원 전위는 계수가 변하더라도 변하지 않는다. 역반응으로 수정할 경우 부호가 변한다.

$$5Fe^{2+}(aq) + 10e^- \rightarrow 5Fe(s) \qquad E° = -0.44\,V$$
$$2Mn^{2+}(aq) + 8H_2O(l) \rightarrow 2MnO_4^-(aq) + 16H^+(aq) + 10e^- \qquad E° = -1.51\,V$$

$$5Fe^{2+}(aq) + 2Mn^{2+}(aq) + 8H_2O(l) \rightleftharpoons 2MnO_4^-(aq) + 5Fe(s) + 16H^+(aq) \qquad E° = -1.95\,V$$

$-nFE° = -RT \ln K$이므로 $K = e^{nFE°/RT} = e^{nE°/a}$이다.

평형 반응은 10전자 반응이고 표준 환원 전위는 $-1.95\,V$이므로 $K = e^{10 \times (-1.95)/a} = e^{-19.5/a}$이다.

274. 기본 정답 ⑤

| 정답해설 |

제시된 반응의 표준 환원 전위는 금속의 환원 반쪽 반응을 이용하여 다음과 같이 구할 수 있다.

$$2Al^{3+}(aq) + 6e^- \rightarrow 2Al(s) \qquad E° = -1.66\,V$$
$$3Mg(s) \rightarrow 3Mg^{2+}(aq) + 6e^- \qquad E° = 2.37\,V$$
$$\overline{2Al^{3+}(aq) + 3Mg(s)}$$
$$\rightleftarrows 2Al(s) + 3Mg^{2+}(aq) \qquad E° = 0.71\,V$$

$\Delta G° = -nFE°$ 이므로
$\Delta G° = -6 \times a \times 0.71 = -4.26a\,J/mol$ 이다.

275. 기본 정답 ①

| 자료해석 |

전지 전압은 가역 반응에서의 Gibbs 자유 에너지와 연관되어 있으므로 표준 전지 전위 $E°$는 $\Delta G° = -nFE°$으로 나타낼 수 있다.

| 정답해설 |

제시된 반응의 표준 환원 전위를 순서대로 $\Delta E_1°$, $\Delta E_2°$, $\Delta E_3°$라고 하면 Gibbs 자유 에너지 변화를 다음과 같이 나타낼 수 있다.

$\Delta G_3° = \Delta G_1° + \Delta G_2°$

$-n_3 FE_3° = -n_1 FE_1° + (-n_2 FE_2°)$

$E_3° = \dfrac{n_1 E_1° + n_2 E_2°}{n_3}$

$Cu^{2+}(aq) + 2e^- \rightarrow Cu(s)$의 표준 환원 전위는

$E_3° = x = \dfrac{E_1° + E_2°}{2} = \dfrac{0.16 + 0.52}{2} = 0.34(V)$이다.

276. 연습   정답 ②

| 자료해석 |

표준 상태이므로 $\Delta G = \Delta G°$ 이다. $\Delta G° = -nFE°$ 이므로 B와 H^+의 반응에서 자유 에너지 변화는 $\Delta G < 0$이고 자발적 반응이다. 따라서 금속의 이온화 경향은 B > (H) > A이고, A의 표준 환원 전위는 $E° = +0.34$V, B의 표준 환원 전위는 $E° = -0.76$V이다.

B와 A의 반쪽 전지로 이루어진 전지 전압은
$E° = (+0.34) - (-0.76) = 1.10$V이다.
(가)에서 A의 반쪽 전지는 (−)극이고 C의 반쪽 전지는 (+)극이다. 따라서 금속의 이온화 경향은 A > C이므로 세 가지 금속과 H의 이온화 경향을 정리하면 B > (H) > A > C이다.

| 정답해설 |

ㄴ. (가)에서 전자가 A의 반쪽 전지에서 C의 반쪽 전지로 이동하므로 $A(s)$는 산화된다.

| 오답해설 |

ㄱ. 금속의 이온화 경향은 B > A이므로 A가 산화되는 반응은 비자발적이다.
따라서 $A(s) + B^{2+}(aq) \to A^{2+}(aq) + B(s)$ 반응의 자유 에너지 변화 $\Delta G > 0$이다.

ㄷ. B와 C의 반쪽 전지로 이루어진 전지는 B와 A의 반쪽 전지로 이루어진 전지보다 이온화 경향의 차이가 크다. 따라서 표준 전지 전위 $E°$는 +1.10V보다 크다.

277. 연습   정답 ①

| 자료해석 |

전체 반응식과 Nernst식은 다음과 같다.
$A(s) + B^{2+}(aq) \to A^{2+}(aq) + B$ $E° = a - (-0.76)$
이 전지의 표준 전지전위는 1.10이므로 $a = 0.34$이다.

| 정답해설 |

ㄱ. 자료해석에 의하면 $a = 0.34$이다.

| 오답해설 |

ㄴ. $E° = a$전극이 환원전극이므로 전자의 이동 방향은 ㉠이다.

ㄷ. $A(s) + 2H^+(aq) \to A^{2+}(aq) + H_2(g)$반응의
$\Delta E° = 0 - (-0.76) = +0.76$이다.
$\Delta E° > 0$이므로 $\Delta G° = -nF\Delta E°$이므로 $\Delta G°$는 0보다 작다.

278. 연습 정답 ⑤

| 자료해석 |

그림 (가)와 (나)의 두 화학 전지에 존재하는 이온의 농도는 모두 1M이므로 표준 상태이다.

전지 (가)에서 환원 반쪽 전지의 표준 환원 전위는 Cu^{2+}의 환원 반응이 Zn^{2+}이 환원 반응보다 높으므로 Cu 전극이 환원 전극, Zn 전극이 산화 전극이다.

따라서 $x = 0.34 - (-0.76) = +1.10\,V$이다.

전지 (나)의 표준 환원 전위는 $+0.46\,V$이다. A^+의 환원 반응에 대한 표준 환원 전위가 0보다 크므로 만약 Cu 전극이 환원 전극이라면 표준 환원 전위$((0.34-a)\,V,\,a>0)$가 $+0.46\,V$이 될 수 없다. 따라서 Cu 전극이 산화 전극, A 전극이 환원 전극이다.

| 정답해설 |

ㄴ. (나)는 Cu 전극이 산화 전극, A 전극이 환원 전극이므로 $Cu(s) + 2A^+(aq) \to Cu^{2+}(aq) + 2A(s)$ 반응이 일어난다. $\dfrac{[Cu^{2+}]}{[A^+]}$는 증가한다.

ㄷ. (나)의 표준 환원 전위는 $+0.46\,V$이다.
$+0.46\,V = a - 0.34\,V$이므로 $a = 0.80\,V$이다.
$Zn(s) + 2A^+(aq) \to Zn^{2+}(aq) + 2A(s)$의 표준 환원 전위는
$0.80 - (-0.76) = 1.56\,V$이다. $x(+1.10\,V)$보다 크다.

| 오답해설 |

ㄱ. (가)에서 Zn은 산화 전극이므로
$Zn(s) \to Zn^{2+}(aq) + 2e^-$ 반응이 일어난다. $Zn(s)$가 산화되므로 전극의 질량은 감소한다.

279. 연습 정답 ③

| 정답해설 |

ㄱ. $Zn^{2+}(aq) + 2e^- \to Zn(s)$ 반쪽 반응의 표준 환원 전위$(E°)$가 제시된 4가지 반쪽 반응 중에서 가장 작기 때문에 Zn 반쪽 전지에서 산화 반응이 일어나고 $(-)$극으로 작용한다.

ㄷ. $(+)$극과 $(-)$극의 반쪽 반응 중 표준 환원 전위$(E°)$가 큰 반응에서 환원 반응이 진행된다. 따라서 $m=3$일 때, 반응이 진행되면 $(+)$극에서는 $Fe^{3+}(aq) + e^- \to Fe^{2+}(aq)$의 반응이 일어나므로 $[Fe^{3+}]$가 감소한다. $(-)$극에서는 $Zn(s) \to Zn^{2+}(aq) + 2e^-$의 반응이 일어나므로 $[Zn^{2+}]$가 증가한다. 따라서 $\dfrac{(+)극에서\,[Fe^{3+}]}{(-)극에서\,[Zn^{2+}]} < 1$이다.

| 오답해설 |

ㄴ. $m=2$일 때, $(+)$극에서는 $Fe^{2+}(aq)$과 $H^+(aq)$의 반쪽 반응 중 표준 환원 전위$(E°)$가 큰
$2H^+(aq) + 2e^- \to H_2(aq)$의 반응이 진행된다. $(-)$극에서는 $Zn(s) \to Zn^{2+}(aq) + 2e^-$의 반응이 일어나므로 표준 전지 전위 $E° = 0 - (-0.76) = 0.76\,V$이다.

280. 연습　　정답 ④

| 자료해석 |

첫 번째 산화 환원 반응식에서 $\Delta G° < 0$이므로 A가 산화되고 B^{2+}가 환원되는 반응이 자발적이다. 따라서 표준 환원 전위는 $E_A° < E_B°$ 이다.

두 번째 산화 환원 반응식에서 $\Delta G° < 0$이므로 B가 산화되고 C^+가 환원되는 반응이 자발적이다. 따라서 표준 환원 전위는 $E_B° < E_C°$ 이다.

| 정답해설 |

$A(s)$와 $C(s)$를 전극으로 사용하면 표준 환원 전위가 높은 $C(s)$가 환원 전극, $A(s)$가 산화 전극이다.

$E_{전지}° = E_{환원}° - E_{산화}°$ 이고 표준 환원 전위는 세기 성질이므로 반응하는 전자의 몰수는 관계없다. 따라서 $E_{전지}° = E_C° - E_A° = c - a = -a + c$이다.

281. 연습　　정답 ⑤

| 자료해석 |

여러 가지 이온이 녹아 있는 수용액에 전극을 꽂아 전류를 흘려주면 전기 분해가 일어난다. 전해 전지의 (−)극에서는 표준 환원 전위가 큰 금속부터 먼저 환원되고, (+)극에서는 표준 환원 전위가 작은 물질의 산화 반응이 일어난다.

각 물질의 표준 환원 전위($E°$)를 비교하면,

$E_{Ag^+}° > E_{Cu^{2+}}° > E_{H_2O}°$ 이므로 (−)극에서는 $E°$ 값이 가장 큰 Ag^+이 먼저 환원되어 Ag로 석출된다. Ag^+가 모두 환원되면, 표준 환원 전위가 2번째로 큰 Cu^{2+}가 환원된다. Cu^{2+}도 모두 환원되어 Cu로 석출되면 수용액 내의 H_2O가 환원되어 H_2가 발생한다. 각 구간에서 (−)극의 반쪽 반응식은 아래와 같다.

구간	(−)극 : 환원 전극
I	$Ag^+(aq) + e^- \to Ag(s)$
II	$Cu^{2+}(aq) + 2e^- \to Cu(s)$
III	$2H_2O(l) + 2e^- \to H_2(g) + 2OH^-(aq)$

한편 I, II, III 구간의 (+)전극에서는 H_2O의 산화로 O_2가 발생한다. 같은 전하량에 의해 석출되는 금속의 몰수는 비는 Ag : Cu = 2 : 1이며, Ag의 원자량이 107.9, Cu의 원자량이 63.5이므로 석출되는 금속의 질량은 Ag가 Cu보다 크다. 즉, 동일한 전하량에 대한 (−)전극의 질량 증가량은 Cu보다 Ag가 환원될 때 크므로(대략 2×107.9 : 63.5 정도), 그림 (나)에서 전하량에 따른 전극 질량의 변화의 기울기는 구간 I이 구간 II보다 크다. 구간 III에서는 수소 기체가 발생하므로 (−) 전극 질량의 변화가 없다.

| 정답해설 |

⑤ 구간 I과 II의 (−)전극에서의 환원 반응은 다음과 같다.
　구간 I : $Ag^+(aq) + e^- \to Ag(s)$
　구간 II : $Cu^{2+}(aq) + 2e^- \to Cu(s)$
전자 1 몰당 석출되는 몰질의 몰수는 Ag가 2배 더 크므로 구간 I에서 석출된 물질의 몰수는 구간 II의 2배이다.

| 오답해설 |

① 구간 I에서는 표준 환원 전위가 가장 큰 Ag이 먼저 석출된다.
② 구간 I에서는 전원 장치의 (−)극에서는 Ag의 석출이 일어나고, (+)극에서는 H_2O의 산화가 일어난다.
　(−)극 : $Ag^+(aq) + e^- \to Ag(s)$
　(+)극 : $2H_2O(l) \to O_2(g) + 4H^+(aq) + 4e^-$

따라서 구간 I에서 수용액의 pH는 감소한다.
③ 구간 II의 (−)극에서는 Cu가 석출되고, (+) 전극에서는 H_2O의 산화가 일어난다.

(+)극 : $2H_2O(l) \rightarrow O_2(g) + 4H^+(aq) + 4e^-$

따라서 구간 II의 (+)전극에서는 산소 기체가 발생한다.

④ 구간 III의 (−) 전극에서는 H_2O의 환원이 일어난다.

(−)극 : $2H_2O(l) + 2e^- \rightarrow H_2(g) + 2OH^-(aq)$

따라서 구간 III의 (−)전극에서는 수소 기체가 발생한다.

MEMO

282. 정답 ②

| 정답해설 |

② 사면체 구조에서 리간드는 축과 축 사이에 배열되므로 오비탈 에너지 준위는 축 방향에 전자 분포 확률이 높은 $d_{x^2-y^2}$이 d_{xy}보다 낮다.

| 오답해설 |

① 쌍극자 모멘트는 (가)와 (나)에서 0이다.
③ (나)의 중심 원자가 갖는 혼성 오비탈은 dsp^2이다.
④ 중심 원소의 산화수는 (나)에서 +2, (다)에서 +4이다.
⑤ (다)는 주어진 구조를 포함하여 2개의 기하 이성질체와 1쌍의 광학 이성질체, 총 3개의 입체 이성질체를 갖는다.

283. 정답 ④

| 자료해석 |

입체 이성질체 개수는 기하 이성질체 개수와 광학 이성질체의 개수를 합한 것과 같다. 다음 표는 각 팔면체 화합물의 기하 이성질체와 광학이성질체를 나타낸 것이다. (en = N⌒N)

화합물	입체 이성질체 (기하이성질체+광학 이성질체)
$[Co(en)_2Cl_2]^+$	trans / cis / mirror
$[Co(en)_2(NH_3)Cl]^{2+}$	trans / cis / mirror
$[Co(en)(NH_3)_2Cl_2]^+$	cis / mirror / cis NH₃, trans Cl / cis Cl, trans NH₃

| 정답해설 |

자료해석에 나타낸 것과 같이 입체 이성질체 개수는 각각 3, 3, 4이다.

284. 기본 정답 ⑤

| 정답해설 |

ㄱ. 에틸렌디아민과 같은 킬레이트 리간드에 의해 형성된 착물은 한자리 리간드에 의한 착물보다 안정하다. 이러한 킬레이트 효과에 의해 $K_{f,1} < K_{f,2}$이다.

ㄴ. 두 번째 반응은 분자수 증가 반응이므로 $\Delta S_2° > 0$이다.

ㄷ. $[Ni(en)_3]^{2+}$는 다음과 같이 2가지 광학 이성질체로 존재한다.

285. 기본 PLUS 정답 ②

| 정답해설 |

화학식	구조	광학이성질체 유무	자기성	분류
$[Ni(CN)_4]^{2-}$	평면사각형	N	반자기성	C
$[Fe(en)_3]^{3+}$	정팔면체	Y	상자기성	D
$[Co(en)_2(CN)_2]^+$	정팔면체	Y	반자기성	A
$[Mn(NH_3)_3Cl_3]^-$	정팔면체	N	상자기성	B

- A는 $[Fe(en)_3]^{3+}$이다. (×)
  $[Fe(en)_3]^{3+}$의 중심금속은 Fe^{3+}로 d^5이므로 상자성이고 광학 이성질체를 지닌다.

- B는 $[Mn(NH_3)_3Cl_3]^-$이다. (○)
  $[Mn(NH_3)_3Cl_3]^-$의 중심금속은 Mn^{2+}로 d^5이므로 상자성이고 두 가지 기하 이성질체를 지니는데 모두 광학 이성질체가 없다.

- $[Ni(CN)_4]^{2-}$는 평면사각형 구조이다. (○)
  $[Ni(CN)_4]^{2-}$는 반자성이어야 하므로 정사면체가 아닌 평면사각형 구조이다.

- $[Co(en)_2(CN)_2]^+$에서 ∠C-Co-C는 180°이다. (×)
  $[Co(en)_2(CN)_2]^+$는 A로 광학 이성질체가 가능한 기하구조를 지니고 있어야 하므로 두 개의 CN^-는 cis 자리로 결합되어 있어야 한다.
  따라서, ∠C-Co-C는 대략 90°이다.

286. 정답 ②

| 자료해석 |

2개의 중성 리간드와, 2개의 Cl^- 리간드를 포함한 전체 착이온이 +1가 양이온이므로 중심 금속인 Co는 +3가 양이온이다. 따라서 d^6 착물이다.

Co: $[Ar]4s^2 3d^7$

Co^{3+}: $[Ar] 3d^6$

정사면체와 정팔면체 착물의 결정장 갈라짐은 각각 다음과 같다.

사면체	팔면체(고스핀)	팔면체(저스핀)
t_2 ↑ ↑ ↑	e_g ↑ ↑	— —
e ↑↓ ↑	t_{2g} ↑↓ ↑ ↑	t_{2g} ↑↓ ↑↓ ↑↓

착이온 $[CoCl_2L_2]^+$는 홀전자 수가 0이므로 저스핀 상태의 팔면체 착물이다.

| 정답해설 |

ㄱ. 팔면체 구조를 갖기 위해서는 L이 두 자리 리간드여야 한다.

ㄴ. Cl^-는 전형적인 약한 장 리간드이다. 따라서 저스핀 착물을 만들기 위해서는 L이 강한 장 리간드여야 한다.

ㄷ. 다음과 같은 2 가지 기하 이성질체가 존재한다.

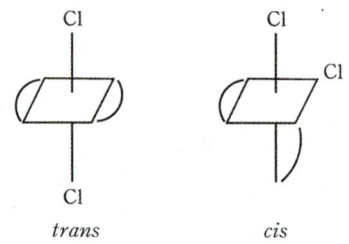

trans   cis

287. 정답 ②

| 정답해설 |

ㄴ. 평면 사각형 구조를 가지는 $Ni(CN)_4^{2-}$에서 Ni^{2+}는 d^8의 전자배치를 가지므로 리간드의 종류에 상관없이 반자기성이다.

| 오답해설 |

ㄱ. 입체수가 2인 선형 구조에서 중심 금속이온은 z축 상에서 리간드와 결합하면서 z의 성질을 갖는 d 오비탈의 에너지 준위가 높아진다. 그 결과 d 오비탈의 에너지 준위는 $d_{z^2} > d_{xz}$, $d_{yz} > d_{xy}$, $d_{x^2-y^2}$ 이다.

ㄷ. 정팔면체 $Cr(CN)_6^{4-}$에서 Cr^{2+}은 d^4의 전자배치를 가지며 CN^-은 강한장 리간드이므로 바닥 상태 전자 배치에서 홀전자 수는 2개이다. 사면체 $CoCl_4^{2-}$에서 Co^{2+}은 d^7의 전자배치를 가지며 바닥 상태 전자 배치에서 홀전자 수는 3개다.

288. 기본 정답 ⑤

| 자료해석 |

정팔면체는 배위수가 6이고 정사면체는 배위수가 4이다. L은 두 자리 리간드이므로 정팔면체라면 $n=2$이고 정사면체라면 $n=1$이다.

착이온에는 -1가의 Cl이 1개 존재하고 전체 전하가 $+2$가이므로 Co의 산화수는 $+3$이다. 따라서 Co의 전자 배치는 d^6이다. 각각의 입체 구조에서 가능한 d^6의 전자 배치는 다음과 같다.

입체 구조	정팔면체		정사면체
화학식	$[CoL_2(NH_3)Cl]^{2+}$		$[CoL(NH_3)Cl]^{2+}$
Co의 d 오비탈의 전자 배치			
	저스핀	고스핀	고스핀
	반자기성	상자기성	상자기성

문제의 조건에서 제시된 착이온은 반자기성이라 하였으므로 정팔면체 저스핀 착이온이다.

| 정답해설 |

⑤ 정팔면체, d^6의 반자기성 착이온이므로 저스핀 착물이다.

| 오답해설 |

① -1가의 Cl이 1개 존재하고 착이온의 전하가 $+2$가이므로 Co의 산화수는 $+3$이다.
② 정팔면체 구조이므로 $n=2$이다.
③ NH_3와 Cl의 상대적 위치에 따라 cis, trans 기하 이성질체가 존재한다.
④ 정팔면체 구조이므로 배위수는 6이다.

289. 연습 정답 ④

| 자료해석 |

각 착화합물이 물에 녹으면 아래와 같이 해리된다.

$CrCl_3 \cdot 6NH_3 \rightarrow [Cr(NH_3)_6]^{3+} + 3Cl^-$
$CrCl_3 \cdot 5NH_3 \rightarrow [Cr(NH_3)_5Cl]^{2+} + 2Cl^-$
$CrCl_3 \cdot 4NH_3 \rightarrow [Cr(NH_3)_4Cl_2]^+ + Cl^-$
$CrCl_3 \cdot 3NH_3 \rightarrow [Cr(NH_3)Cl_3]$

따라서 각 착화합물의 분자식은 다음과 같다.

착화합물	분자식
$CrCl_3 \cdot 6NH_3$	$[Cr(NH_3)_6]Cl_3$
$CrCl_3 \cdot 5NH_3$	$[Cr(NH_3)_5Cl]Cl_2$
$CrCl_3 \cdot 4NH_3$	$[Cr(NH_3)_4Cl_2]Cl$
$CrCl_3 \cdot 3NH_3$	$[Cr(NH_3)_3Cl_3]$

| 정답해설 |

ㄴ. 착화합물 $CrCl_3 \cdot 4NH_3$ 1몰은 물에 녹아 해리되어 1몰의 Cl^- 이온을 생산한다. 따라서 함께 만들어지는 착이온은 $[Cr(NH_3)_4Cl_2]^+$ 이다.

$$CrCl_3 \cdot 4NH_3 \rightarrow [Cr(NH_3)_4Cl_2]^+ + Cl^-$$

ㄹ. 질산은($AgNO_3$) 수용액의 Ag^+ 이온은 Cl^- 이온과 반응하여 흰색 침전물인 AgCl을 생성한다. 1몰의 $CrCl_3 \cdot 6NH_3$은 물에 녹아 해리되어 3몰의 Cl^-을 만들어내므로 1몰의 $CrCl_3 \cdot 6NH_3$이 들어 있는 용액에 충분한 양의 질산은 수용액을 가하면, Cl^- 이온이 한계 반응물로 작용하여 3몰의 AgCl 침전이 생긴다.

$$Ag^+(aq) + Cl^-(aq) \rightarrow AgCl(s)$$

| 오답해설 |

ㄱ. 착화합물 1몰로부터 해리되는 Cl^- 이온의 몰수로 보아 각 크롬 착화합물의 배위수는 모두 6이라는 것을 알 수 있다.

ㄷ. 설탕은 비전해질이나 $CrCl_3 \cdot 6NH_3$는 $i=4$인 전해질이다. 따라서 설탕 수용액과 달리 $CrCl_3 \cdot 6NH_3$ 수용액은 전기 전도성이 있다.

$CrCl_3 \cdot 6NH_3 \rightarrow [Cr(NH_3)_6]^{3+} + 3Cl^-$로 해리됨을 알 수 있다.

X. 전이 금속과 배위 화합물

290. 연습 PLUS   정답 ㉆

| 정답해설 |

ㄱ. 전체 반응은 광학 활성이 없는 $[M(H_2O)_6]^{2+}$에서 광학 활성이 있는 $[M(en)_3]^{2+}$가 생성되는 반응이다. 이 경우 비대칭 촉매를 쓰지 않았으므로 거울상 이성질체가 절반씩 생기므로 라세미 혼합물이 된다.

ㄴ. 착물이 킬레이트 고리를 가지면 안정도가 증가하는데 이를 킬레이트 효과라고 한다. 킬레이트 효과가 나타나는 주요한 원인은 킬레이트 고리를 가지면서 화학종의 입자수 증가 등의 엔트로피 효과 때문이다. 따라서 각 단계의 반응에서 엔트로피는 증가한다.

ㄷ. $[Ni(H_2O)_6]^{2+}$와 $[Ni(en)_3]^{2+}$의 중심 금속 이온은 Ni^{2+}로 d^8의 전자 배치를 갖는다. 따라서 high spin이든 low spin이든 홀전자의 수는 2개로 동일하다.

291. 연습 PLUS   정답 ㉆

| 자료해석 |

팔면체 배위 화합물 A, B, C는 중심 금속 Cr에 염화 이온(Cl^-)과 물(H_2O)이 임의의 비율로 결합된 염이므로 다음의 3가지가 가능하다.
$[Cr(H_2O)_6]Cl_3$, $[Cr(H_2O)_5Cl]Cl_2$,
$[Cr(H_2O)_4Cl_2]Cl$

1몰의 B를 과량의 질산은($AgNO_3$) 수용액과 반응시킬 때, 1몰의 염화은($AgCl$) 침전이 생성되므로 B는 $[Cr(H_2O)_4Cl_2]Cl$이다.

1몰의 A와 B를 각각 물에 녹여 부피를 1.0L로 만든 용액의 삼투압이 A가 B의 2배이므로, A는 $[Cr(H_2O)_6]Cl_3$이다.

결국, 배위 화합물 A, B, C는 다음과 같다.

화학종	화학식
A	$[Cr(H_2O)_6]Cl_3$
B	$[Cr(H_2O)_4Cl_2]Cl$
C	$[Cr(H_2O)_5Cl]Cl_2$

| 정답해설 |

ㄱ. 흡수하는 파장의 보색에 해당하는 색을 띤다. A는 보라색, B는 초록색을 띠므로 보색은 각각 연두색, 빨간색이다. 따라서 최대 흡수 파장(λ_{max})은 A가 B보다 작다.

ㄴ. A의 착이온은 $[Cr(H_2O)_6]^{3+}$로 팔면체 구조이며, 6개의 리간드가 모두 동일하므로 착이온의 쌍극자 모멘트는 0이다.

ㄷ. B의 착이온은 $[Cr(H_2O)_4Cl_2]^+$로 cis, trans 기하 이성질체를 갖는다.
따라서 B의 기하 이성질체의 수는 2이다.

MEMO

XI. 화학 실험　20. 화학 실험

292. 기본　정답 ④

| 정답해설 |

㉠ 용액을 취할 때 사용하는 실험 기구는 피펫이다.
㉡ 용액의 희석, 표준 용액의 제조 등에 사용하는 실험 기구는 부피 플라스크이다.
㉢ 일정 시간 동안의 반응 속도이므로 평균 반응 속도이다.

293. 기본　정답 ②

| 자료해석 |

(가) 혼합 용액에서 고체상으로 존재하는 C와 D를 걸러내기 위해서는 거름종이를 끼운 (ㄱ)깔때기가 필요하다. 깔때기에 혼합 용액을 부으면 A와 B가 포함된 용액은 밑으로 빠져 나가고 깔때기 위에는 고체인 C와 D만 남는다.
(나) 분리한 고체 혼합물을 모두 녹일 수 있는 용매를 가한다.
(다) 고정상과 이동상에 대한 친화도 차이를 이용하여 혼합물을 분리하는 방법으로 (ㄷ)관 크로마토그래피가 적당하다.
(라) C 또는 D만을 포함하는 용액을 (ㄹ)증발 장치를 통해 용매를 증발시키면 용질 C 또는 D를 얻을 수 있다.

따라서 정답은 ②번이다.

294. 기본   정답 ④

| 자료해석 |

(나)에서 측정한 질량에서 (가)에서 측정한 질량의 차이가 넣어준 드라이아이스($CO_2(s)$) 질량에 해당한다. (다)에서 측정한 부피는 (가), (나)를 통해 얻은 질량에 해당하는 $CO_2(g)$의 부피이다.

| 정답해설 |

측정한 CO_2의 질량을 w, 분자량을 MW라 하면 다음과 같이 이상 기체 상태 방정식으로부터 CO_2의 분자량을 구할 수 있다.

$$PV = nRT$$
$$= \frac{w}{MW} \times RT$$
$$\therefore MW = \frac{wRT}{PV}$$

질량과 부피는 측정했으므로 분자량을 구하기 위해서는 실험실의 온도와 대기압 정보가 더 필요하다.

295. 기본   정답 ④

| 자료해석 |

세 가지 생성물 중 한 가지 생성물의 생성된 몰수를 알면 반응식의 계수비를 통해 반응에 참여한 $M_2CO_3(s)$의 몰수를 알 수 있다. $M_2CO_3(s)$의 몰수와 그에 해당하는 질량(1g)을 통해 $M_2CO_3(s)$의 화학식량을 알 수 있고 화학식량과 M 외의 원자량을 통해 M의 원자량을 알 수 있다.

실험 과정에서 주사기의 눈금 변화를 측정하였으므로 생성물 중 기체에 해당하는 $CO_2(g)$의 몰수 계산을 통해 $M_2CO_3(s)$의 화학식량을 추론한다.

1) 생성된 $CO_2(g)$의 몰수=반응한 $M_2CO_3(s)$의 몰수

$$= \frac{측정된\ CO_2(g)의\ 부피}{25℃,\ 1기압에서\ 기체\ 1몰의\ 부피}$$

2) $M_2CO_3(s)$의 화학식량 $= \dfrac{1g}{M_2CO_3(s)의\ 몰수}$

3) M 원자량 =
$M_2CO_3(s)$의 화학식량 $-$ C의 원자량 $-$ (O의 원자량$\times 2$)

| 정답해설 |

ㄴ. $M_2CO_3(s)$의 화학식량을 통해 M의 원자량을 알기 위해서는 C와 O의 원자량이 필요하다.
ㄷ. 25℃, 1기압에서의 기체 1몰의 부피를 알면 주사기의 눈금 측정을 통해 생성된 $CO_2(g)$의 몰수를 알 수 있다.

| 오답해설 |

ㄱ. 생성된 기체의 부피를 통해 원자량을 추론하므로 HCl 1몰의 질량은 필요하지 않다.

XI. 화학 실험

296. 기본   정답 ①

| 정답해설 |

ㄱ. 아레니우스 염기는 물에 녹아 수산화이온을 내는 물질을 의미한다. BOH는 증류수에 녹였더니 해리되어 B^+와 OH^- 이온이 된다. 따라서 BOH는 아레니우스 염기이다.

| 오답해설 |

ㄴ. (가) 과정의 HA수용액과 BOH수용액 모형 그림의 이온수 비는 3:2이다. 따라서 두 시험관을 혼합하면 산과 염기가 3:2로 반응하므로 H^+이온이 남게 된다. 따라서 용액은 산성이므로 색깔은 무색이다.

ㄷ. (다)에서 혼합용액에 들어있는 양이온은 H^+이온과 B^+이온이다. (가)에서 만든 용액 250 mL에서 10 mL씩 넣어 혼합하였으므로 B^+이온은 $\frac{10}{250}y$ mol 존재한다.

반면에 H^+이온은 (나)에서 $\frac{10}{250} \times \frac{3}{2}y$ mol 존재했으나 BOH 수용액과 혼합하면서 OH^- 이온과 반응하여 $\frac{10}{250} \times \frac{1}{2}y$ mol 존재한다. 따라서 (다)혼합용액에서 존재하는 전체 양이온의 입자수는 $N_A \times \frac{3y}{50}$이다.

297. 기본   정답 ③

| 자료해석 |

화학 반응의 반응 속도를 측정하는 실험을 다루는 문제이다. 반응물들의 농도를 달리하면서 반응 속도를 측정하고, 비교하여 이 반응에서 반응 속도식을 알 수 있다. 시간에 따른 C의 발생량은 반응 속도와 같다.

<실험 Ⅰ> : B의 양을 고정시키고 A의 양을 달리하여 반응 속도를 측정

<실험 Ⅱ> : A의 양을 고정시키고 B의 양을 달리하여 반응 속도를 측정

| 정답해설 |

ㄱ. C가 물에 잘 녹는다면 반응의 결과로 발생한 C가 기체로 빠져나오지 못해 C의 부피를 측정할 수 없으므로 반응 속도를 알 수 없다.

ㄷ. <실험 Ⅰ>에서 A에 대한 1차, <실험 Ⅱ>에서는 B에 대한 1차 반응이면, 전체 반응 속도식은 $v = k[A][B]$이다. 따라서 전체 반응 차수는 2차이다.

| 오답해설 |

ㄴ. <실험 Ⅰ>은 B의 양을 일정하게 유지한 채, A의 양을 달리하면서 생성되는 C의 양을 측정하였으므로 A에 대한 반응 차수를 결정하는 실험이다. B에 대한 반응 차수를 결정하는 실험은 <실험 Ⅱ>이다.

298. 연습 정답 ④

| 자료해석 |

(가)에서 측정된 질량, w_1은 (플라스크)+(마개)+(공기)의 질량이다.
(다)에서 측정된 질량, w_2는 (플라스크)+(마개)+($CO_2(g)$)의 질량이다.
(다)의 $CO_2(g)$와 (라)의 공기는 온도, 압력, 부피가 동일하므로 (라)에서 계산한 공기의 몰수, n은 (다)에서 측정된 질량에 해당하는 $CO_2(g)$의 몰수와 같다.
따라서 (마)에서 분자량은
$\dfrac{(다)에서\ 측정한\ CO_2(g)의\ 질량}{(라)에서\ 측정한\ CO_2(g)의\ 몰수}$ 로 계산된다.

| 정답해설 |

$CO_2(g)$의 질량은 w_2-w_1+(공기의 질량)이고, 공기의 질량은 $29n$이다. 따라서 $CO_2(g)$의 질량은 (w_2-w_1+29n)이다.

$CO_2(g)$의 몰수는 n이므로, 분자량은 $\dfrac{w_2-w_1+29n}{n}$이다.

299. 연습 정답 ①

| 정답해설 |

실험 Ⅰ의 (가)에서 한계 반응물은 $M(s)$이고, 반응식에서 $M(s)$와 $H_2(g)$의 계수비가 $1:1$이므로 $M(s)$의 분자량을 M이라 하면 (가)에서 생성되는 $H_2(g)$의 몰수는 $\dfrac{w}{M}$ mmol이다.

실험 Ⅰ의 (나)에서 한계 반응물은 $H_2(g)$이고, $C(s)$ 12 mg은 1 mmol이며 $CH_4(g)$ 48 mL은 2 mmol이므로 반응 (나)는 다음과 같다.

(mmol)	$C(s)$	+	$2H_2(g)$	→	$CH_4(g)$
i	$\dfrac{a}{12}$		$\dfrac{w}{M}$		0
c	$-\dfrac{w}{2M}$		$-\dfrac{w}{M}$		$+\dfrac{w}{2M}$
e	1		0		2

위로부터 $\dfrac{w}{2M}=2$ ∴ $M=\dfrac{w}{4}$, $\dfrac{a}{12}=3$ ∴ $a=36$이다.

실험 Ⅱ에서 $\dfrac{2w}{M}=8$ mmol의 $M(s)$를 사용했으므로 $H_2(g)$ 또한 8 mmol이 생성된다. 따라서 반응 (나)는 다음과 같이 진행되고 한계 반응물은 $C(s)$이다. 이때 $C(s)$는 36 mg이므로 3 mmol이다.

(mmol)	$C(s)$	+	$2H_2(g)$	→	$CH_4(g)$
i	3		8		0
c	-3		-6		$+3$
e	0		2		3

생성된 $CH_4(g)$가 3 mmol=3×10^{-3} mol이므로 $x=3$이다.

따라서 $\dfrac{a}{x}\times$(M의 원자량)은 $\dfrac{36}{3}\times\dfrac{w}{4}=3w$이다.

XI. 화학 실험

300. 연습 　　　　　　　　　　　　　정답 ④

| 정답해설 |

ㄱ. 0.1 M NaOH 수용액 250 mL에는 NaOH 0.025 mol이 존재한다. NaOH의 화학식량이 40 g/mol이므로 0.025 mol의 질량은 0.025×40=1 g 이다. 순도가 99%인 NaOH를 녹였을 때 수용액 내 NaOH가 1 g이 되려면 100/99 g 이 필요하다.

ㄷ. 0.1 M NaOH 수용액 1 L 용액에는 NaOH 0.1 mol이 존재한다. 이 수용액의 밀도는 1.0 g/mL이므로 1000 g의 수용액에 NaOH는 4 g 존재한다. 이를 퍼센트 농도로 계산하면 $\frac{4}{1000} \times 100 = 0.4\%$ 이다.

| 오답해설 |

ㄴ. (나) 과정에서 희석하기 전 y mL에 존재하는 NaOH의 몰수와 (다) 과정의 수용액 250 mL에 존재하는 NaOH의 몰수는 동일하다. 이를 이용하여 계산하면
$y \times 0.1 = 250 \times 1.0 \times 10^{-3}$ 이므로 y는 2.5 mL이다.